AF340719

P.-G. Unna

Thérapeutique *2018*

des

Maladies

de la Peau

*

Traduit d'après la deuxième édition allemande

Avec un appendice sur

LA RADIOTHÉRAPIE DANS LES MALADIES DE LA PEAU

par les D⁰ˢ A. DOYON et P. SPILLMANN

Paris, FÉLIX ALCAN, éditeur, 1908.

THÉRAPEUTIQUE GÉNÉRALE

DES

MALADIES DE LA PEAU

P. G. UNNA

THÉRAPEUTIQUE GÉNÉRALE

DES

MALADIES DE LA PEAU

TRADUITE D'APRÈS LA DEUXIÈME ÉDITION ALLEMANDE

AVEC UN APPENDICE

SUR

LA RADIOTHÉRAPIE DES MALADIES DE LA PEAU

PAR

A. DOYON ET **P. SPILLMANN**

Médecin-inspecteur des eaux d'Uriage,
Associé national
de l'Académie de Médecine.

Professeur de clinique médicale
à la Faculté de Médecine de Nancy,
Correspondant de l'Académie de Médecine.

PARIS

FÉLIX ALCAN, ÉDITEUR

ANCIENNE LIBRAIRIE GERMER BAILLIÉRE ET Cⁱ⁰

108, BOULEVARD SAINT-GERMAIN, 108

1908

PRÉFACE DES TRADUCTEURS

Nous avons pensé être utiles aux dermatologistes français en donnant cette traduction dans laquelle sont exposés les principes généraux du traitement des maladies cutanées. Après quelques aperçus physiologiques, Unna passe successivement en revue les principales méthodes de traitement et la technique de leurs applications. Il décrit les moyens de protection de la peau contre le froid, l'air, la chaleur, les produits chimiques, les germes morbides organisés, etc., les procédés de compression, de réfrigération, de calorification. Il étudie ensuite les anesthésiques, les antiprurigineux, les caustiques, les oxydants, les médicaments qui agissent sur les principes albuminoïdes de la peau, ensuite les spécifiques tels que le mercure, l'iode, l'arsenic, enfin les moyens prophylactiques.

Après quelques lignes consacrées au régime diététique auquel, soit dit en passant, l'auteur n'attache qu'une importance médiocre, il traite dans quelques pages de l'action de la climatothérapie.

Vient ensuite l'étude de l'action des corps gras sur la peau, des moyens de faire macérer et ramollir l'épiderme, le décaper, le détruire. Unna s'occupe de la destruction du pigment, des kératoplastiques comprenant les phénols, les hydrocarbures, les sulfureux, les huiles, les baumes résineux, le soufre, etc.

Il arrive enfin aux médications destinées à atteindre les divers éléments du derme : cette partie de l'ouvrage offre un réel intérêt.

Un chapitre est consacré à l'étude des parasites cutanés. Dans un dernier chapitre il est question de l'action que nous pouvons avoir sur le tissu adipeux sous-cutané.

On trouvera dans cette étude, à idées très larges, toutes les qualités qui distinguent les remarquables travaux d'Unna, dont les recherches en thérapeutique dermatologique sont bien connues.

A. DOYON.   P. SPILLMANN.

PRÉFACE

On ne doit pas s'attendre à trouver, dans le présent
exposé de la thérapeutique générale des maladies de la
la peau, une description systématique des médicaments,
des méthodes de traitement et de leur technique. On
pourrait, en effet, faire rentrer tous ces points dans un
traité détaillé de dermatothérapeutique générale. Mais ce
serait dépasser considérablement le plan que je me suis
tracé. Je me suis efforcé de présenter les parties essentielles de la thérapeutique générale, c'est-à-dire sa base,
d'une manière systématique complète, mais aussi brièvement que cela était possible pour l'intelligence du sujet.
En quelques points seulement, je suis entré dans les détails
du traitement, partout où il était impossible ou insuffisant
de renvoyer à un travail spécial.

THÉRAPEUTIQUE GÉNÉRALE

DES

MALADIES DE LA PEAU

INTRODUCTION

Jusqu'à présent le traitement des maladies de la peau est resté
purement empirique. Çà et là, il y a eu des essais significatifs
pour établir, par voie d'induction, des règles dans notre pratique journalière ; c'est ainsi que nous possédons déjà quelques
éléments pour une future thérapeutique générale des maladies
de la peau. Mais ces éléments sont encore isolés et dispersés et
ne permettent pas de poser même les bases d'une thérapeutique
générale. Ce qui porte ce nom dans les traités de dermatologie
et de pharmacologie se compose soit d'aphorismes généraux
isolés, d'aperçus sur la thérapeutique entière de la peau, sous
forme d'une énumération des médicaments et des méthodes con-
sidérées isolément. Une description de ce sujet, étudiée à ce point
de vue, fait sans doute abstraction de chaque maladie et permet,
par la synthèse de toutes les dermatoses dont il faut tenir
compte pour les médicaments, de mieux reconnaître ce qu'il y a
d'essentiel pour un remède déterminé. Mais en général on ne
peut que le pressentir, en lisant entre les lignes. Le médicament
d'une part et la maladie d'autre part sont des éléments par trop
complexes pour qu'on puisse, dans la plupart des cas, par
leur simple rapport réciproque, deviner leur origine, à plus forte
raison la démontrer scientifiquement. Par conséquent, ces aper-

çus groupés au point de vue pharmaceutique et méthodique n'appartiennent, d'après leur contenu essentiel, qu'au chapitre de la thérapeutique spéciale ; je ne peux pas les reconnaître comme des exposés d'une thérapeutique générale de la peau [1].

Une véritable « thérapeutique générale », au sens scientifique du mot, doit rechercher et pouvoir démontrer par voie inductive des lois ou tout au moins des règles sur les rapports établis de chaque médicament et de chaque méthode avec les éléments et les organes anatomiques, qui sont toujours les mêmes, et les différentes fonctions physiologiques, états pathologiques et processus de la peau. Ces états anatomiques, physiologiques et pathologiques sont les intermédiaires isolément accessibles à nos recherches ; leur étude, exacte à l'aide de l'histologie, de la physique et de la chimie physiologiques, de la pharmacologie et de la bactériologie, peut seule nous faire trouver un rapport causal entre le médicament et la maladie et combler la large lacune qui les sépare au point de vue étiologique. C'est une science qui tout d'abord fait abstraction complète de chaque maladie et ne se meut que sur ce terrain intermédiaire, une science dont les résultats groupés systématiquement peuvent seuls fournir la matière d'une « véritable thérapeutique générale » ; ces résultats permettent ensuite dans chaque cas particulier d'arriver, par voie de déduction, à des conclusions certaines et par suite à élever nos méthodes du terrain vulgaire de l'empirisme à la hauteur d'une thérapeutique scientifique. Constituée dans ce sens, la « thérapeutique générale » est aussi un pont jeté entre la thérapeutique spéciale, avec ses méthodes physiques et pharmaceutiques d'une part, et de l'autre les sciences biologiques fondamentales de la médecine, l'anatomie, la physiologie, la pathologie et la parasitologie.

---

1. Le remarquable traité de dermatothérapie de *Piffard* (1881), disposé en partie d'après des médicaments, en partie d'après des maladies, ne renferme pas un seul chapitre de thérapeutique générale. Il est seulement intitulé : *A treatise on the materia medica and therapeutics of the skin.*

Cette constatation nous permet d'établir le véritable « système » de la thérapeutique générale ; ni les médicaments, ni les malades pris isolément ne peuvent donc en former la base ; il faut prendre comme point de la discussion chaque partie anatomique, physiologique et pathologique, ainsi que les fonctions et les processus de la peau elle-même, c'est-à-dire ces éléments d'appréciation que nous désignons au sens clinique sous le nom de symptômes. Nous appelons indications le but qu'on se propose de les combattre à l'aide de la thérapeutique ; ce sont donc en un mot les différentes indications qui s'ajoutent aux modifications des éléments anatomiques, physiologiques et pathologiques de la peau qui constituent la véritable base de la thérapeutique générale, Notre système est un système d'indications dans lequel nous devons ranger les médicaments — souvent disparates — qui sont nécessaires pour les combattre et, d'autre part, énumérer les maladies dans lesquelles l'indication ressort principalement. C'est ainsi que l'appréciation de chaque indication donnera lieu en même temps à la synthèse des interventions thérapeutiques et à l'analyse des caractères morbides qui est la quintessence de notre pensée et de notre action thérapeutique.

La dermatologie est, plus qu'aucune autre science spéciale, créée pour établir un grand nombre d'indications thérapeutiques positives, puisque ici les symptômes qui s'y rapportent se présentent largement à nous, parviennent à notre observation d'une manière naturelle et isolée, et peuvent être suivis autant que cela est nécessaire. Une erreur dans le diagnostic est presque impossible dans la plupart des cas. Il faut ajouter que l'influence d'un médicament spécial sur un symptôme déterminé peut non seulement être observée à l'œil nu jusque dans ses plus petits détails, mais — ce qui dans aucun autre organe ne serait possible au même degré — on est constamment à même d'observer en même temps, avec cet effet thérapeutique, l'action du même médicament sur la peau saine environnante. Nous exerçons donc involontairement avec notre intervention thérapeutique le même contrôle que la pharmacologie expérimentale poursuit, d'une manière beaucoup plus compliquée, par ses recherches, ce qui est également précieux pour la certitude et la compréhension de l'intervention thérapeutique. Par conséquent le tégument externe de l'homme deviendra, pour la thérapeutique et la pharmacologie expérimentales, d'une importance égale, voire même supérieure à celle de l'organisme des animaux, utilisé jusqu'à présent presque exclusivement, et je ne peux qu'exhorter instamment les pharmacologistes spécialisés d'étudier, plus qu'on ne l'a fait jusqu'à présent, l'expérimentation dermatothérapeutique. Nulle part les recherches de contrôle ne sont aussi simples et aussi faciles à instituer, la méthode si « humaine » et les résultats si directement utilisables pour la thérapeutique de l'homme. D'ailleurs cette voie du médicament sur le tégument externe est aussi indiquée historiquement ; bon nombre de nos médicaments, les meilleurs et les plus actifs, tels que le mercure, les baumes, des médicaments plus nouveaux, par exemple l'ichtyol et le pyrogallol oxydé ont pris, avant d'être administrés par la voie interne, la voie inoffensive du tégument externe.

Il est tout à fait impossible de remplacer la peau comme champ d'observation thérapeutique dans les cas où il s'agit de se rendre compte des propriétés électives d'un médicament. Nos meilleurs remèdes sont certainement ceux qui ont une action élective, autrement dit ceux qui ne modifient favorablement que le foyer morbide situé au centre de tissus sains environnants sans altérer ces derniers, qui par conséquent sont autant que possible exempts des parergies nocives. Nous possédons des médicaments externes de ce genre tels le pyrogallol oxydé, l'oxyde de zinc, le bioxyde de mercure, l'iodoforme, l'acide salicylique. Dans quel organe autre que la peau pourrions-nous observer simultanément l'action différente de ces médicaments sur la partie malade et sur la partie de l'organe sain, et comparer ces deux actions d'une façon durable?

Pratiquement les médicaments électifs ont, sur les autres médicaments actifs, cet avantage que nous pouvons exposer à leur action de grandes surfaces ou même la totalité de la peau, sans craindre de provoquer à côté d'un bon résultat sur les parties malades des parergies imprévues sur les tissus environnants. Si sur la peau on s'est bien rendu compte des causes de ces différences d'action, on pourra utiliser ce résultat dans le traitement des maladies des organes internes.

Une autre particularité spécialement favorable de la thérapeutique cutanée, c'est qu'elle éveille l'attention sur l'importance du véhicule. Les grands progrès que la dermatothérapie a réalisés dans les vingt dernières années reposent principalement sur l'augmentation et le perfectionnement de nos méthodes d'application. Tandis que dans la recherche de médicaments nouveaux et l'amélioration des anciens, nous ne devons jamais perdre de vue qu'il nous faut trouver des remèdes ayant des propriétés électives ou en donner à ceux qui n'en possèdent pas, à l'aide de modifications chimiques, ou par l'addition de correctifs, de façon à n'atteindre autant que possible que les éléments malades de la peau, il nous faut chercher pour nos médicaments des véhicules qui répondent d'une manière aussi complète et aussi exacte que possible aux exigences de la peau tout entière. Sur ce terrain, le médecin, qui a une bonne instruction anatomique et physiologique, a un avantage réel sur celui qui est moins instruit. L'amélioration des véhicules augmente nécessairement à mesure que nous connaissons mieux l'histologie et la physiologie de la peau normale et malade. Tandis que la découverte de nouveaux remèdes avait été abandonnée jusqu'à présent à l'empirisme grossier et à l'instinct populaire, alors qu'il y a vingt ans nous en étions presque réduits exclusivement à l'emploi de poudres et de pommades, nous avons à présent à notre disposition, pour les cas les plus différents, une armée bien organisée de vernis solubles et insolubles dans l'eau, de savons médicamenteux, de pâtes et de colles, de mousselines-pommades et d'emplâtres d'une action certaine. Il est évident que les expériences faites sur les véhicules serviront de prototype pour le traitement interne et chirurgical des organes profonds ; mais pour la dermatothérapie c'est un principe aujourd'hui parfaitement établi que chaque région de la peau, suivant sa structure anatomique et sa fonction physiologique, suivant qu'elle est ou non habituellement préservée ou à nu, suivant qu'elle renferme plus ou moins de graisse ou de sang, d'acide, d'eau et de corne épidermique, exige, de même que tout médicament, selon ses propriétés physiques et chimiques, un véhicule différent et approprié à chaque cas spécial. Ce que sur ce terrain le praticien expérimenté reconnaît immédiatement comme exacte, la « thérapeutique générale de la peau », cherche à l'établir et à le ramener une fois pour toutes à des règles fixes.

Les indications des véhicules joueront par conséquent un rôle important dans notre système d'indications et demanderont une ampleur qui étonnera peut-être certains lecteurs, d'autant plus que ce ne sont nullement toutes les fonctions et surtout pas les fonctions ni les organes les plus nobles et les plus intéressants de la peau qui nous occuperont à ce moment. Ce ne sont ni la fonction sensorielle spéciale de la peau, ni les nerfs cutanés, ni les terminaisons nerveuses qui donnent prise à nos interventions thérapeutiques les plus importantes. Le traitement des dermatoses les plus nombreuses et les plus fréquentes reste le même, qu'il s'agisse de membres sains ou de membres paralysés et insensibles. Il n'est pas influencé par le phénomène réflexe si intéressant, grâce auquel les irritations de la peau parviennent à agir sur l'ensemble des échanges nutritifs ;

ce n'est que très rarement que nous aurons à en faire usage au
point de vue pratique. C'est bien plutôt et essentiellement la
fonction respiratoire de la peau, fonction inférieure, dans laquelle
l'activité de la peau peut au besoin être remplacée par une augmentation de l'activité des poumons et des reins, qui donne
lieu aux interventions thérapeutiques les plus importantes et
sur lesquelles est basée l'efficacité des différents véhicules pour
chaque cas. Notre thérapeutique, si elle veut combattre rapidement et avec succès les dermatoses chroniques rebelles, doit
attaquer sans précautions trop exagérées le tégument externe ;
pour le traitement il n'est pas l'organe compliqué, admirable,
des sensations les plus diverses finement graduées, mais une
enveloppe dure, solide, coriace, retenant les germes morbides avec une grande tenacité, qui ne répond aux lésions maté-
rielles graves, provoquées artificiellement, que par un processus
salutaire de guérison.

Cette brutalité de la thérapeutique s'explique tout simplement
par le fait que la première et la plus importante fonction de la
peau est la protection contre les agents extérieurs qu'elle a
pour tâche d'assurer au reste du corps. Cette fonction en faveur
de laquelle le protoplasma épithélial s'est transformé en une
substance cornée extrêmement élastique, résistante et difficilement attaquable, offre aussi des obstacles particuliers aux interventions thérapeutiques externes. Il ne faut donc pas s'étonner
que la partie la plus grande et la plus compliquée de nos indications thérapeutiques s'occupe d'agir de façon multiple sur ces
obstacles extérieurs. La couche cornée doit abandonner une
partie de son pouvoir protecteur pour devenir un terrain favorable à l'action des médicaments. Car c'est elle avant tout qui
arrête la première attaque de notre thérapeutique. On oublie
assez souvent que si nous voulons traiter la peau, nous devons
tout d'abord attaquer la couche cornée et la forcer à recevoir
nos médicaments.

Avant de nous occuper d'une façon positive de la possibilité
d'exercer cette influence, il faut mentionner une illusion très
répandue dont on retrouve l'effet dans de nombreux procédés
de traitement des dermatoses. Il n'y a pas longtemps que la
balnéothérapie scientifique repoussait d'une manière définitive
la théorie antérieure des médecins hydrologistes d'après laquelle chaque élément minéral de l'eau du bain pénétrait dans
l'organisme à travers la peau intacte ; la force de protection
du tégument externe devait, suivant cette opinion, subir une
modification appropriée en faveur des sources médicinales
naturelles. On expliquait l'heureux succès des bains par cette
illusion que la peau doit, d'une manière quelconque, laisser
passer les substances curatives spécifiques. Ce point de vue est
aujourd'hui absolument abandonné ; les cas de guérison sont
à présent le plus souvent attribués à l'action des éléments du
bain sur les nerfs de la peau ; l'avenir montrera certainement
encore qu'il s'agit ici non seulement d'influences nerveuses
obscures, mais aussi d'influences directes variées sur l'épiderme
vivant ou mort, qui sont plus faciles à étudier.

Une illusion tout à fait analogue joue encore actuellement un
grand rôle parmi les dermatologistes et les fabricants de médicaments dermatologiques. Ici aussi on voit des guérisons fac-
tices dues à des substances incorporées dans des corps
gras et on en conclut immédiatement que la peau devait permettre d'une manière quelconque la résorption de la pommade. Mais de nombreuses recherches [1] ont démontré, depuis
longtemps, qu'il ne peut nullement être question de résorption d'une pommade quelconque par la couche cornée normale. Et comment serait-il possible qu'une pommade appliquée sur la peau pénètre plus profondément dans la couche
cornée que les corps gras des glandes de la peau elles-mêmes, qui

1. Fleischer, Ritter, Aubert, Winternitz, Guinard, Bouret, mais surtout du
Mesnil ; ensuite Sobieranski, Welander, Manassein.

ont l'avantage pratique de pouvoir imbiber directement par leurs canaux les couches les plus inférieures du stratum corné ? Si nous constatons cependant, dans toute recherche histologique, que la couche cellulaire kératinisée la plus inférieure (la couche claire du stratum corné basal dans le traitement par l'osmium) reste constamment indemne de graisse, quoiqu'elle soit en contact direct permanent avec des couches supérieures imbibées de graisse, on en tire cette conclusion indéniable qu'il y a en ce point un obstacle direct à la pénétration des matières grasses venant de l'extérieur dans les couches granuleuse et épineuse. Cet obstacle peut tenir simplement à ce que des cellules à contenu humide se trouvent en contact avec des cellules grasses, et que des fentes lymphatiques à contenu humide sont en contact avec un contenu graisseux des lacunes cornées à contenu graisseux. Mais de nombreuses recherches histologiques ont démontré avec certitude (et mes propres observations sur des fragments de peau excisés, traités auparavant avec des pommades, ont toujours confirmé ces résultats) que les pommades appliquées sur l'épiderme ne pénètrent pas même jusqu'à la couche cornée basale ; elles n'imbibent de leur contenu médicamenteux que la couche terminale externe du stratum corné qui s'atrophie peu à peu, et cette imbibition est d'autant plus profonde que cette couche terminale est plus sèche et plus fendillée. Tout ce que nous pouvons obtenir à ce point de vue sur la couche cornée normale consiste donc en ce que nous créons un petit réservoir médicamenteux dans la couche terminale atrophiée, surtout dans les espaces intercellulaires intermédiaires et, au besoin, à l'intérieur des cellules cornées elles-mêmes.

Ce principe n'est en rien contredit par ce fait bien connu que la présence des pommades peut être constatée dans les orifices folliculaires, souvent même jusqu'au col du follicule et à l'orifice des glandes sébacées, car cette voie est, on le sait, recouverte, elle aussi, par des cellules cornées ordinaires. Si, comme il semble, il ne se produit pas aux pores de la sueur une pénétration analogue des pommades, cette différence peut tenir à ce que le courant d'excrétion offre une grande résistance et remonte dans un espace capillaire; cela peut tenir aussi à la nature purement aqueuse de l'excrétion.

Tous ces faits sont depuis longtemps connus et cependant les fabricants de nouveaux excipients et de pommades croient toujours rendre service à leurs produits quand ils vantent comme principal avantage une éminente « puissance de résorption ». Même des professeurs de l'Université croyaient ne pas pouvoir faire un plus bel éloge des graisses de laine, qui pourtant ont des propriétés physiques si admirables, que de dire qu'elles accéléraient la résorption des médicaments parce qu'elles étaient elles-mêmes résorbées plus facilement. Tout particulièrement depuis le travail de *du Mesnil* cette hypothèse un peu grossière sur la valeur des graisses comme véhicules peut être regardée comme définitivement écartée et devrait — comme l'illusion antérieure des hydrologistes — être une fois pour toutes abandonnée.

Nous autres dermatothérapeuthes n'en avons certainement pas besoin, car en premier lieu nous appliquons d'ordinaire nos pommades, non pas sur la couche cornée normale, mais sur une couche cornée plus ou moins malade. La résorption par un épiderme malade a été admise de tout temps comme un fait incontestable. C'est précisément dans les nombreuses expériences instituées pour obtenir, à travers la peau normale, une résorption semblable à celle qu'il est si facile de démontrer sur la peau malade, qu'on a constaté de la manière la plus évidente l'aptitude remarquable de la couche cornée comme moyen de défense contre la résorption. Ce n'est pas l'épiderme normal, mais l'épiderme malade seul, qui possède une fonction de résorption, et c'est justement ce fait qui a une grande importance pour notre traitement, car il détermine pour tous les médicaments, même pour ceux qui n'ont pas de propriété élective, un choix quantitatif, attendu que les parties malades de l'épiderme [1] exposent constamment à la pénétration une résistance proportionnellement plus faible et par suite subissent un traitement plus énergique que les parties avoisinantes. Si donc on pouvait réussir à préparer un excipient qui serait résorbé par l'épiderme normal lui-même, ce serait pour la dermatothérapie un cadeau d'une valeur douteuse, car nous aurions alors à protéger plus qu'on ne l'a fait jusqu'à présent la peau saine du voisinage, contre l'action des médicaments.

En second lieu, il faut encore insister sur ce que la question tout entière de la résorption, telle qu'elle a été traitée jusqu'à présent sous forme d'expériences physiologiques, est pour la plus grande partie en dehors de tout rapport avec la dermathothérapie. Si on excepte quelques maladies générales, dans lesquelles la dermatose n'est qu'un phénomène partiel, comme la syphilis, la lèpre, peut-être aussi le mycosis fongoïde, nous ne cherchons pas habituellement à provoquer dans les humeurs de l'organisme une résorption générale des médicaments.

Une pénétration légère et peu profonde des médicaments, de telle sorte que la peau seule soit atteinte et que l'action du médicament se localise à la peau, constituerait notre idéal dans la plupart des dermatoses ; un véhicule qui favoriserait par trop la résorption pourrait aussi, dans certaines circonstances, conduire à des intoxications.

Comme l'ont démontré les expériences de *Fleischer*, *Ritter* et *du Mesnil*, la résorption par l'épiderme sain dépend en première ligne des médicaments incorporés aux pommades et qui attaquent la couche cornée. Si donc on veut (dans la syphilis, la lèpre, ou les affections du tissu sous-cutané ou des nerfs de la

---

1. En cas que la maladie ne consiste pas en un simple épaississement de la couche cornée.

peau, etc.) forcer la résorption par la couche cornée saine, il est nécessaire d'ajouter de l'acide salicylique ou du savon alcalin aux sels médicamenteux, comme on le fait depuis longtemps dans la pratique pour ces cas. Il est évident que ces mêmes médicaments accélèrent la résorption par la peau malade.

Mais abstraction faite de l'addition de médicaments kératolytiques, la résorption dépend encore à un degré élevé des facteurs suivants, dont les inventeurs de pommades n'ont pas jusqu'à présent tenu assez compte. En premier lieu il y a la capacité du véhicule pour un médicament quelconque. Il est cependant facile de comprendre que plus ce dernier est absorbé par le véhicule même, moins il aura de tendance à passer de ce véhicule dans la peau. L'avantage de la vaseline, constaté par différents observateurs, provient peut-être de sa faible capacité pour certains médicaments. Jusqu'à ce jour les expériences de ce genre sont très rares ; elles ont été faites par *Luff* [1] et par *Dieterich* [2]. Elles ont pour nous pratiquement beaucoup plus de valeur que les expériences de résorption théoriquement très importantes sur l'organisme vivant. Comme facteur également essentiel, il faut ensuite tenir compte de l'affinité du tissu (couche cornée, tissu conjonctif, granulations, etc.) pour les différents médicaments. Sur ce terrain nous sommes encore dépourvus de toutes recherches exactes sur la plupart des médicaments ; seule l'expérience pratique des dermatologistes fournit ici quelques indications. Ainsi par exemple on sait que le tanin durcit bien le tissu collagène et les vaisseaux sanguins, mais n'a presque pas d'action sur la couche cornée. Cette question doit être étudiée à fond, en dehors du corps vivant, sur des substances organiques, ensuite sur des mala-

1. Luff. *Die Resorption von Medicamenten aus Salben*, Monats. f. prak. Dermatologie, 1890.

2. E. Dieterich. *Ueber den Einfluss verschiedener Salbengrundlagen auf die Diffusion untergemischter Iodkaliumlösung.* Helfenberger, Annalen, 1889, p. 115.

dies de la peau appropriées, au moyen de recherches histologiques faites sur des fragments de peau excisés.

Enfin la résorption dépend en dernier lieu de l'équivalent endosmotique des médicaments se rapportant à la lymphe de la peau au lieu de l'eau. Avec une couche cornée pourvue d'une quantité normale de graisse il n'est pas question d'une endosmose au sens ordinaire du mot, car les lacunes capillaires de la couche cornée sont remplies de graisse et ne communiquent pas avec celles de la couche épineuse. Mais précisément dans les points où nos médicaments principaux doivent agir d'ordinaire, la couche cornée est très souvent en état de parakératose, humectée du dedans, relativement pauvre en graisse ; par conséquent il faut ici *praepter propter* tenir compte des lois physiques qui d'autre part régularisent à travers des membranes poreuses l'échange des liquides et des corps solubles. Pour ce facteur le plus important de tous ceux qui influencent la résorption cutanée par les procédés dermatothérapeutiques, il n'a pas encore été fait de recherches d'aucune nature. Les expériences doivent toujours s'adapter le plus étroitement possible aux conditions normales de la peau et ne devraient fixer notre manière de voir que dans les cas où les résultats s'harmonisent complètement avec les expériences faites sur le malade. Dans une première série, le liquide de la lymphe de la peau et la membrane d'un revêtement de kératine devraient être aussi semblables que possible. Ce n'est que si par un tel modèle d'osmose de la peau on obtenait des résultats favorables qu'il y aurait lieu de contrôler expérimentalement la question qui jusqu'à présent n'a pas même été étudiée au point de vue physique, et qui nous intéresse plus particulièrement que les autres, à savoir comment se fait la diffusion à travers des membranes semblables à de la corne ; quand le médicament à examiner est dissous dans des graisses au lieu de l'être dans l'eau, que ce soit dans la graisse de nos pommades ou dans celle de la peau, comme avec le cantharidine qui n'est soluble que dans des graisses. Il y a ici pour la jeune dermatothérapie un champ indéfini de recherches exactes qui malheureusement est resté jusqu'à présent tout à fait en friche ; physiciens, physiologistes, pharmacologistes, hydrologistes et dermatologistes devraient s'unir pour faire ce travail en commun.

Une fois toutes ces questions préliminaires d'une théorie future de résorption de la peau résolues, surgit pour nous la question importante de savoir comment se comportent les médicaments résorbés à partir du niveau des voies lymphatiques de la couche épineuse, quelle est la quantité de médicaments entraînée directement plus loin, quelle quantité profite à chaque couche et à chaque organe de la peau et de l'hypoderme ? sur ce terrain il reste encore à élucider de nombreuses énigmes de la pratique journalière, par exemple le fait remarquable que, à l'aide de certains médicaments, nous pouvons, de la couche cornée, agir bien plus rapidement sur certaines affections sous-cutanées que sur des affections cutanées de même caractère (tuberculose, lèpre). Ici aussi il faut tout d'abord laisser de côté l'influence, difficile à apprécier, de la transsudation physiologique des capillaires sanguins aux capillaires lymphatiques et tâcher d'arriver à une connaissance anatomique exacte des voies lymphatiques elles-mêmes sur lesquelles les observateurs sont arrivés à des opinions absolument divergentes selon qu'ils ont opéré avec des imprégnations d'argent, avec de simples matières colorantes ou avec des injections. Il importe donc, avant tout, de mettre les résultats de ces recherches en parallèle et ensuite d'accord.

Je dois me contenter de ces indications. Il en ressort que la théorie de la résorption, telle que nous les dermatothérapeutes la désirent, est encore complètement à créer.

Avant de passer aux indications thérapeutiques, je voudrais dire encore un mot sur un point important et qui doit précéder toute médication de la peau; d'une façon générale, y a-t-il lieu de traiter les maladies de la peau ?

Plus la dermatologie pratique peut invoquer de succès, plus le praticien croit avoir le droit et le devoir de s'occuper de toutes les altérations de la peau. Mais on sait que beaucoup de profanes, beaucoup de charlatans et même bien des médecins âgés pensent autrement; ils expriment la crainte étrange que la maladie puisse être « refoulée » à l'intérieur (zurückgetrieben) et « frapper » des parties plus « nobles » (edlere Theile), suivant les expressions techniques employées habituellement en pareille circonstance.

Le traitement des maladies de la peau est sans contredit, dans beaucoup de cas, un problème compliqué qui demande une forte éducation technique. Il n'est donc pas étonnant que le médecin praticien, dans les cas où il n'ose pas traiter le malade, le maintienne et même le fortifie dans la conviction qu'il doit supporter son mal en patience, en lui laissant redouter derrière une difficile guérison de la lésion locale, une altération profonde de la constitution générale ou l'aggravation d'autres affections.

Le dermatologiste, plus que tout autre médecin spécialiste, doit combattre cette chimère; il expie les péchés d'une génération antérieure de médecins. Celse mettait déjà en garde contre la guérison de certaines maladies de la peau et cette affirmation, inspirée par la conscience d'une impuissance thérapeutique complète, est répétée aujourd'hui par les profanes comme une profonde vérité naturelle.

Mais quoiqu'il ne s'agisse ici que d'une appréhension non fondée, la traduction de ces craintes se lie cependant à des observations déterminées qui ont été faussement interprétées et sur lesquelles je ne puis m'empêcher de dire un mot.

Tout d'abord il s'agit de quelques maladies de la peau très rebelles, accompagnées de sécrétions profuses, avant tout d'eczémas chroniques très humides, principalement chez des enfants et des personnes âgées, ensuite d'ulcères de jambe et de sueurs des pieds.

L'organisme, d'après ces craintes, ne saurait se passer des sécrétions anormales habituelles, devenues naturelles. Cette proposition est absurde, car en réalité l'organisme perd dans quelques maladies, par exemple les eczémas, de la lymphe contenant de l'albumine, d'une manière durable, et cette perte ne saurait constituer un gain ; chez d'autres, ce n'est en général que de l'eau dont la perte serait facile à remplacer, mais dont la conservation n'est pas nuisible, car la peau dans son ensemble, les poumons et les reins pourraient éliminer cette eau d'une manière facile et durable dans les cas où ce serait nécessaire. En effet la guérison, si elle a été obtenue par des mains habiles, n'a jamais eu d'inconvénient.

L'unique rapport que dans quelques cas il est possible de démontrer, entre une dermatose locale et les maladies des organes internes, est la connexion, par l'intermédiaire des voies nerveuses, entre certaines parties de la peau et des centres nerveux qui dominent les fonctions et la nutrition d'organes rapprochés ou éloignés. L'application d'un emplâtre de cantharides sur la peau, au-devant du sternum, peut, par voie nerveuse, influencer la profondeur de l'inspiration et par suite avoir éventuellement une action salutaire sur une maladie des poumons, comme une douche froide dirigée sur la même partie peut provoquer une dyspnée inspiratoire ; mais un vésicatoire à la jambe, entretenu même très longtemps, avec une sécrétion profuse, n'exercera pas la même action sur l'affection pulmonaire. Ainsi un eczéma humide du cuir chevelu chez un enfant atteint de tubercules du cerveau peut atténuer ou masquer pendant un certain temps les symptômes méningitiques, et avec la guérison rapide de l'eczéma les accidents peuvent réapparaître brusquement.

Mais la suppression d'un eczéma n'a jamais occasionné une méningite tuberculeuse. La seule conclusion justifiée qui se dégage de cet état de choses est d'inviter les dermatologistes, avant d'entreprendre la guérison d'une affection humide profuse, d'examiner avec un soin tout particulier les organes internes, principalement les organes du voisinage, pour ne pas donner de nouveau prise à des conclusions erronées de ce genre.

En second lieu, toutes les maladies de la peau, de nature grave ou bénigne, font que le malade et souvent le médecin de la maison se demandent si l'affection de la peau ne pourrait pas être refoulée à l'intérieur de l'organisme. Il y a ici des distinctions à faire. Tout d'abord il existe en effet des maladies de la peau qui ne sont que des symptômes partiels de maladies constitutionnelles, tels que les exanthèmes aigus, les syphilides, les lépromes, les tumeurs tuberculeuses et leucémiques. Ici cette question serait justifiée au point de vue pathologique, car les germes des maladies de la peau peuvent aussi se fixer dans des organes internes. Mais dans ces cas précisément on n'en tient presque jamais compte, car le plus souvent l'organisme tout entier est malade et la guérison de la dermatose ne peut pas nuire à l'état général mais au contraire l'améliorer. Dans les cas, comme dans le lupus, où, souvent, la peau seule est malade, cette question est réellement justifiée et nous engage d'une part à détruire à fond les germes de la peau sans les inoculer, d'autre part de porter notre attention sur la tuberculose des organes internes qui existe déjà. D'ailleurs dans les cas où, comme dans la disparition précoce des pustules varioliques du visage, la vanité joue un rôle, je n'ai jamais remarqué qu'on ait eu des scrupules d'essayer énergiquement tout ce qui pouvait contribuer à faire disparaître la maladie de la peau.

Il en est tout autrement avec les maladies qui sont essentiellement du domaine du dermatologiste, le psoriasis, l'eczéma, le lichen, l'acné et toutes les soi-disant dartres. Dans ces cas, cette question n'est nullement justifiée, car personne n'a encore constaté ces maladies dans les organes internes et, d'après ce que nous savons des microorganismes qui les occasionnent, ils sont de ceux qui ne prospèrent pas dans l'intérieur des organes ; par conséquent, malgré tous nos efforts, nous ne pourrions pas les faire passer de la peau dans l'intérieur de l'organisme.

Sur ce terrain heureusement, et avec la conscience des progrès de nos connaissances thérapeutiques, la crainte de ces actions nocives, qui du reste n'ont jamais été prouvées, sont à peu près passées à l'arrière-plan dans l'esprit des médecins ; mais cette crainte se manifeste toujours à nouveau dans les cas où notre intervention thérapeutique ne va pas de pair avec nos connaissances pathologiques, où il est plus facile de consoler avec une phrase vénérable par sa vieillesse que de soulager réellement. Dans ces cas, même le médecin spécialiste ne traite les états morbides en question qu'à regret et moralement contraint, car il prévoit une tâche aussi pénible qu'ingrate ; ainsi par exemple l'hypertrichose, les nævi vasculaires, les cicatrices de la variole et des brûlures, les chéloïdes. Ici on proposera éventuellement une autre formule pour tranquilliser le désir du malade et la conscience du médecin ; l'art du spécialiste se repose souvent tranquillement à l'ombre de la doctrine égoïste qu'il n'y a a « naturellement » rien à changer aux « maladies congénitales », aux « cicatrices réalisées ». Cette doctrine n'est pas plus justifiée que celle de « la régression ». D'abord la pathologie d'hier n'est pas celle d'aujourd'hui. Si, il y a peu de temps encore, l'absence d'un corps papillaire dans la cicatrice réalisée a été regardée comme quelque chose de naturel et d'invariable, nous savons au contraire aujourd'hui qu'avec la cicatrisation il se forme tout d'abord un énorme corps papillaire. Mais la thérapeutique actuelle sait aussi, par des interventions chimiques, inconnues autrefois, arrêter et éviter la disparition secondaire de ce corps papillaire.

D'autre part les maladies congénitales ne sont pas incurables par le seul fait qu'elles sont congénitales, et souvent on n'admet qu'elles sont congénitales que parce qu'elles sont rebelles, comme l'ichtyose. Ensuite un traitement palliatif institué à dessein, comme par exemple dans l'ichtyose, à l'aide des bains savonneux, ne peut naturellement pas conduire au but et ne sert qu'à soutenir ce sophisme commode de l'incurabilité, tandis qu'une guérison réelle, par l'emploi prolongé pendant des mois et des années du soufre, de la résorcine et de l'acide salicylique, sera beaucoup moins commode mais d'autant plus instructive. Comme le chirurgien prend tout tranquillement son bistouri pour attaquer les maladies réellement congénitales, les dermatologistes doivent tout au moins faire des essais avec des agents chimiques. Personne ne peut dire quelles découvertes sont encore en perspective dans le domaine pathologique et thérapeutique et il n'est qu'une chose qui arrête la marche incessante du progrès sur ce terrain, c'est qu'on s'imagine que notre pouvoir et notre savoir seront limités dans l'avenir.

Après avoir établi que notre sujet repose sur un système d'indications, il reste encore à déterminer la nature la plus rationnelle de notre système. On peut tout particulièrement se demander si l'anatomie fine de la peau, si ses fonctions physiologiques ou les symptômes pathologiques doivent constituer la base de cette division. Il faut à coup sûr rejeter les fonctions physiologiques comme divisions principales, puisque les plus importantes, ainsi que nous l'avons déjà vu, ne sont pas directement atteintes par notre thérapeutique; mais les autres s'adaptent à une division anatomique. On pourrait plutôt se demander si le praticien ne tirerait pas plus d'utilité d'une théorie des indications fondées sur la symptomatologie pathologique. L'obstacle est le caractère indéterminé et variable, dans l'état actuel des définitions de ces symptômes cliniques, des papules, des bulles, des vésicules, etc. Notre division doit reposer sur une base plus solide.

Il n'est donc pas douteux pour moi que notre système doit être essentiellement anatomique et, si on veut l'établir, on trouvera que les indications spécialement physiologiques et pathologiques s'adaptent très bien et clairement à un système de ce genre.

Or il y a une série d'indications importantes qui concernent non la manière d'être des éléments anatomiques isolés mais la peau dans son ensemble; nous devons les placer en premier lieu ; ils forment le premier groupe. Comme deuxième groupe principal viennent ensuite les indications concernant l'épiderme avec les subdivisions de couche cornée, de couche épineuse et d'annexes de l'épiderme. Le troisième groupe principal comprend tout à la fois les indications relatives au derme et à l'hypoderme, puisque celles-ci coïncident, dans la plupart des cas, bien qu'il n'en soit pas toujours ainsi.

I

PEAU DANS SON ENSEMBLE

1. — AGENTS DE REVÊTEMENT

Dans le sens le plus large du mot, presque tous les médicaments et véhicules employés dans la thérapeutique de la peau sont des agents de revêtement, puisqu'ils sont étendus, frictionnés, badigeonnés ou collés sur la peau, et y forment par conséquent une enveloppe artificielle. Nous devons donc limiter la notion d'agent de revêtement en excluant tous les médicaments qui, outre qu'ils servent d'enveloppe, exercent encore d'autres actions importantes. C'est ainsi que je ne range pas les poudres parmi les agents de protection purs, puisqu'elles dessèchent la couche cornée, pas plus du reste que les pâtes, les mousselines-emplâtres parce qu'elles ramollissent la peau, les vernis au silicate de potasse par la raison que, comme alcalis, ils macèrent la peau, le collodion en raison de la compression qu'il exerce, etc. Nous retrouverons tous ces médicaments quand il sera question d'autres groupes. Un simple agent de protection doit autant que possible se comporter d'une manière indifférente vis-à-vis de la peau, diriger bien plutôt ses avantages spécifiques contre les causes nocives extérieures, en les atténuant, les détruisant, les neutralisant. On peut, par conséquent, définir à ce point de vue restreint les agents de revêtement comme des moyens de protection (Schutzmittel) de la peau.

a) *Protection contre le froid.*

Le froid extérieur modifie principalement les conditions de

circulation et de sensibilité de la peau, ainsi que son activité musculaire. L'influence sur la circulation se fait sentir spécialement sur les parties découvertes, le visage et les mains, attendu que ces territoires vasculaires répondent souvent aux variations de température par des troubles de circulation. En dehors des médicaments chimiques indiqués dans ces cas, il est nécessaire de provoquer le développement d'une couche d'air chaud à la surface de la peau. On l'obtient pour le visage par des voiles, des enveloppes pour les oreilles, des masques, des enveloppements d'ouate, pour les mains le plus souvent par des gants de laine aussi lâches que possible.

Sur les régions recouvertes, l'abaissement de la température ambiante détermine quelquefois de l'urticaire et du prurit (prurit d'hiver). Ces cas exigent l'emploi d'étoffes de laine doubles ou de fourrures et, dans les cas rebelles, un enveloppement dans de l'ouate à l'aide de bandes. Un remède souverain contre l'action nocive du froid est le séjour au lit ; dans toutes les dermatoses où ce facteur joue un rôle, le traitement par le repos au lit constitue un avantage énorme. L'agent de revêtement et de protection est dans ces cas la couche d'air chauffé au voisinage immédiat de la peau.

Dans certaines circonstances, l'application particlle ou générale de colle de zinc avec ouatage consécutif de la surface ou un pansement avec des bandes de mousseline, peuvent protéger aussi efficacement contre l'action du froid.

Toutefois l'application de la colle agit d'abord même comme rafraîchissant, absorbant l'eau et la graisse, mais après s'être imbibée dans l'espace de deux jours avec la graisse de la peau, elle se détache légèrement et retient sur la peau une couche d'air chaud. L'indication principale de l'application de la colle est de préserver des autres causes nocives.

Sur des plaies ouvertes, des ulcères, le froid provoque des douleurs qui exigent un enveloppement au moyen de colle ou de pansement d'ouate avec des bandes. Mais le plus souvent on peut suffire encore à des indications ultérieures par l'emploi de pommades, de papier de gutta-percha, de mousseline-emplâtre ou autres substances imperméables.

b) *Préservation contre les rayons chimiques du spectre.*

Il n'est pas aussi important de protéger la peau contre la chaleur que contre le froid. Tout au contraire le réchauffement de la peau qui dépasse sa température normale de 10 à 20° centigrades est favorable à la guérison de la plupart des processus inflammatoires et agit en fortifiant l'action de tous les médicaments volatils et de bon nombre de remèdes solubles, de sorte que nous avons consacré un chapitre spécial à l'indication du réchauffement. Ce qu'on regardait autrefois comme une lésion due à l'influence de la chaleur a été reconnu récemment comme étant toujours une altération occasionnée par les rayons chimiques de la lumière, c'est-à-dire par les rayons bleus, violets et ultra-violets. Le fait le plus connu, c'est la brûlure, la pigmentation et l'inflammation de la peau dans la traversée des glaciers. Dans ces cas, il faut recouvrir la peau d'étoffes ou de substances qui préservent ou bien de toute lumière ou tout au moins des rayons à courtes ondes, par exemple les masques pour le visage indiqués par moi et Engmann, les voiles foncés, marrons, rouges et jaunes et aussi les colles de couleur, les vernis pour la peau et les fards. L'onguent de caséine [1] et de gélanthe [2] colorés en jaune et en brun, fournissent des enduits très appropriés, qu'il est facile de détacher avec de

---

1. Voici la composition de l'onguent de caséine d'après Unna :

Caséine	14 parties.
Alcalis (potasse 0,35, soude 0,68)	0,43 —
Glycérine	7 —
Vaseline	21 —
Phénol et oxyde de zinc.àà 0,50	1 —
Eau q. s. ad. 100	56, 47 p. 100.

2. Mélange essentiellement composé de gomme adragante, de gélatine et d'eau, Unna. *Ueber gèlanthum, Arbeiten aus Unna's Klinik*, Berlin, 1897, p. 35.

l'eau ; parmi les couleurs, j'ai trouvé que le curcuma, le bolus rouge et l'ichtyol (ce dernier aussi comme médicament de la dermite) étaient les meilleurs et constituaient les additions les plus simples. *Hammer* [1] a recommandé la solution incolore de quinine qui, par fluorescence, transforme les rayons actifs en rayons à ondes longues, indifférents ; cependant les vernis colorés, épais, m'ont paru atteindre encore mieux le but [2]. Les mêmes moyens de protection que ceux employés pour les coups de soleil sont nécessaires pour préserver des rayons électriques dans les usines d'électricité ; dans ces cas les masques adaptés à chaque visage, appliqués pendant le travail et pourvus de lunettes de couleur marron sont les plus pratiques. Des expériences faites dans les régions tropicales ont montré que les rayons du soleil, qui agissent aussi à travers les vêtements chez quelques personnes à peau impressionnable, ont pu être annihilés sûrement par des vêtements jaunes et bruns en contact direct avec la peau. Tous les vêtements des touristes, bleus et verts, chapeaux, voiles, parasols et verres de lunettes devraient être remplacés par d'autres de couleur jaune, rouge et marron.

Il est prudent de prendre les mêmes précautions, quoique à un moindre degré, dans quelques maladies des régions découvertes du corps, particulièrement dans les cas d'éphélides, d'eczéma séborrhéique et de rosacée séborrhéique. On ajoute, pour la peau sensible à l'action du soleil, aux pâtes blanches indiquées ici, du cinabre rouge. Ces précautions sont absolument nécessaires dans le traitement de la dermatose actinique chronique : du xeroderma pigmentosum. Il ne se produit d'amélioration durable que si les personnes portent des vernis colorés et séjournent constamment dans des chambres munies de car-

1. *Pigment der Haut. Monats. f. prakt. Dermatologie,* 1885.

2. *Ref. d. Monats. f. prak. Dermat.* t. XIV, 1892.

3. Une application de collodion qui n'est que faiblement coloré avec du curcuma absorbe déjà tous les rayons chimiques et agit sur la plaque photographique comme une surface noire.

reaux de vitre jaune ou rouge. Dans la variole et dans quelques
autres dermatoses inflammatoires on a récemment observé de
bons résultats par la suppression des rayons chimiques de la
lumière.

Aux rayons de lumière à petites ondes il faut probablement
ajouter, d'après des expériences récentes, les rayons Röntgen
dont les ondes sont sans doute beaucoup plus courtes. Ici on
doit recommander comme prophylaxie, du moins pour les personnes travaillant avec les rayons X, le poudrage avec des
poudres minérales impénétrables à ces rayons ou l'application
de colle de zinc additionnée de ces poudres ou de gélanthe au
zinc.

D'après les recherches que j'ai faites avec le physicien
Dr *Walter*, les badigeonnages en couches épaisses de colle de
zinc sur les mains sont indispensables aux personnes qui emploient les rayons Röntgen et ont une idiosyncrasie contre les
rayons. On ajoute à cette colle 10 p. 100 de cinabre et d'oxychlorure de bismuth ; cette pâte est rougeâtre, couleur de la
peau [1].

c) *Préservation contre l'air.*

Pour les profanes les altérations de la peau, provoquées par
l'influence de l'air, ont une importance considérable ; mais le plus
souvent il n'en est rien. Abstraction faite des vents très violents qui dans certaines circonstances peuvent, de même qu'une
chaleur excessive, aggraver notablement une légère inflammation de la peau du visage, l'air n'exerce d'ordinaire et principalement qu'une influence desséchante. L'oxygène et l'acide carbonique de l'air ainsi que les traces d'eau et d'ammoniaque et
autres impuretés gazéiformes sont pour la peau — en contradiction avec ce qui se passe pour les organes de la respiration —

1. Unna *Schutzdecke gegen Strahlen*. Monats. f. prak. Dermatol. t. XXVI,
1898, p. 497.

assez insignifiants. Ce n'est que la vapeur d'eau de l'atmosphère ou bien sa sécheresse qui ont une action notable sur certaines maladies de la peau, à savoir les eczémas, certaines variétés de prurigo et de prurit. L'oxygène de l'air peut tout au plus être mis en question en ce sens que certains microorganismes, par exemple les morocoques de l'eczéma, ont besoin d'oxygène et meurent par suite de son absence. Mais il ne faut pas donner à cette idée une extension générale. Les staphylocoques pyogènes supportent très bien l'absence de l'air extérieur et n'en pénètrent que plus rapidement dans la profondeur des follicules pileux. Par conséquent, une application prolongée de colle agit par exemple systématiquement d'une manière différente sur un eczéma et sur un furoncle ; dans le premier cas, elle calme la sécrétion et l'inflammation, dans le second, elle augmente la suppuration. Mais l'air ne provoque nullement « la décomposition des sécrétions cutanées », comme on le croyait autrefois, ni une irritation et une aggravation des maladies de la peau. Les véritables décompositions des sécrétions cutanées, comme on les observe dans l'osmidrose, sont très rares et il faut les rapporter à des organismes spécifiques saprophytiques, en général à des bacilles.

L'influence vraiment nocive du contact de l'air, et dont la disparition est considérée par les gens du monde comme un véritable bienfait, tient à une évaporation d'eau qui est spéciale à la surface cutanée. Cette évaporation est proportionnée à l'état normal de la surface de la peau et n'est ressentie sous forme d'un refroidissement agréable que lorsqu'elle est plus accusée qu'habituellement. Il en est tout autrement dans une modification inflammatoire de l'épiderme, comme elle survient dans les affections accompagnées de parakératose. Ici, les cellules cornées ont une humidité anormale et se dessèchent très fortement à l'air, ce qui favorise la formation de croûtes, la stase des sécrétions et l'apparition de rhagades. Sous ce rapport, les inflammations extérieures sont moins favorisées que toutes les autres inflammations dont le siège est dans le derme et l'hypoderme et qui ne sont pas exposées à un dessèchement ultérieur. La prédilection de tous les anciens dermatothérapeutes, pour l'application de la graisse sur la peau dans les maladies inflammatoires de l'épiderme, s'explique par ce point faible des inflammations superficielles de la peau. Par l'application de graisse et d'autres substances imperméables, dont je m'occuperai plus tard en détail, l'évaporation se trouve tout d'abord limitée et le dessèchement partiel interrompu.

Dans la jeune école française de dermatologie, *Jaquet* et *Tenneson* principalement ont chaudement recommandé contre la plupart des maladies prurigineuses de la peau la suppression de tout contact avec l'air par l'application d'ouate simple ou bien d'ouate et de feuilles de gutta-percha que l'on fixe ensuite avec des bandes. Le symptôme du prurit est surtout spécial à la surface de la peau et beaucoup de formes de prurit dépendent certainement d'irrégularités dans les fonctions de la peau qui appartiennent exclusivement à la surface du tégument externe. Mais d'après mon expérience, il s'agit dans ce cas moins d'une augmentation de l'évaporation que d'une circulation anormale dans les capillaires sanguins et lymphatiques, particulièrement d'une stase dans les lymphatiques qui provoque le prurit. Je suis par conséquent d'avis que le résultat incontestablement favorable de l'enveloppement ouaté dans le prurit, l'urticaire, le prurigo et les eczémas secs, en tant qu'ils occasionnent le prurit, doit être attribué principalement à l'influence d'une légère élévation uniforme de la température et ensuite à une pression régulière et égale. En tout cas dans cette méthode, la simple « suppression du contact de l'air » n'est pas le point capital. Lorsqu'une méthode produit des modifications essentielles dans la chaleur, l'évaporation et la pression extérieure, on ne peut plus la regarder comme l'emploi d'un simple agent de protection.

Dans le même sens que l'enveloppement ouaté, il faut employer les colles avec ouatage consécutif, l'application de gélanthe, de vernis collodion et de mousselines-emplâtres à l'oxyde de zinc ; nous nous occuperons plus tard des différentes parergies de ces revêtements artificiels. Il sont tous plus inoffensifs et plus doux que les emplâtres adhésifs et l'emplâtre anglais employés autrefois et qui ne devraient pas être utilisés par les dermatologistes.

d) *Préservation contre le frottement et la pression.*

La préservation contre le frottement, en particulier des vêtements, est beaucoup plus importante pour la peau de l'homme civilisé que la préservation contre le contact de l'air. C'est principalement dans les régions du cou, des poignets, du front et de la ceinture que les vêtements de forme circulaire, étroitement serrés, entretiennent une irritation prolongée, des eczémas et des psoriasis localisés en ces points ; la suppression de ces vêtements est souvent beaucoup plus importante pour la guérison que le choix d'un médicament.

Le remède souverain dans ces cas est l'application de colle de zinc, avec ouatage consécutif, soit seule, soit pour recouvrir en même temps des médicaments qu'on prescrit de préférence sous forme de vernis ou de mousselines-emplâtres.

Dans toute une série de variétés de prurit ainsi que chez les sujets à hyperesthésies tactiles, le frottement des vêtements sur toutes les parties du corps produit des effets tout aussi défavorables que dans les cas où il existe déjà des inflammations aux endroits mentionnés ci-dessus. Dans ces cas aussi la colle de zinc, l'onguent de caséine et de gélanthe, avec ou sans addition de médicaments calmants, sont les remèdes les meilleurs et les plus simples. On peut naturellement aussi obtenir certains résultats en supprimant les bords tranchants des cols et des cravates, ou en remplaçant les coiffes imperméables des chapeaux par un cuir souple et lavable, etc.

Il faut en outre tenir compte du frottement réciproque des surfaces de contact de la peau, facteur avec lequel les dermato-logistes ont souvent à compter. Si la transpiration dans ces régions est assez peu abondante, pour permettre l'application de colle de zinc avec ouatage, ce traitement sera le meilleur. On peut arrêter le ramollissement par trop rapide de la colle en ayant la précaution de frictionner avant son application les plis de la peau avec du tanin. Si la transpiration commence, il se dissout tout d'abord un peu de tannin qui pénètre dans la colle et la rend insoluble dans l'eau. Il faut proscrire les autres médicaments qui durcissent la colle, l'acide chromique et la formaline, par ce qu'ils provoquent des douleurs et de l'inflam-mation. En cas de transpiration abondante on s'abstiendra d'appliquer de la colle sur les surfaces en contact ; comme agents protecteurs on appliquera des couches absorbantes de poudres et de pâtes. On peut éviter le contact de bon nombre de ces surfaces intertrigineuses par des bandages ; c'est ainsi qu'on peut écarter le scrotum de la face interne des cuisses par des suspensoirs ou des écharpes de mousseline, tenir les seins de la femme par des écharpes de même étoffe ; pour séparer les orteils on emploie des couches d'ouate ou des bas faits comme des gants pour séparer les orteils.

Mais la forme de frottement la plus nuisible de toutes est le grattage, surtout le grattage avec des ongles sales. Longtemps avant qu'on ne connut les microbes, le peuple considérait les ongles comme empoisonnés. Si le prurit est occasionné par la stase lymphatique du corps papillaire et de l'épiderme, le grat-tage qui est le résultat inconscient d'une action réflexe a un effet utile en ce que, grâce à lui, la couche cornée est déchirée et laisse échapper du sang ou de la lymphe. Mais le grattage devient une complication dangereuse par les circonstances accessoires, concomitantes, moins par les excoriations mécaniques que par les surinoculations inévitables de germes parasitaires (cocci de l'eczéma, de l'impétigo, du pus). L'enveloppement de la peau prurigineuse par la colle de zinc ou de l'ouate agit donc parfois favorablement, non seulement en ce qu'il atténue le prurit, mais aussi parce qu'il supprime les suites du grattage, les excoriations et les surinoculations.

L'application de colle de zinc ou d'ichtyol est très utile à ce point de vue dans les cas de pustules vaccinales. Le huitième jour après la vaccination la partie intéressée du bras est recouverte de colle et de ouate. Non seulement la guérison est plus rapide, l'aréole érythémateuse pâlit et s'affaisse, mais l'enveloppe de colle protège d'une manière certaine contre les infections secondaires, le grattage des pustules, l'érysipèle vaccinal, etc. Cette application de colle, depuis dix ans qu'on l'emploie, s'est montrée supérieure à tous les autres pansements protecteurs, par sa simplicité et son efficacité. Une pression limitée à une région de la peau produite par des vêtements, des instruments et des bandages ne provoque habituellement que des callosités de la couche cornée. Dans beaucoup de cas on peut soulager le malade par la suppression de l'objet qui comprime, par exemple en changeant une chaussure qui blesse, un manche de canne ou de parapluie, la position d'un orteil qui comprime l'orteil voisin, etc. Mais il y a quelques cas ou malgré une pression persistante la peau doit être protégée. Ceci peut se faire soit en répartissant la pression sur une plus grande surface, soit en entourant la partie à protéger par un bourrelet en forme d'anneau. Dans le premier cas, ce qui convient le mieux, c'est l'application de colle sur une grande partie de la peau, avec enveloppement consécutif de bandes de mousseline, ou encore l'application de mousseline-emplâtre à l'oxyde de zinc suivie de badigeonnages de colle. Cette méthode s'applique dans les cas de callosités professionnelles étendues, dans les cas de pression due à de grosses pelottes, à des corsets et à d'autres bandages orthopédiques, pour la protection des points de contact, des coulisses dans les appareils d'extension, ainsi que pour empêcher les plaies qui résultent de l'action du séjour prolongé au lit et mettre les parties à l'abri des ulcérations produites par le décubitus.

Dans ce dernier cas on se sert de coussins circulaires d'après le modèle des cornplasters destinés à recouvrir l'œil de perdrix ; on peut constamment improviser ce pansement en collant les uns au-dessus des autres des anneaux de mousseline-emplâtre à l'oxyde de zinc.

Ces procédés ont une grande importance dans les cas où les callosités se développent sur le territoire d'anciens eczémas où deviennent elles-mêmes eczémateuses. Ces revêtements protecteurs agissent par eux-mêmes comme anti-eczémateux et amènent la guérison des rhagades ; mais on peut toujours les combiner avec le traitement dirigé spécialement contre l'eczéma sous forme de vernis et de mousselines-emplâtres.

e) Préservation contre les substances chimiques.

Les eczémas professionnels ont habituellement une double origine : la lésion de la peau par un agent chimique, et l'inoculation d'un eczéma vrai, en général séborrhéique, sur les régions irritées de la peau. Si on obtient la guérison de l'eczéma par des médicaments appropriés, il reste la prophylaxie contre l'agent chimique dans les cas où le travail doit être de nouveau repris. La plus grande faute que l'on commette presque constamment, est de permettre le mode ordinaire de lavage des mains qui sont le plus souvent atteintes. Dans ces cas il ne faut jamais se laver les mains le matin, avec du savon, avant le travail ; ce serait enlever la graisse de la peau, et la rendre ainsi artificiellement plus apte à de nouvelles lésions. Le nettoyage

avec du savon et la toilette des ongles ne doivent jamais se
faire que le soir [1]. Ensuite il faut graisser les mains pour la nuit
et les envelopper d'un tissu imperméable; le matin on se borne
à les essuyer et à appliquer une enveloppe protectrice appropriée. Dans les travaux avec la lessive de potasse, la chaux et
le ciment, les moyens les plus pratiques sont les graisses
épaisses, qui ne se convertissent pas facilement en savon
(graisse de laine, cire), ou bien qui, par saponification, rendent
inoffensive une partie de la lessive de potasse (huile, suif).
Le collodion qui a constamment une réaction très acide, principalement si on l'additionne de graisse, constitue un bon
agent protecteur, par exemple pour les travaux dans les fabri-
ques de produits chimiques. Dans les cas où il y a encore des
reliquats d'eczéma, il est bon de faire des badigeonnages avec
le goudron acide, tels que l'esprit de goudron ou le collodion
au goudron. Dans les travaux avec des acides minéraux concentrés, les graisses épaisses sont les meilleurs agents de protection ; parmi les vernis il faut donner la préférence aux préparations suivantes : emplâtre de plomb, collodion contenant
de l'oléate de zinc ou du savon de potasse et de silicate de potasse à réaction alcaline (étendu de glycérine).

L'ouvrier peut lui même préparer les graisses compactes, par
exemple un mélange de cire et d'huile sous forme de bâtons
qu'il coule dans des enveloppes de carton humides ; il s'en sert
ensuite en badigeons sur les mains, avant et pendant le travail.
Je voudrais donner comme exemple le régime d'un typographe
qui, outre qu'il est séborrhéique et eczémateux, prend un eczéma
des mains, chaque fois qu'il veut se livrer à son travail professionnel. Après la guérison de son eczéma il fera chaque soir un
nettoyage soigneux des mains et des ongles, d'abord en les
frottant avec de l'huile, ensuite avec du savon, une brosse et

---

1. Unna. *Handeczem u. Waschen der Hände*, Monats. f. prak. Dermatologie,
1898, t. XXVI, p. 547.

en se faisant les ongles avec des ciseaux et ensuite, avant de se
mettre au lit, il s'applique un pansement sur les mains avec de
la graisse ou de l'huile. Le matin en se levant il faut seulement
essuyer à sec et, avant de se mettre au travail, faire une nouvelle onction avec un bâton de pommade de cire. Après le travail, au moment du repos, pour le déjeuner, le malade enlève
le plus gros de la saleté avec un premier linge et de l'huile,
ensuite il nettoie avec un second linge et de l'huile autant que
possible les plus fines particules de plomb, puis il déjeune et fait
de nouveau une onction avec un bâton de pommade de cire.
Après la fin du travail, nouveau nettoyage avec de l'huile avant
le repas ; ensuite nettoyage à fond avec du savon. De la même
manière, en étudiant exactement les particularités de la profession et la division de la journée, on cherchera dans chaque
cas de dermite professionnelle à trouver l'agent de protection
approprié.

Dans les cas où, pour un motif quelconque, il n'est pas possible de graisser les parties malades et d'appliquer un vernis sec
au collodion, on peut remplacer ce pansement en mettant de la
mousse d'un savon surgras (de Th. Douglas, Hambourg) et
ensuite essuyer à sec. Ces substances chimiques agissent tout
d'abord sur l'écume de savon qui a pénétré par frottement et
s'enlèvent facilement à un nouveau lavage. Dans ces cas enfin, on
on peut aussi créer, par l'intermédiaire des couches cornées les
plus superficielles, une enveloppe protectrice artificielle résistante, en résorcinant la surface de la couche cornée avec une
pâte résorcinée ou une solution alcoolique de résorcine. Cette
peau résorcinée se détache des mains beaucoup plus lentement
(quatre à cinq fois) qu'au visage, de sorte qu'elle constitue un
moyen de protection qui persiste pendant environ deux semaines.

Dans ce même chapitre rentrent la dermite de désinfection
des chirurgiens et sa prophylaxie. Ici aussi il faut tout d'abord

séparer la dermite, de cause purement chimique, de l'eczéma vrai qui se propage sur les régions irritées.

Il faut, chez les eczémateux, traiter à fond l'eczéma ou la séborrhée de tout le corps et non pas seulement des mains. S'il ne s'agit que d'une idiosyncrasie du sujet contre l'iodoforme, le sublimé ou l'acide phénique, et si on ne peut éviter le contact de ces substances, on aura tout avantage, après la stérilisation des mains, de les savonner longtemps avec un savon surgras, de les frotter comme pour les laver et ensuite de les essuyer à sec ; ce procédé est particulièrement utile contre le contact avec le sublimé. Contre les vapeurs de l'iodoforme et du phénol il faut conseiller la friction des mains stérilisées avec un bâton de pommade de cire qu'on peut éventuellement additionner d'oxyde de zinc et d'acide borique. Dans ces cas aussi il importe de faire savonner les mains avec un savon surgras avant d'appliquer la couche de cire. Car alors, après la fin de l'opération, on peut mieux enlever par le lavage les reliquats de la substance nocive fixés dans les lacunes des cellules cornées. Les pommades de cire, ainsi que l'enduit savonneux, fixent sur l'enveloppe cornée tous les germes qui pourraient exister, de sorte qu'on peut se borner, avec la stérilisation préliminaire des mains, à un simple savonnage et à l'emploi de l'alcool. Mais si le chirurgien a souffert d'une furonculose de la main, il faut recouvrir toutes les inflammations des follicules sébacés qui existent encore ou qui sont déjà guéries, après la stérilisation et l'application d'agents de protection, avec de la mousseline-emplâtre au mercure et à l'acide phénique (ou des paraplastes de même composition) ou enfin avec un vernis au collodion. Car les germes normaux inoffensifs des mains qu'on poursuit depuis des années n'ont de loin pas le même danger pour les malades qu'un follicule qui renferme le staphylocoque pyogène doré vrai.

f) *Préservation contre les médicaments.*

Étant donnée la délimitation bien tranchée de beaucoup de
maladies de la peau qui exigent des médicaments énergiques
pour leur guérison, il est souvent très nécessaire de protéger
les parties saines environnantes contre ces remèdes. Il s'agit
surtout de mousselines-emplâtres très énergiques à l'acide
salicylique et à la chrysarobine ; on arrive rarement, pour les
appliquer sur des régions circonscrites atteintes de lupus,
d'eczéma, de psoriasis etc., à les couper assez exactement pour
éviter que le tégument sain ne soit pas en contact avec le médicament. Dans ces cas il faut tout d'abord badigeonner le pourtour de la partie malade avec de la colle de zinc, appliquer
ensuite une mousseline-emplâtre, la coller encore une fois au
bord et mettre de l'ouate. On combine ainsi la fixation de l'emplâtre et la protection des parties voisines. On agit de même
pour le traitement des callosités et des cors aux pieds avec la
mousseline-emplâtre à l'acide salicylique et au chanvre indien.
Seulement ici on protège les bords avec un vernis au collodion
(par exemple du collodion à 1 p. 100 d'oléate de plomb), car la
sueur des pieds pourrait dissoudre la colle.

Avec une bordure de colle de zinc on protège l'œil contre
l'évaporation des pommades au soufre et à la chrysarobine
qu'on est obligé d'appliquer sur les parties environnantes. Dans
le traitement par la chrysarobine du cuir chevelu atteint de
trichophytie ou la pelade, il faut recommander d'appliquer de
la colle de zinc sur tout le front autant qu'il est possible.

Dans les grandes cures des eczémas et des psoriasis généralisés au moyen de la chrysarobine, du pyrogallol et du goudron,
ces médicaments n'ont pas d'ordinaire une action indentique sur
les différentes régions du corps. Il est donc utile, souvent
même nécessaire, de laisser de côté et de protéger les parties
déjà guéries, tandis qu'on continue le traitement sur les régions

les plus rebelles. On y arrive de la manière la plus simple par
un revêtement de colle de zinc ; chez les sujets très velus il faut
la remplacer par une pâte de zinc.

g) *Protection contre les sécrétions des muqueuses.*

Tous les orifices des muqueuses peuvent devenir dangereux
pour la peau avoisinante, quand des sécrétions normales ou
pathologiques passent sur elles en quantité considérable. Outre
le traitement des affections de la muquense qui empiètent sur
d'autres territoires spéciaux, il faut presque toujours penser à
établir une enveloppe de protection pour la peau environnante.
Il y a lieu ici d'employer en première ligne le graissage permanent de la peau, de préférence avec des pommades et des
pâtes anti-eczémateuses.

Dans les suppurations de l'oreille, l'hypersécrétion des conjonctives et le larmoiement [1], dans la leucorrhée et la diar-
rhée des adultes, au voisinage des fistules à écoulement purulent, ces précautions suffisent. Mais dans le sycosis sous-nasal
elles sont insuffisantes ; le revêtement protecteur de la lèvre
ne suffit pas non plus, il faut absolument avoir recours à un
lavage à fond du nez [2] contre l'écoulement concomitant. De
véritables difficultés ne surviennent qu'avec l'humidité persistante de la région génitale entretenue chez les enfants et les vieillards, chez les malades qui urinent au lit la nuit ou qui ont de
l'incontinence d'urine, surtout si la région génitale est devenue
le siège d'un eczéma. Outre la préservation contre l'urine par
l'emploi d'un urinoir en verre, le lever fréquent des enfants et
le changement des langes, il ne faut nettoyer la peau qu'avec
de l'huile ou de l'eau de chaux et immédiatement après

1, Unna. *Salbenmullverband bei Hautkatarrhen der Augengegend complicirt, mit
Katarrhen des Auges.* Monatshefte f. prakt. Dermatologie, t. XXIX, 1899, p. 12.

2. Unna. *Sycosis subnasalis u. Ausschnupfens,* Monatshefte, f. prakt. Dermatologie, t. XXVI, 1898, p. 616.

appliquer une couche de graisse qui, par sa viscosité, offre
la plus grande résistance à l'action d'une nouvelle couche de
liquide. Ce qui convient le mieux dans ces cas, c'est une pommade composée de graisse de laine, d'huile de lin et d'eau de
camomille que l'on transforme en pâte en y ajoutant une forte
proportion d'oxyde de zinc (par exemple 20 p. 20, 20 p. 40) et
qui acquiert par là en même temps des propriétés anti-eczémateuses que l'on peut augmenter encore par l'addition de soufre
ou d'ichtyol. Un poudrage abondant, l'application d'ouate ou
de la mousse de tourbe complètent ces mesures de protection.

h) *Préservation contre les germes organisés.*

Nous pouvons passer rapidement sur ce point. La chirurgie
actuelle est depuis longtemps revenue de l'importance exagérée
qu'on attribuait autrefois au danger des germes de l'air pour
les maladies chirurgicales ; elle ne voit un danger réel que dans
les germes qui adhèrent aux instruments et aux doigts. Un
revirement semblable s'est fait chez les dermatologistes. Pour
les eczémas, les impétigos qui nous intéressent ici, les germes
de l'air n'ont aucune importance ; il en est de même pour
les catarrhes secs de la peau. Mais nous attachons une importance d'autant plus grande à la transmission de la furonculose,
des maladies des poils, des catarrhes infectieux humides de la
peau (eczémas, impétigos) par le grattage, les frictions avec
des serviettes, le frottement du visage sur des oreillers[1], les
frictions avec des mouchoirs de poche en se mouchant, l'emploi
de brosses et de rasoirs, les frictions faites pendant le traitement à l'eau froide et par d'autres procédés mécaniques avec
des mains et des objets infectés.

Par conséquent la prophylaxie de ces infections, en dehors du

1. Unna. *Das Kopfkissen in der Dermatologie*, Monatshefte f. prakt. Dermatologie, 1899, t. XXIX, p. 471.

nettoyage des mains ainsi que des objets de toilette, et de la suppression de toutes frictions sur les parties velues, n'a pas d'autre but que de recouvrir et par là d'isoler les régions de la peau déjà infectées.

On atteint ce résultat de la manière la plus simple, avec les mousselines-emplâtres au mercure et au phénol dans les furoncles, et au moyen de la colle et des pâtes de zinc dans les eczémas et les impétigos, dans le traitement pendant la nuit de l'eczéma du cuir chevelu et du sycosis par un pansement avec de l'ouate, de la mousseline-pommade avec des bandes de mousseline appliquées sur les pâtes ou les pommades.

i) Remplacement provisoire de la couche cornée.

Nous nous occuperons dans un chapitre spécial de l'emploi des médicaments qui forment des pellicules sur les plaies du derme et de l'épiderme.

Dans ce paragraphe nous devons rappeler encore quelques règles qui permettent de recouvrir l'épiderme altéré sans l'aide d'interventions chimiques. Dans les brûlures du second degré, dans le pemphigus vulgaire et dans le pemphigus foliacé, dans des cas rares d'eczémas très humides, dans tous les cas où la couche cornée est absente, ou se détache facilement, et où l'application de pommades et de pâtes ferait tomber de nouvelles parties de la couche cornée, il y a tout avantage à recouvrir provisoirement la peau d'un revêtement artificiel, qui fixe les restes de la couche cornée et en facilite la reproduction. Dans de pareils cas il sera bon éventuellement, après un nettoyage soigneux dans le bain, d'envelopper toute la peau d'une simple couche de bandes de mousseline humides et de frictionner par dessus avec des médicaments appropriés, par exemple des pâtes de zinc molles avec ou sans iodoforme, etc. En enlevant les débris de pâtes avec de l'huile ou dans le bain, on peut laisser les

bandes en place et les recouvrir de nouveau de pâtes. La bande
de mousseline agit dans ces cas comme une couche cornée
artificielle et la kératinisation progresse rapidement.

Dans les points où par suite de l'application de soufre, de
savon ou d'acide salicylique, la couche cornée est devenue peu
à peu rugueuse et fendillée, il faut étendre une couche de colle
sur les parties malades et éventuellement sur tout le corps. Ici
encore la colle de zinc agit comme une couche cornée artificielle sous laquelle la peau est réellement immobilisée et ne se
dessèche pas, mais au contraire reçoit de l'intérieur suffisamment
de graisse et revient à l'état normal. Au lieu de l'onction de
graisse habituelle il faut absolument appliquer de la colle dans
les cas où on veut donner à la peau, sans la toucher, pendant
plusieurs jours, la possibilité de reprendre de nouveau son
onctuosité et sa souplesse.

Enfin nous devons, en nous plaçant au point de vue dermatologique, nous demander si dans certains cas il faut s'abstenir
d'appliquer les revêtements indifférents que nous venons de
mentionner, dont l'action sur la peau est tout à fait insignifiante et qui par contre sont propres à la préserver des influences extérieures. Cette question a pour les dermatologistes
praticiens un côté risible et en tout cas un peu inutile ; et
cependant elle paraît nécessaire si l'on se rappelle la somme de
travail scientifique qu'a provoqué en physiologie la question des
vernis.

Des vernis.

Dans l'introduction de ce travail nous avons déjà combattu
l'objection qu'en supprimant des sécrétions profuses il peut survenir dans l'organisme tout entier des accidents durables. Les
expériences des physiologistes s'occupent d'une question semblable, à propos de l'action de la rétention de l'évaporation
aqueuse de la peau et de la perspiration cutanée en général.

C'est tout au moins ce qu'on lit dans les travaux qui s'y rapportent. Toutefois le dermatologiste peut encore lire entre les
lignes beaucoup d'autres choses. Car si en réalité, on ne voulait
que retenir l'évaporation de la peau, on ne devrait pas se servir
du vernis habituel (huile de lin) et du goudron, avec lesquels
on a surtout fait des expériences. Ces deux substances rentrent dans la classe des agents de réduction; le goudron renferme même des éthers de pyrogallol, qui vraisemblablement
déterminent la coloration noire de l'urine dans les cas d'onctions
avec le goudron et qui sont extrêmement toxiques. La maladie
et la mort des petits animaux en expérience, par l'emploi de ces
vernis, n'est rien moins que surprenante, et ne prouve nullement une action nocive due à la rétention des gaz et de la vapeur
d'eau éliminés par la peau. On avait bien plutôt le devoir de
chercher une substance qui, imperméable pour la vapeur d'eau,
serait en elle-même complètement inoffensive et ne supprimerait
pas par le collage des poils la couche d'air chaud, interpilaire,
nécessaire à l'animal, ou qui après la rasure empêcherait le
développement d'une semblable couche d'air. Il n'est certainement pas facile de répondre à tous ces désiderata d'expérimentation qui pour les dermatologistes vont de soi, et cependant cette
question préliminaire, la plus importante, a été trop négligée
par les anciens expérimentateurs. *Ellenberger*, qui a expérimenté
principalement sur les grands animaux, trouva déjà la nocivité
par les vernis plus faible. C'est le mérite de *Senator* d'avoir
démontré une fois pour toutes que chez l'homme le revêtement
du corps avec les emplâtres adhésifs, du collodion riciné et même
du goudron est inoffensif et que les conséquences démontrables
de la suppression de la perspiration de la peau n'existent pas
en réalité. *V. Ziemssen*[1], tout en partageant l'opinion de *Senator*, fait remarquer qu'il importe de répéter ces expériences
sur les enfants, en tenant compte que la surface de leur

1. *Handbuch der Hautkrankheiten*, Th. 1, p. 128.

corps est considérable relativement à leur poids ; car les expériences antérieures avaient montré que les vernis seraient d'autant plus dangereux que l'espèce de l'animal est plus petite. Ces recherches ont été faites sur la plus grande échelle par des dermatologistes dans les quatorze dernières années. Des centaines d'enfants ont été pendant des semaines et des mois badigeonnés sur tout le corps avec de la colle de zinc, avec des vernis solubles et insolubles dans l'eau (dans l'eczéma, le prurigo, l'ichtyosé, le prurit) sans qu'on ait observé, en dehors de l'effet curatif, une influence quelconque et spécialement nocive.

Si on eût pris pour les expériences sur les vernis les revêtements de la peau usités en dermatologie, la théorie de l'action mortelle des vernis n'aurait sans doute pas surgi.

Toutefois une étude plus attentive de ces vernis a démontré qu'ils sont en partie perméables à la vapeur d'eau ; il en est ainsi du collodion pur et de la gélatine pure. Le collodion mélangé d'huile et la gélatine, additionnée de glycérine, sont moins perméables ; les revêtements usuels de colle de zinc qui, pendant deux jours, se sont imprégnés de la graisse de la peau, doivent être aussi regardés comme des enduits imperméables ; et cependant des malades, atteints de varices, portent des pansements de colle pendant des années avec le plus grand avantage et sans inconvénient.

Ce ne serait pas un travail inutile si les physiologistes reprenaient les expériences sur les vernis avec les revêtements inoffensifs de la peau usités en dermatologie (colle de zinc, gélanthe, onguent de caséine, collodion, traumaticine).

J'ai autrefois introduit[1] le nom jadis redouté « de vernis » comme un nom court et significatif pour désigner nos revêtements dermatologiques et convaincre les médecins qu'il n'y a aucun danger à rendre la peau imperméable quand cette opération est faite judicieusement.

1. Unna. *Hautfirnisse*, Monatsh. f. prakt. Dermatol, 1887, p. 29.

2. — MOYENS DE COMPRESSION

La pression de dehors en dedans, dans les maladies de la peau en général, est un facteur de guérison qui n'est pas encore suffisamment apprécié. La peau est une membrane fortement tendue qui est dans un état de tension élastique permanent ; elle oppose par elle-même une résistance considérable à l'expansion des processus morbides. Principalement à l'intérieur du derme de nombreux germes morbides, même à action très énergique, comme le coccus pyogène jaune et le bacille tuberculeux, trouvent une limite naturelle en partie dans la solidité du tissu.

Ce sont surtout trois modifications pathologiques qui diminuent cette résistance : l'œdème inflammatoire, l'infiltrat inflammatoire de cellules et les altérations régressives de l'élastine et du tissu collagène. Les dernières lésions sont le plus souvent les suites de la première et complètent son œuvre, souvent d'une manière irréparable.

Tant qu'il n'existe qu'une tuméfaction inflammatoire aiguë ou chronique de la peau, on peut remplacer par une compression externe une partie de la résistance naturelle d'un tégument externe, car elle dégorge les vaisseaux lymphatiques et sanguins, favorise la nécrobiose de l'infiltrat cellulaire et ramène artificiellement le tissu élastique et collagène dans leur position normale. Dans la plupart des cas il suffit d'appliquer de la colle de zinc avec ouatage consécutif, même dans les œdèmes de la face les plus intenses. C'est dans l'extension de la lèpre sur la peau qu'on observe le mieux que même des amas de bacilles

se détournent sous l'influence de la pression et s'arrêtent
devant les cordons solides du tissu conjonctif. Par conséquent,
surtout dans les cas où un support osseux solide appuie cette
action, comme par exemple au front, on peut faire disparaître
des infitrations lépreuses par la simple pression d'une bande
enduite de colle de zinc. Les bacilles du tissu sous-conjonctival
s'arrêtent sur leur voie de prédilection dans le limbe si, à cette
limite, une cicatrice de brûlure leur barre le passage. La
bande circulaire collée favorise aussi notablement l'action chimique des médicaments dans d'autres infiltrations inflammatoires de la peau.

Sur les phalanges unguéales on la remplace utilement par
des tours circulaires de mousseline-emplâtre au zinc ou par
d'autres emplâtres appropriés à la maladie. Il faut conseiller cet
enveloppement dans toutes les affections accompagnées de
dégénérescence des ongles et d'altération de leur forme, car le
sillon unguéal postérieur ne constituera ensuite dès le début un
ongle lisse que si de l'extérieur on exerce sur lui une pression.

Dans les cas où l'on ne peut pas employer les bandes circulaires avec application préliminaire ou consécutive de colle, on
est obligé de recourir à l'emploi presque exclusif du collodion.
Le grand avantage des vernis au collodion, tient avant tout à
leur contractilité et à la compression qu'ils exercent ainsi sur
les parties sous-jacentes. Surtout dans les cas où toute hyperémie inflammatoire favorise les progrès du processus, comme
dans l'ulérythème centrifuge (lupus érythémateux), l'application
d'un vernis au collodion présente un grand avantage pour le
traitement; ce vernis étant très peu perméable aux graisses et
aux savons n'est pas un obstacle à la continuation du traitement.

L'emploi simultané de médicaments avec le collodion à
l'ichtyol et de la compression, exerce aussi une influence des
plus favorables dans le traitement des pomphi de l'urticaire et
des piqûres d'insectes.

En outre des tissus plus solides tels que l'angiome des nouveau-nés, les cicatrices et les chéloïdes hypertrophiques cèdent aussi souvent à la compression permanente d'une couche de collodion.

La compression sous forme d'une bande circulaire enduite de colle est le seul remède de toutes les hyperémies déprimantes des membres inférieurs, depuis les varices les plus légères jusqu'aux ulcères variqueux les plus graves des jambes. Elle a une action à la fois étiologique et symptomatique; elle éloigne des veines distendues la colonne sanguine descendante, dégorge les voies lymphatiques congestionnées, et fait disparaître les foyers inflammatoires d'infiltration. La compression agit différemment dans la greffe spongieuse sur les plaies. La surface de granulation comprimée par l'éponge cherche une issue en pénétrant dans les pores de cette dernière; dans ce cas les lacunes capillaires de l'éponge paraissent exercer une certaine attraction.

L'amadou employé judicieusement, exerce lui aussi, en sa qualité de corps fin élastique, une compression très utile, à savoir entre le lit de l'ongle et l'ongle incarné en ayant soin de l'intercaler dans le sillon latéral. Dans ma pratique je n'ai jamais traité autrement l'ongle incarné et jamais il n'a été nécessaire de recourir à une opération. Aucun autre objet de pansement, surtout l'ouate ne peut rivaliser en cela avec l'amadou qui reste toujours sec et élastique. S'il y a de nombreuses granulations sous l'ongle, l'instillation d'une solution alcoolique de nitrate d'argent doit frayer la voie au petit bourrelet d'amadou qu'on introduit simultanément.

A côté de ces moyens de compression permanente qui, comme on le voit ne sont pas très nombreux, l'emploi de la compression périodique joue aussi un rôle dans quelques cas. L'anatomie fine des varices permet très bien d'observer comment le tissu élastique qui a disparu des parois veineuses et a fait place au

tissu collagène est, par suite de la rupture de la varice dans le
derme, de nouveau régénéré par cet organe. Sans tenir compte
de la texture du derme il se forme une nouvelle paroi élastique
comme agent protecteur contre le courant sanguin qui est trans-
féré dans la peau. Le rôle très heureux de cette paroi se constate souvent dans les varices de dimensions anormales de la
peau qui, quoique recouvertes d'une pellicule extrêmement
mince, ne se déchire ni n'éclate. De la régularité de ce tableau
histologique il ressort que la pression périodique du sang occasionne comme réaction une néoformation d'élatisne, résultat
naturellement très pratique. Mais cette expérience montre
d'autre part que dans les cas où on veut favoriser la néoformation de l'elastine, il ne faut pas employer une pression permanente mais périodique. L'unique compression périodique
dont nous disposions est le massage; on comprend par conséquent son utilité dans le traitement des cicatrices, des chéloïdes,
des ulcères de jambe, des sclérodermies et des processus scléreux
du cuir chevelu dans l'alopécie séborrhéique. La guérison spontanée des cicatrices se démontre, comme nous l'avons appris, par
la lente reconstitution du tissu élastique; je suis convaincu que
nous pouvons l'accélérer par un massage approprié.

Les dermatologistes n'emploient que rarement de forts déplacements de tissu par la pression ; ce sont des procédés usuels en
chirurgie; nous citerons la laminaria, par exemple, pour la dilatation des orifices des narines dans le rhinosclérome, dans le
rétrécissement de ces mêmes orifices par des cicatrices lupiques
ou syphilitiques.

Nous avons déjà appelé l'attention sur les résultats de la compression par des enveloppements d'ouate dans les maladies prurigineuses de la peau comme un des facteurs dont il y a lieu de
tenir compte dans ces cas. En outre il faut ici faire mention
des bandes et des bas de caoutchouc prescrits principalement
par les chirurgiens contre les ulcères variqueux et les varices.

Les dermatologistes recherchent moins ces pansements, car la rétention de la sueur dans ces cas favorise souvent des eczémas déjà existant et ils ne peuvent pas rivaliser sous ce rapport avec les bandes de colle de zinc qui ont une influence favorable sur l'eczéma et sont bon marché. Sur d'autres parties du corps, comme les jambes, on ne doit pas employer les bandes de caoutchouc dans le traitement des maladies de la peau, attendu que dans ces cas la compression n'est pas en général tolérée. Par contre, on ne peut pas la remplacer pour provoquer l'ischémie dans les opérations.

3. — MOYENS DE FIXATION

Chacune des régions de la peau se comporte d'une manière
très différente relativement à la mobilité et aux déplacements
réels de la peau. Tandis que le cuir chevelu, la paume des mains
et la plante des pieds sont comme des coussins immobiles sur
leur support, la peau des lèvres, du cou, des coudes et des
genoux, des poignets, des malléoles, des mains et des doigts est
presque continuellement en mouvement ; ces régions de la peau
sont par conséquent difficiles à traiter ; dans ces régions, il
faut surtout établir d'une manière exacte et prudente le mode
d'application, sans quoi aucun médicament ne produira l'effet
voulu. C'est naturellement dans ces régions que les vêtements
exercent le plus de frottements. Les pommades de graisse sont
très rapidement essuyées par exemple au cou, aux coudes, aux
doigts ; les vernis tiennent, mais ils sont bientôt fendillés et se
détachent ; même les mousselines-emplâtres qui adhèrent très
bien se déplacent peu à peu.

Par conséquent, dans les cas où il est impossible d'obtenir un
repos général de la peau en faisant garder le lit au malade,
quand les patients sont obligés de marcher, de s'occuper, et de
parler, il faut rechercher des agents de fixation appropriés et
inoffensifs. Seules les bandes de mousseline, avec application
préalable et consécutive de colle, répondent à ces desiderata.

Dans les maladies de la peau de la moitié inférieure de la face,
très mobile, principalement de la région buccale, l'introduction
des mousselines-pommades [1] en remplacement des frictions

1. Je fus amené il y a quatorze ans à faire préparer des mousselines-pommades
pour un eczéma rebelle des lèvres chez un petit garçon de cinq ans.

de pommades et des applications de compresses enduites de pommades constituait déjà un grand progrès. Mais la mobilité de la peau en ce point et la fixation du remède se font encore bien mieux si les bandes de mousseline, qui maintiennent la mousseline-pommade, sont collées par dessus avec de la colle de zinc et ouatées. La même espèce de fixation est depuis longtemps usitée et absolument éprouvée dans le traitement de l'eczéma du cuir chevelu des nouveau-nés, surtout dans les cas de prurit intense, où les enfants se frottent et se grattent continuellement, ce qui empêche tout pansement de rester en place. Toutes les fois qu'on n'arrive pas à guérir une maladie de la peau qui siège sur une région très mobile, il faut tout d'abord remplacer les pommades par des mousselines-pommades, les fixer et les coller, ou appliquer des pâtes épaisses correspondantes avec une bande de mousseline.

La guérison rapide qui a lieu ensuite compense largement la peine qu'on a eue.

Pour l'application de morceaux de mousseline-emplâtre sur le cou, dans les eczémas marginés, les placards de psoriasis des coudes et des genoux, on commence par appliquer tout autour de la colle de zinc ; par-dessus on met de la mousseline-emplâtre et ensuite on colle encore une fois cet emplâtre avec le pourtour ; au cou on ajoute encore de l'ouate. Aux coudes et aux genoux, au contraire, on colle aux bras et aux jambes un morceau au-dessus et au-dessous en laissant le coude libre ; on applique par-dessus la colle et la mousseline-emplâtre quelques tours de bande en forme de 8, en laissant également libre le pli du coude; on colle encore une fois et on ouate. L'emplâtre reste ainsi exactement fixé, même dans les mouvements articulaires les plus accentués qui ne sont nullement entravés par ce pansement.

D'après ce principe on peut même traiter localement avec succès les territoires les plus mobiles de la peau. Actuellement nous fixons plus simplement et tout aussi sûrement nos médicaments et nos pansements au moyen d'emplâtres adhésifs caoutchoutés blancs (emplâtres d'oxyde de zinc[1]) ; ce procédé plus simple offre tout autant de sécurité mais ne prévient pas d'une façon aussi absolue toute irritation. Par suite de leur résistance et de leur propriété adhésive très grande, ces emplâtres conviennent très bien pour les pansements prolongés et compressifs, et, en raison de la facilité et de la rapidité avec lesquelles on peut les détacher, ils sont très utiles comme pansements temporaires et susceptibles d'un contrôle fréquent. On peut, par conséquent les employer dans un grand nombre de cas, dans les ulcères de jambe, comme suspensoirs et pour fixer les mousselines-pommades, les morceaux de mousselines-emplâtres sur la peau mobile, pour recouvrir des médicaments très irritants et caustiques, pour protéger les parties avoisinantes et pour simplifier tous les pansements de la chirurgie.

Pour maintenir les médicaments et les pièces de pansement sur les organes génitaux et à l'anus, les colles et l'emplâtre de zinc ne sont ni pratiques ni utiles en raison de la chaleur et de la sueur. Dans ces régions, les écharpes de mousseline suffisent ainsi que les caleçons de bains qu'on ne saurait trop apprécier.

1. Unna. *Weisses-Kautschuk. Heftpflaster* Monatsh. f. prakt. Dermatol. t. XXVIII, 1899, p. 511.

4. — MOYENS DE RÉFRIGÉRATION

Dans beaucoup de maladies inflammatoires de la peau avec
élévation de température, il est indiqué de refroidir la peau.
Le tégument externe normal est déjà soumis à un refroidissement permanent, quoique d'ordinaire fort atténué par les vêtements ; cependant cette perte de chaleur n'est pas suffisante pour
calmer des inflammations ou même seulement faire disparaître
la sensation de brûlure qui les accompagne. Nous devons employer pour abaisser localement la température deux ordres
de moyens, suivant que nous voulons employer un froid sec ou
un froid humide. Le froid sec peut se graduer à volonté sous
forme de vessies de glace, attendu que nous pouvons les remplir
d'eau refroidie à la température voulue ou de glace. On laisse
d'ordinaire le choix de la température à l'appréciation instinc-
tive du malade ; cependant le froid produit ne doit en aucune
façon augmenter parallèlement à l'intensité de l'inflammation.
Car habituellement ce n'est pas l'élévation de la chaleur en elle-
même qui est le plus désagréable pour les malades et un
obstacle pour l'évolution, mais la sensation concomitante de
tension et la douleur; car dans les inflammations les plus violentes, la température du territoire enflammé dépasse peu la
chaleur du sang.

La tension est augmentée par des degrés de réfrigération assez
importants pour amener la contraction des muscles des vaisseaux et des muscles lisses de la peau; ce résultat est obtenu
par la simple vessie remplie de glace. Son emploi en dermatologie est surtout limité à l'érysipèle du cuir chevelu, et

même ici on utilise moins l'influence directe du froid sur la peau que son action indirecte sur les vaisseaux profonds. On aurait donc un mode plus rationnel du traitement par la glace, si l'on appliquait les vessies de glace dans les inflammations circonscrites de la peau sur un point éloigné là où l'artère principale, qui alimente le territoire cutané enflammé, se trouve aussi près que possible de la surface ; par exemple comme manchettes de glace dans la région cubitale dans les cas d'inflammation de la peau de la main, comme colliers de glace autour du cou, dans les inflammations du cuir chevelu.

La glace agit d'une façon excellente en influençant indirectement la peau non enflammée du scrotum et de la tunique dartos qui la pénètre sous forme de rayons. La vessie de glace employée avec suite et avec quelque habileté technique est l'agent curatif idéal de l'épididymite aiguë, en ce qu'elle transforme la tunique dartos en un compresseur efficace ininterrompu. Toutefois les autres muscles de la peau sont trop faibles pour subir une action aussi intense.

On pourrait sans doute faire un emploi plus fréquent de la vessie de glace modérément froide; mais les affections de la face pour lesquelles cette application serait le plus souvent indiquée, eczéma, rosacée, ulérythème centrifuge et lupus, obligent le malade à rester couché pour que ce traitement soit commode. Nous employons par conséquent beaucoup plus souvent le froid humide.

L'action du froid humide est le principe physiologique spécial pour la peau. Sous l'influence d'un trop fort réchauffement, l'organisme favorise la production de sueur, dont l'évaporation rapide abaisse notablement la température de la peau, faisant ainsi disparaître l'excès de chaleur. L'application sur la surface cutanée d'eau qui peut s'évaporer librement est par conséquent le mode le plus simple de réfrigération et on peut presque constamment l'employer dans beaucoup d'états morbides. Un avantage spécial de ce moyen c'est qu'il se règle de soi-même. Plus la surface est chaude et congestionnée et plus rapidement l'eau s'évapore et enlève de chaleur. Par conséquent toute application humide sur la partie médiane de la peau du visage, avec ses vaisseaux sanguins superficiels, facilement parésiés, a déjà une action très réfrigérante ; c'est justement aussi dans cette région de la peau qu'il est nécessaire de recourir à une réfrigération particulièrement fréquente, surtout dans l'acné rosée et après des interventions chirurgicales.

Pour ces applications réfrigérantes, il faut employer des lavages tièdes, avec évaporation spontanée, ou bien des poudrages consécutifs. On ne doit pas faire ces lavages, immersions, bains locaux, douches, avec de l'eau trop froide, pour ne pas provoquer par action réflexe une plus forte parésie des vaisseaux avec une nouvelle et plus énergique réaction de chaleur. Il est au contraire très souvent avantageux, au lieu d'employer un lavage froid, d'humecter très rapidement la peau avec de l'eau très chaude (40°C. et même plus) ; ce lavage est suivi d'une contraction assez persistante des vaisseaux et d'un développement très considérable de chaleur, choc provoqué par la chaleur (Heisse Abschreckung). Après ces lavages, il faut prendre garde de trop sécher la peau ou de la frictionner, ce qui interromprait immédiatement la rétraction du calibre des vaisseaux sanguins si heureusement obtenue.

En second lieu, on peut employer d'une manière permanente des compresses humides, mais non recouvertes d'un tissu imperméable, d'eau tiède, d'eau blanche, d'eau de chaux ou d'autres eaux à réaction alcaline ; ces eaux ont la propriété de saponifier la graisse de la peau et par là de faire cesser un certain obstacle à l'évaporation simultanée de l'eau de la peau. Une légère addition d'alcool (10 p. 100), qui accélère l'évaporation de l'eau de la peau sans l'irriter (c'est-à-dire sans paralyser les

vaisseaux cutanés) augmente la réfrigération ; une faible addition de glycérine la ralentit, mais la rend plus longue et plus
stable ; il en est de même d'une addition de graisse comme dans
le mélange d'eau de chaux et d'huile de lin. Toutes ces applications se font sous forme de compresses d'ouate qui sont imbibées de ces solutions et qu'on applique de préférence sur une
simple couche de mousseline ou qu'on enveloppe de mousseline. A ces applications se rattachent certains remèdes populaires tels que la purée de pommes de terre humide, la chair du
veau ; on doit tous les considérer comme de simples réservoirs
d'eau ; dans certains cas des substances minérales, l'argile et la
terre glaise, ont des avantages pratiques, parce qu'on peut les
appliquer sur des surfaces irrégulières et au-dessous des vêtements, là où on ne parvient pas à mettre des pansements humides dont l'évaporation serait insuffisante.

Le principe de l'évaporation de l'eau se lie d'une manière
très rationnelle à celui de l'application de pommades rafraichissantes [1]. Physiquement, des substances très différentes, comme
la graisse et l'eau, peuvent former des mélanges stables ; on en
a des preuves physiologiques dans le lait et la sueur grasse ; la
stabilité de cette excellente émulsion n'est pas encore suffisamment expliquée. Dans les anciennes formules de coldcream la
cire est la substance qui lie le mélange d'huile ou de graisse
avec de l'eau.

Leur action spéciale tient à la présence de l'eau. Les graisses
de laine purifiées, récemment employées, et surtout la graisse de
laine molle, possèdent la même propriété à un degré encore
beaucoup plus prononcé que la lanoline, de sorte que l'on peut
désigner la graisse de laine [2] comme une base idéale pour la
préparation des pommades rafraîchissantes. Avec ces graisses

1. Unna. *Fettsalben und Kühlsalben*, Monatsh. f. prakt. Dermatologie t. III, 1884,
p. 168.
2. Unna. *Adeps lanae in der Praxis*. Monatsh. f. prakt. Dermatol. 1895,
t. XX.

de laine il en est de même qu'avec la cire et la graisse de céta-
cés, c'est-à-dire le mélange ne réussit qu'avec l'addition d'autres
graisses principalement des graisses de glycérine. On peut
toutefois les remplacer par des hydrogènes carburés (vaseline, paraffine liquide).

La réfrigération au moyen des pommades rafraîchissantes
tient en premier lieu à l'évaporation de l'eau qui s'en dégage,
quand on les étend sur la peau échauffée. Pour augmenter l'effet
et le rendre plus durable, ces pommades doivent contenir le plus
d'eau possible (30 à 60 p. 100) et être appliquées en couches
épaisses ; il ne faut donc pas s'en servir simplement pour frictions comme on le fait avec les pommades ordinaires. En second
lieu, il faut tenir compte pour la réfrigération de ce que les
pommades rafraichissantes, en raison de leur contenu aqueux,
n'empêchent naturellement pas l'évaporation cutanée au même
degré que les simples pommades et surtout les pommades de
graisse épaisses, de sorte que l'évaporation cutanée se produit,
quoique à un degré limité, et contribue à la réfrigération.

D'ailleurs il ne faut pas manquer d'indiquer que le principe
de réfrigération des pommades rafraîchissantes n'est pas étroitement lié à la présence de l'eau ; il est facile de comprendre
qu'une substance incorporée à une pommade qui s'évapore
sous l'influence de la chaleur de la peau, et par suite enlève de
la chaleur, exerce une action rafraîchissante. Sous ce rapport je
pense avant tout au carbure d'hydrogène volatil et je crois que
la sensation agréable de fraîcheur que donne la friction de vaseline, contrairement à celle des pommades à base de graisse, provient de la volatilisation de certains éléments. Mais il est évident
que la pommade contenant de l'eau reste la forme de pommade
rafraîchissante la plus simple, la plus naturelle et sans doute
aussi la plus efficace.

Dans les régions qu'il faut en même temps rafraîchir et
sécher, c'est-à-dire sur les surfaces douloureuses, hyperémiées,

sécrétantes, œdémateuses, par exemple dans les eczémas humides, étendus des parties génitales, les dermites artificielles, les brûlures du second degré etc., il faut préférer les *pâtes rafraîchissantes* [1] aux pommades rafraîchissantes.

Dans les pâtes rafraîchissantes, un élément sous forme de poudre constitue l'intermédiaire nécessaire entre l'eau rafraîchissante et la graisse. La variété la plus simple et qui ressemble le plus aux pommades rafraîchissantes est la pâte rafraîchissante préparée avec le coldcream.

Onguent émollient . .	10	Onguent émollient . .	10
Magnésie carbonatée .	2,5 ou	Amidon.	5

Mais on peut préparer aussi des pommades rafraîchissantes efficaces, même sans cire, avec de la poudre, de l'eau et de la graisse (coldcream) ou graisse de laine (suint).

Magnésie carbonatée.	2,5
Eau distillée.	5

Ajoutez :

Vaseline.	5

Une pommade rafraîchissante particulièrement efficace est la pâte molle de zinc.

Huile de lin	àà 20
Eau de chaux	
Oxyde de zinc	àà 30
Craie préparée.	

Les bains et les douches tièdes jouent, dans les maladies généralisées de la peau qui exigent la réfrigération le même rôle que des applications rafraîchissantes, des pommades et des pâtes utilisées dans les dermatoses localisées.

Ici encore il faut partir de ce principe qu'on arrive au maximum d'effet réfrigérant quand la température de l'eau reste seulement de quelques degrés au-dessous de la chaleur de la

1. Unna. *Kühlpasten*, Monatsh. f. prakt. Dermatol. Bd. 30, 1900. p. 1. (Comp. aussi Pâtes, p. 23.)

peau, de manière à ce qu'il ne se produise pas de parésie consécutive de vaisseaux cutanés quand on laisse à l'humidité qui
subsiste sur la peau et dans la couche cellulaire supérieure du
stratum corné le temps de s'évaporer spontanément. Donc ici
aussi il ne faut sécher que lentement et doucement et ne jamais
frictionner. Pour arriver à un résultat, il est préférable d'appliquer sur la peau humide une couche de poudre que de la
sécher.

Tout le monde connaît et utilise l'effet rafraîchissant des
poudres. Il résulte, non pas comme dans les remèdes dont il
vient d'être question, de la soustraction de chaleur par l'évaporation d'une couche d'eau appliquée sur la peau, mais de la
soustraction de la chaleur par l'augmentation de l'évaporation
cutanée naturelle. Nous aurions à parler également ici des
poudres, si leur action sur la peau ne s'étendait pas plus loin
et avant tout ne se faisait pas aussi sentir sur les sécrétions
grasses et sur la couche cornée. Nous renvoyons donc l'étude
de cette question à un autre chapitre.

5. — MOYENS DE RÉCHAUFFEMENT

Nous avons déjà vu qu'au chapitre sur « la préservation contre le froid » ne saurait correspondre un chapitre analogue sur la « préservation contre la chaleur ».

Nous avons à faire ici une constatation du même genre ; les moyens de réfrigération sont particulièrement doux, peu énergiques ; les agents de réchauffement que nous avons actuellement à présenter ont une action énergique et profonde. Les procédés de réfrigération les plus usuels reposent sur le principe physiologique de la production de chaleur par l'évaporation ; pour réchauffer la peau, il ne suffit pas d'agir artificiellement sur l'évaporation, il faut recourir à des moyens bien plus énergiques et à des températures plus élevées que celles que l'on pourrait produire en empêchant simplement l'évaporation. Toutes ces constatations se résument dans la phrase suivante : la peau malade supporte et réclame dans une proportion beaucoup plus forte l'apport de la chaleur que celui du froid, proposition qui se justifie également au point de vue de la pathologie générale, attendu que le froid à tous les degrés produit dans la circulation des obstacles que la chaleur, abstraction faite des températures de brûlure, fait au contraire disparaître.

Donc nous pouvons ici passer rapidement sur les moyens de réchauffement de la peau dont l'action repose sur un obstacle apporté à l'évaporation ; nous nous en occuperons dans un autre chapitre, parce que la chose de beaucoup la plus importante ici c'est la rétention de l'eau ; il s'agit avant tout des pommades,

des mousselines-pommades et des mousselines-emplâtres qui sont les procédés de réchauffement usités dans le traitement des maladies de la peau.

Il faut ensuite ranger dans les agents de réchauffement qui ont une action indirecte et douce les substances qui paralysent les artères de la peau et augmentent la température cutanée par un plus grand afflux de sang : les épispastiques, comme la farine de moutarde, l'alcool formique, l'emplâtre cantharidé perpetuum et les acides. Ces derniers ont sur les vaisseaux sanguins de la peau une action opposée à celle des alcalins ; ils provoquent de l'hyperémie hypertrophique, accroissent l'inflammation et la formation de granulations ; ils précipitent en outre la graisse de la peau et entravent ainsi jusqu'à un certain point l'évaporation et la réfrigération.

La chaleur du lit est un moyen dont en général on n'apprécie pas suffisamment l'heureuse action dans les maladies de la peau. Tous les médicaments avec lesquels nous agissons énergiquement dans la profondeur, comme le goudron, la chrysarobine, le pyrogallol agissent plus rapidement et plus sûrement avec la chaleur du lit. Dans des cas étendus, quoique sous forme de foyers multiples et circonscrits, d'eczéma sec, de psoriasis, de lichen, de pityriasis rubra pilaire, de prurigo on devrait par conséquent, quand les circonstances le permettent, obliger les malades à faire un long séjour au lit; dans les eczémas humides, généralisés, la chaleur du lit est moins utile.

Si nous passons aux moyens énergiques de réchauffement nous avons dans toutes les maladies locales, comme remèdes souverains, les cataplasmes de gruau d'avoine, de graines de lin et autres bouillies compactes et gélatineuses.

Dans l'époque prébactériologique ils jouaient un grand rôle, mais ils tombèrent ensuite en discrédit, principalement en Allemagne, comme une méthode malpropre occasionnant des infections de la peau, tandis qu'en France et en Angleterre, où des considérations théoriques n'influent pas comme chez nous sur la pratique, l'emploi des cataplasmes s'est maintenu à côté de l'antisepsie et de l'asepsie. Et avec raison, car on peut éviter facilement les infections redoutées, et c'est ainsi que le moyen ancien, excellent, gagne de nouveau chaque jour en Allemagne plus de terrain, quoique sous une forme plus subtile. L'indication principale est toujours la même : furoncles, panaris, abcès dont la maturation est très heureusement accélérée par des apports externes de chaleur. Le procédé actuel consiste à ajouter au cataplasme brûlant un antiseptique doux, comme l'acide borique, le sulfophénate de zinc, le chinosol ou un antiseptique énergique, tel que l'acide phénique, le lysol à faible dose. La méthode peut être encore renforcée de deux façons. D'une part on peut ajouter aux cataplasmes des substances qui ont la propriété de ramollir la peau, surtout le savon mou ordinaire; ensuite on peut utiliser comme agents calorifiques certaines substances albuminoïdes qui, d'après les recherches de *Buchner*, agissent sur les leucocytes en les attirant d'une manière chimiotactique et d'après mes expériences ramollissent la couche cornée, par exemple la farine de pois et celle de haricot, ensuite le gluten, la caséine du lait, de sorte que la maturation des furoncles pratiquée par nos ancêtres avec du pain ramolli dans du lait chaud paraît aujourd'hui tout à fait rationnelle. D'autre part les cataplasmes chauds se combinent très bien avec le traitement par les mousselines-emplâtres et on ne devrait pas traiter les cas étendus et rebelles de furonculose uniquement avec l'excellente mousseline-emplâtre phéniquée et mercurielle, mais — tout au moins pendant la nuit — faire appliquer par dessus des cataplasmes. La chaleur ainsi apportée du dehors sert dans ces cas non seulement à relâcher le tissu scléreux du derme, à faciliter l'afflux des leucocytes dans le foyer nécrosé par les staphylocoques et à favoriser la séparation du tissu nécrosé du tissu sain, mais encore à volatiliser plus rapidement et plus énergiquement le mercure et l'acide phénique.

Dans d'autres processus infectieux, ainsi dans le chancre mou, l'ulcère serpigineux, le phagédénisme, le décubitus à marche progressive, une chaleur plus élevée que la température du corps agit directement comme agent bactéricide. *Bœck, Aubert, Benoist, H. Hebra, Loran, Arnozan* et *Vigneron, Welander* et *Audry* ont fait de nombreuses expériences sur ce point, principalement sur le chancre mou. La température doit dépasser un peu 40° C, et être autant que possible constante. Des compresses chaudes, des vessies d'eau chaude, des sachets de sable chaud, des bains locaux chauds ne remplissent pas aussi complètement le but que les petits tubes de plomb de *Welander* dans lesquels circule de l'eau à 41°. *Audry* ne chauffe que d'une manière passagère en rapprochant le Paquelin. *Lassar* traitait de la même manière l'ulérythème centrifuge (lupus érythémateux) en chauffant passagèrement, sans arriver jusqu'à la brûlure avec le Paquelin.

Dans les cas où les agents infectieux à action nécrotisante qui appartiennent, semble-t-il, au groupe des bacilles à chaînettes se colorant par le bleu de méthyle et facilement décolorables, ont déjà produit de vastes destructions, comme dans le décubitus gangréneux et l'ulcère serpigineux, il faut faire intervenir la chaleur sous forme de bains continus. Habituellement la température de ces bains ne doit pas être aussi élevée que celle des bains locaux, environ 30°C., et on se guide exactement sur la sensation et le besoin de chaleur des malades. Toutefois *Baelz* nous a récemment fait connaître les bains courts, beaucoup plus chauds des Japonais. On les prend, sans inconvénient pour la santé, jusqu'à 53°C, donc très près des températures qui occasionnent des brûlures, et toute une série de maladies rebelles de la peau, en particulier la lèpre cutanée, s'améliorent, paraît-il, d'une manière frappante. L'excessive chaleur paraît ramollir les corps gras, dont j'ai constaté la présence, dans les bacilles de la lèpre[1]. Par conséquent dans les vastes lupus des membres, dans le scrofuloderme et les maladies tuberculeuses superficielles des tendons et des os, les bains surchauffés, d'après l'exemple des Japonais, seraient indiqués, attendu que les bacilles tuberculeux renferment également un corps gras difficilement fusible. Sur des points circonscrits de la peau on peut remplacer avec avantage le bain local chaud par un jet de vapeur; dans les sclérodermies et les eczémas kératoïdes, cette méthode a déjà rendu de bons services.

Outre les maladies infectieuses, les troubles vaso-moteurs qui sont compliqués d'anémie, de cyanose et en général d'arrêts de la circulation, offrent un champ utile pour le traitement par la chaleur. Dans ce cadre rentrent le doigt mort, l'asphyxie locale, les engelures. Ici les applications très chaudes seules ne donnent pas d'aussi bons résultats que des applications simplement chaudes, accompagnées de frictions et de massages de la peau. En général on oublie, et il faut insister particulièrement sur ce point, que la friction et le massage de la peau provoquent non seulement le mouvement mais aussi le réchauffement de cet organe. Il se forme là le cycle salutaire des processus suivants. Le massage éloigne tout d'abord des tissus la stase lymphatique et le sang veineux fait place à l'afflux artériel nouveau et plus considérable, mais paralyse en même temps par la friction mécanique les artères — habituellement contractées par suite de spasme — et réchauffe le tissu, ce qui détermine une nouvelle dilatation des artères et provoque ainsi de deux manières une hyperémie congestive. L'onde sanguine traversant la peau plus rapidement et plus activement réchauffe à son tour la peau et chasse plus rapidement les masses sanguines stagnantes à travers les veines, de sorte que la peau est de nou-

____

1. *Histopathologie de la peau*, 1894, Hirschwald, p. 609.

veau très promptement accessible à l'action complète du cœur.

Dans la congélation de certaines parties du corps, le réchauffement doit même se faire uniquement par le massage, car dans ces cas une élévation de température trop rapide peut avoir des conséquences très fâcheuses. D'ordinaire, pour atteindre plus sûrement ce résultat, on frictionne et on masse la peau avec de la neige.

6. — REMÈDES POUR COMBATTRE LES DOULEURS

(ANESTHÉSIQUES)

On peut, d'une manière sommaire, diviser en deux catégories principales les sensations douloureuses qui partent de la peau, suivant que certains éléments nerveux sont le siège d'une irritation douloureuse persistante ou que des sensations douloureuses du tégument externe tout entier apparaissent en un point déterminé ; on peut répartir ces douleurs en névralgies de la peau (dans le sens le plus large du mot) et en dermalgies.

a) *Névralgies de la peau.*

Le traitement des névralgies de la peau varie essentiellement suivant qu'on peut atteindre directement ou seulement indirectement le siège de la douleur avec nos remèdes, c'est-à-dire suivant que nous avons affaire à des douleurs siégeant au-dessous de l'épiderme conservé ou à des douleurs du derme mis à nu ou à des orifices muqueux.

a. — Névralgies avec conservation de l'épiderme.

Si nous commençons par les névralgies vraies de la peau, au sens strict du mot, c'est-à-dire par les névralgies des troncs nerveux, nous avons à considérer d'une part les douleurs qui surviennent dans des cicatrices ou des moignons d'amputation, d'autre part celles qui apparaissent dans le zona avant, pendant et après la guérison de l'éruption. Ces douleurs cèdent rarement au traitement des dermatologistes ; dans le premier cas, il faut de préférence avoir recours à l'intervention chirurgicale, dans le second, l'emploi des injections de morphine est justifié.

Cependant il faut indiquer à cet égard que dans quelques cas on peut employer avec avantage, contre ces névralgies situées profondément, des mousselines-emplâtres imperméables qui calment la douleur et qui mériteraient un emploi plus général, avant tout la mousseline-emplâtre à l'ichtyol, les mousselines-emplâtres au mercure et à la belladone, à l'iodoforme, à la créosote et à l'acide salicylique, au chanvre indien et à l'acide salicylique ; les premières dans le zona, les dernières dans les névralgies circonscrites qui dépendent du tiraillement des nerfs dans les cicatrices. Contre les névralgies assez fréquentes des jambes et des pieds, provoquées par la pression de la stase veineuse sur les filets nerveux qui les accompagnent et qui traversent les fascias, le seul traitement efficace est celui de l'hyperémie par déclivité, même par position élevée du membre, le pansement à la colle de zinc, le collodion à l'ichtyol et l'emploi interne de l'ichtyol. Il faut encore ajouter que souvent on modifie favorablement par les mousselines-emplâtres mentionnées ci-dessus, non seulement les névralgies des nerfs de la peau, mais aussi des troncs nerveux plus profonds.

Au zona il faut ajouter, comme affections essentiellement limitées à la peau, l'herpès névralgique et certaines variétés douloureuses de l'hydroa (dermatite herpétiforme, de *During*) ; dans ces cas il faut employer les médicaments réducteurs faibles à dose légère, avant tout l'ichtyol, ensuite la vessie de glace. Ce même traitement est également indiqué contre l'érythromélalgie et des cas rares analogues d'érythèmes douloureux.

Tandis que dans ces affections, où la couche cornée est conservée, les sels de cocaïne, de morphine, d'atropine, d'hyoscyamine, etc., sont sans action et peu employés, l'alcoïde pur du sel de cocaïne, de la cocaïne pure [1] sous forme de solution alcaloïde ethérée, de vernis au collodion, de savon, de pommade et en solution huileuse simple, employés récemment ont donné souvent de bons résultats. La cocaïne est soluble dans 6 parties d'éther, 10 parties d'alcool et 16 parties d'esprit-de-vin dilué. Des recherches sur l'efficacité des alcaloïdes purs, de la morphine et de l'atropine, etc., employés sous cette forme dans les variétés douloureuses des maladies de la peau, donneraient des résultats sûrement très intéressants. Même les enveloppes de protection, comme la colle de zinc et d'ichtyol, de gélanthe de zinc et d'ichtyol ont, dans des cas de ce genre, une action favorable par la légère compression qu'ils exercent, et parce qu'ils préservent les parties malades du frottement des vêtements et des changements de température. Ces agents protecteurs jouent un rôle encore beaucoup plus important dans les hyperesthésies générales de toute la peau qui compliquent bon nombre de cas d'eczéma généralisé, d'hydroa et de pemphigus. Dans les cas de ce genre, les bains chauds d'amidon, de colle et de son, ensuite les bains d'encre, exercent une action favorable[2], principalement avec application consécutive de colle et ouatage. Les bains ferrugineux ordinaires contenant de l'acide carbonique sont aussi utiles dans les formes plus chroniques.

Dans les hyperesthésies circonscrites qui dépendent d'un grand amincissement et d'une grande finesse de la couche cornée, comme on l'observe par exemple dans certaines infections eczémateuses du scrotum, la mousseline-pommade à l'ichtyol et à l'oxyde de zinc est indiquée, ou des applications d'eau blanche, d'infusion de camomille, d'eau d'amandes amères. Ces cas servent de transition pour passer au groupe suivant.

1. Unna. *Kokainsalz u. Kokainbase.* Monatsh. f. pr. Dermatol. Bd. 26, 1893. p. 239.

2. Préparés par addition d'encre ou de sulfate de fer et de tanin.

b. — Névralgies du derme dénudé.

Les douleurs du derme mis à nu doivent être attribuées à deux ordres de causes nocives qui attaquent les filets nerveux les plus ténus et les terminaisons nerveuses, à savoir la sécheresse et les brusques changements de température. Car le plus souvent on réussit, en faisant disparaître ces causes d'irritations nerveuses, à supprimer les douleurs. Elles se présentent sous la forme la plus terrible dans les brûlures étendues du second degré, par conséquent, dans ce cas principalement, le bain continu chaud, ensuite l'enveloppement complet avec des bandes de toile et des pâtes procurent un grand soulagement. Dans les douleurs qui compliquent les larges ulcères de jambe, les vastes ulcérations syphilitiques et les destructions gangréneuses, une humidité permanente et une température uniforme, soit par bain continu, soit par des enveloppements humides, ont une très grande importance. Parmi les médicaments il n'y a que les alcalins et les agents réducteurs à faible dose qui conviennent comme addition, tandis que les acides et les remèdes oxydants augmentent les sensations douloureuses ; tout au plus l'acide carbonique fait-il dans ces cas une exception ; on peut parfois l'utiliser, dans les formes torpides, sous forme de bains riches en acide carbonique ou d'applications qui développent de l'acide carbonique (pâtes crétacées avec compresses vinaigrées). On retrouve ce genre de douleurs nerveuses en miniature, non moins douloureuses pour cela, dans les fissures du mamelon et de l'anus. Ici, comme dans toutes les ulcérations circonscrites, douloureuses, il faut recommander absolument l'emploi du sel de cocaïne [1], de préférence sous la forme d'une poudre (hydrochlorate de cocaïne 0,5, magnésie carbonatée de 5 à 10 grammes), avec application consécutive de colle ou d'un

---

1. Unna. *Cocain gegen wunde Brustvarzen* Monatsh. f. prakt. Dermatologie, 1885, p. 71.

pansement humide à la résorcine ou de mousseline-emplâtre au zinc ou encore de mousseline-emplâtre de chanvre indien et d'acide salicylique, suivant que l'on a affaire à un épiderme érodé ou eczémateux sécrétant ou en desquamation ou enfin épaissi, kératosé.

c. — Névralgies des orifices muqueux.

Au nombre des orifices muqueux nous rangeons ici la muqueuse buccale qui est soumise habituellement au traitement dermatologique. Toutes les affections douloureuses atteignent ici leur summum sur la langue, dont la mobilité et la participation à la mastication et au langage, rendent difficile tout traitement. En dehors de ces lésions mécaniques, elle est encore particulièrement exposée à l'irritation provoquée par des dents à bords tranchants et malades, ou par le tartre dentaire, le tabac et les microorganismes des gencives. Dans tous les cas, il faut prescrire le repos de la bouche, le traitement des dents, la suppression du tabac et l'emploi, après chaque repas, d'une pâte dentifrice au chlorate de potasse. Comme calmant spécialement la douleur, on doit recommander, après chaque repas, des bains de bouche d'une demi-heure avec une solution faible d'eau de menthe et de borax, quelquefois la cocaïnisation des érosions douloureuses, des ulcérations et des rhagades et le traitement de ces dernières lésions avec des caustiques formant des pellicules, comme le nitrate d'argent, la résorcine, l'acide chromique. Les stomatites mercurielles, souvent très douloureuses, n'exigent pas, en dehors de la cessation du traitement mercuriel, d'autres médications.

b) *Dermalgies.*

On divise les dermalgies au point de vue étiologique en trois séries. Il faut distinguer les douleurs qui sont provoquées par la tension et la pression dans le tissu même, ensuite celles que nous occasionnons par les médicaments et par les instruments de chirurgie.

a. — Douleurs dues à la tension et à la compression.

Les douleurs provoquées par la tension sont spéciales aux tissus solides, aux os (douleurs ostéocopes) et à la peau. Mais toutes les tensions excessives de la peau ne sont pas accompagnées de sensations douloureuses. L'œdème spasmodique qui soulève une portion de la peau sous forme d'un pomphyx d'urticaire, détermine du prurit mais pas de douleur; la tension excessive de la peau, dans la grossesse et l'obésité, qui sépare violemment et d'une manière durable le tissu élastique et le tissu collagène et les déforme en stries, ne s'accompagne pas de douleurs. Le furoncle au contraire est compliqué de violentes douleurs dues à la tension; il en est de même, quoique à un moindre degré, des folliculites du sycosis, de l'acné, de la rosacée séborrhéique et des nodules de l'érythème noueux, ceux-ci du moins par pression extérieure. Ce ne sont donc que des nodules inflammatoires, où une cause chimiotactique provoque une immigration de leucocytes dans un espace restreint, qui occasionnent des douleurs de tension; de même ce sont eux qui indiquent — outre la douleur — la tumeur, la chaleur et la rougeur et ont conduit à la notion la plus ancienne, mais par trop limitée de l'inflammation. La preuve que dans ces cas c'est bien la tension qui provoque la douleur, c'est que l'incision la fait rapidement disparaître. Un autre traitement des douleurs dues à la tension repose sur le principe du ramollissement des tissus par apport d'humidité et de chaleur. C'est là ce qui justifiait, en grande partie, l'emploi des cataplasmes qui, négligés à tort à l'époque de l'antisepsie stricte (Voir p. 58), sont de nouveau plus employés dans le traitement des furoncles, du sycosis, etc. L'action analogue de l'ammo-

niaque peut aussi se rattacher aux mêmes causes. Un troisième
mode de traitement est basé sur l'application de la mousseline-
emplâtre au mercure [1] qui a une vogue extraordinaire. On introduit par là un nouveau facteur chimitactique qui attire les leucocytes à la surface, les entraîne hors du centre bactérien et les
disperse.

L'addition d'acide phénique à cette mousseline-emplâtre, procédé que j'ai découvert empiriquement, a sans doute la propriété
d'empêcher la leukotactie progressive hors des vaisseaux sanguins et de limiter l'action du mercure aux leucocytes déjà émi-
grés. On peut combiner avec succès les deux derniers traitements,
voire même tous les trois, donc par exemple, recouvrir les
furoncles incisés avec la mousseline-emplâtre et mettre par dessus des applications chaudes.

Outre les nodules dits inflammatoires il est encore d'autres
variétés, jusqu'à présent moins connues, de douleurs de tension
des folliculites, même dans les cas où il n'y a qu'une faible
immigration de leucocytes. Il semble par conséquent que les
follicules pileux y sont particulièrement prédisposés. La structure anatomique des follicules y contribue certainement, attendu
qu'en un même point, dans la partie moyenne du follicule
pileux, d'une part la membrane folliculaire est la plus résistante, et d'autre part la nutrition la plus active du poil se fait
par les vaisseaux sanguins et les nerfs. Le point maximum du
contenu nerveux se trouve au col du follicule pileux, juste au-
dessous de l'étranglement qui termine en bas l'entonnoir folliculaire. On comprend très bien que ce point qui, en raison de
son étroitesse, est ainsi propre à transmettre d'une manière
beaucoup plus forte aux terminaisons nerveuses de l'épithélium
du follicule pileux le plus léger contact de la tige du cheveu

---

1. La mousseline-emplâtre au phénol et au mercure tout d'abord recommandée
dans : *Kurze Anweisung zum Gebrauch der Salben-und Pflastermulle*. Theod.
Fischer, 1881.

dont l'action est analogue à celle d'un levier, peut même dans certaines circonstances rendre douloureuses des lésions pathologiques insignifiantes.

Chez des individus à système nerveux irritable, chez lesquels la tension des follicules pileux du cuir chevelu est augmentée par l'afflux du sang vers la tête, tout contact de la tige du cheveu produit une impression douloureuse, quoique cette dernière soit elle-même complètement insensible. Cette variété de douleur exige extérieurement des médicaments réducteurs doux, intérieurement de l'ichtyol.

Les sensations douloureuses d'une portion tout entière de la peau sont plus rarement occasionnées par la pression externe que par la tension interne. Les callosités cornées peuvent, si elles sont tuméfiées par un temps humide, déterminer de vives douleurs de compression sur les parties sous-jacentes, douleurs qui ne sauraient disparaître que par la suppression des callosités, de préférence au moyen de l'acide salicylique. L'ongle incarné réclame, comme nous l'avons déjà vu (Voy. p. 44), l'introduction d'une couche élastique d'amadou entre la peau et l'ongle, ce qui fait cesser immédiatement les douleurs.

b. — Douleurs occasionnées par des médicaments.

Si on désigne avec raison le *primum non nocere* comme la première règle de l'intervention médicale, il est d'abord nécessaire pour les dermatologistes, de savoir exactement comment ils pourraient soulager les douleurs qu'eux-mêmes ont occasionnées. Autrefois, les pâtes caustiques figuraient ici en première ligne; elles ont été presque complètement remplacées par des interventions chirurgicales dont on peut mieux contrôler l'action. On emploie aujourd'hui à leur place une série de médicaments énergiques très efficaces et par conséquent nécessaires, et, bien que leur intervention ne soit pas très active, ils méritent notre plus sérieuse attention en raison de leur emploi

journalier dans les maladies de la peau les plus fréquentes :
l'eczéma, le psoriasis, la trichophytie, etc. Ce sont avant tout,
l'acide salicylique, ensuite le pyrogallol, la chrysarobine et le
sublimé.

L'application de l'acide salicylique, indolore sur la couche
cornée, devient douloureuse sur la couche épineuse dénudée et
sur le derme, et la douleur persiste tant qu'il est en contact
avec ces tissus. Comme particulièrement dans le lupus un contact prolongé est nécessaire, on doit neutraliser autant que
possible cette parergie désagréable par un supplément de
remèdes calmants prophylactiques.

Une longue série de recherches que j'ai faites en 1886, avec
des mousselines-emplâtres[1], m'a démontré que sous cette forme
la créosote (guajacol) et l'extrait de chanvre indien, ainsi que
l'extrait d'opium atténuent toujours les douleurs de l'acide salicylique et peuvent même les faire entièrement disparaître. Pour
pouvoir employer presque sans douleur ces mousselines-
emplâtres au salicyl, il faut que la proportion de créosote soit
environ de deux par rapport à l'acide salicylique et celle du
gaïacol de un. On doit par conséquent dans le lupus donner
la préférence à ces remèdes anodins, puisqu'ils exercent une
action anti-tuberculeuse spéciale, et servent en même temps
de correctifs et d'adjuvants.

Avec l'extrait de chanvre indien, si précieux, et l'extrait d'opium,
une dose moitié moindre d'acide salicylique suffit déjà pour
rendre actives les mousselines-emplâtres. Mais l'application de
toutes ces mousselines-emplâtres corrigées a toujours une période
initiale douloureuse de dix à quinze minutes, qui toutefois n'a pas
d'importance par rapport aux vingt-quatre à quarante-huit
heures non douloureuses d'un pansement. Cependant, on peut
aussi rendre non douloureuse cette période de début, due à

1. Unna. *Die medicamentöse Behandlung des Lupus.* Aerztg Vereinsblatt,
1886, n° 166.

l'action rapide de l'acide salicylique, en poudrant auparavant avec la poudre de cocaïne.

Il est intéressant, au point de vue pharmacologique, que l'opium puisse calmer les douleurs provoquées uniquement à la périphérie par l'acide salicylique. On admet en général que l'opium et ses parties constituantes n'agissent que par une voie détournée, par l'intermédiaire du système nerveux central; *Kobert* est très catégorique à cet égard. *Binz*, en présence des faits de pratique, est moins affirmatif. Par contre on accorde bien à l'extrait de belladone une action locale limitée; pour la nicotine on l'admet généralement. Or il y a aussi des conditions particulières, attendu que la très active résorption constatée de l'acide salicylique, pourrait mettre en contact intime les narcotiques avec la substance des nerfs périphériques. En tout cas il faut reprendre l'étude de la question de l'action périphérique sur l'homme des alcaloïdes à effet narcotique, en se servant des emplâtres salicylés douloureux.

La question est tout autre pour le pyrogallol. La dermite pyrogallique est provoquée par l'oxydation consécutive du pyrogallol sur la peau saine[1]. Elle est très douloureuse. On peut l'éviter par l'emploi du pyrogallol complètement oxydé (de la pyraloxine), qui n'a pas perdu par l'oxydation son action curative sur la peau malade. Mais une fois que l'oxydation s'est produite, les remèdes antiphlogistiques ordinaires, les alcalis, l'oxyde de zinc basique et l'oxyde de mercure, l'eau blanche ne sont d'aucun secours; car tous les reliquats non encore oxydés du pyrogallol sont oxydés par ces mêmes alcalis, en raison de leur réaction basique, et la dermite continue à augmenter, même après la cessation de l'emploi du pyrogallol. La guérison de la dermite pyrogallique et des douleurs provoquées par le pyrogallol exige l'application d'agents réducteurs faibles, qui

---

1. Unna *Neue Thatsachen über reducirende* Heilmittel. Sep. aus Deutsche med. Ztg, Eugen Grosser, Berlin, 1887.

ont une action contraire à celle des agents réducteurs forts. C'est l'ichtyol en solution très étendue qui donne les meilleurs résultats, principalement l'acide ichtyolique à réaction acide.

Dans la dermite due à la chrysarobine, et qui s'accompagne dans certains cas d'un œdème très douloureux, les antiphlogistiques à réaction basique n'ont en revanche absolument pas d'action nocive. Car la chrysarobine ne provoque pas l'inflammation de la peau saine en vertu de son oxydation sur cet organe, mais comme telle, elle est au contraire transformée par oxydation en acide chrysophanique tout à fait inoffensif. Par conséquent le meilleur traitement est ici la pâte de zinc ou la pâte de zinc et de soufre ; il se forme par les reliquats de la chrysarobine dans la couche cornée un chrysophinate d'oxyde de zinc, et la substance qui provoque l'inflammation est ainsi complètement neutralisée.

En opposition à ces deux derniers médicaments, qui sont employés habituellement d'une manière cyclique, de telle sorte que à une période d'action cumulative succède celle de la guérison et du repos du tégument externe, on emploie d'ordinaire d'une manière continue jusqu'à la guérison, le sublimé à la dose de 1/2 p. 100 jusqu'à 2 p. 100 ; le sublimé occasionne d'assez vives douleurs (dans le lichen plan, l'eczéma prurigineux de l'anus, les affections pigmentaires, etc.), et il exige un correctif continu, analogue à l'acide salicylique, pour atténuer les douleurs, sans supprimer l'effet. La pâte de zinc, l'extrait de chanvre indien et l'eau d'amandes amères donnent de très bons résultats.

c. — Douleurs occasionnées par des interventions chirurgicales.

Toutes les opérations de la « petite chirurgie » rentrant dans le cadre de la dermatologie, n'exigent pas un anesthésique local. Ce sont tout particulièrement les interventions suivantes, entreprises journellement, dans lesquelles nous pouvons épargner à la plupart des malades l'emploi de ces anesthésiques : l'électrolyse et la galvano-caustique, les scarifications, l'emploi du micro-cautère et les caustiques sur de petites surfaces ; le raclage des petites tumeurs par la curette (condylomes, verrues, épithéliome contagieux).

Des nombreux procédés d'anesthésie locale, il n'en est que trois dont il y ait lieu de tenir compte à l'heure actuelle : la congélation par le chlorure d'éthyle ; l'anesthésie d'infiltration par la méthode de *Schleich* et la cocaïnisation de la surface.

Avant que la congélation d'une portion de la peau soit terminée il y a, pendant quelque temps, une douleur assez vive provoquée par le froid. Tout agent de congélation qui abrège cette période intermédiaire, comme le chlorure d'éthyle, doit être considéré comme un grand progrès sur l'éther employé autrefois.

En dehors du voisinage immédiat des yeux et des orifices nasaux, on peut partout avoir recours avec le même avantage à la congélation par le chlorure d'éthyle. Elle a deux indications principales : en premier lieu les cas dans lesquels l'infiltration de cocaïne d'après Schleich ne paraît pas pratique, comme dans l'incision du furoncle qui présente déjà une infiltration spontanée considérable; ensuite et surtout dans les cas où l'emploi du rasoir trop peu utilisé est indiqué. Car pour enlever le furoncle à plat il est très utile de pouvoir enlever du tissu sain la partie congelée comme une plaque dure. Beaucoup d'excisions très utiles, par exemple celles des chancres mous, de l'ulcère serpigineux, exigent la congélation, parce qu'on peut détacher avec le rasoir la peau très mince du prépuce et du pénis.

Pour toutes les petites tumeurs formant une saillie demisphérique sur la peau, il n'y a pas d'opération plus satisfaisante au point de vue cosmétique que l'enlèvement à plat, au niveau de la peau environnante : après congélation, par exemple, dans les nævi, les lépromes de la peau, les chéloïdes (avec traitement consécutif par l'emplâtre salicylé). Enfin la congélation, avec

section à plat par le rasoir, est la méthode classique pour examiner histologiquement de petits fragments de peau de toute
espèce provenant de dermatoses.

Dans les cas où l'on croit ne pas pouvoir toucher avec le
rasoir certaines parties situées dans l'épaisseur de la peau, il
suffit de soulever avec la pince dans un pli de la peau la plaque
en question, et de faire la congélation dans cette position.

La congélation est contre-indiquée premièrement au scrotum,
en raison de la douleur très vive occasionnée par le froid,
ensuite comme anesthésique avant l'emploi du micro-cautère —
car si la simple congélation produit de la douleur, celle-ci
devient absolument insupportable par suite de la cessation de
la congélation et de la sensation de brûlure sur les mêmes points ;
toutes ces alternatives de froid et de chaud constituent une
torture plus grande que la brûlure seule — enfin la congélation
est contre-indiquée avant le raclage de grandes surfaces, comme
dans le lupus.

L'infiltration de la peau d'après *Schleich* avec une très faible
solution de cocaïne, a complètement et très pratiquement remplacé l'ancienne injection sous-cutanée de cocaïne en raison de
son action anesthésique plus énergique et de sa plus grande
innocuité.

En dermatologie, cette méthode est indiquée dans toutes les
tumeurs pédiculées qu'on ne peut pas enlever avec des ciseaux,
comme dans les fibromes et les nævi volumineux, les tumeurs
bénignes sous-cutanées, les athéromes, les lipomes et les tumeurs
malignes circonscrites de la peau qu'il faut énucléer par la voie
sous-cutanée, par exemple les petits carcinomes de la face, dans
les excisions au scrotum, à la paupière (xanthome), dans l'opération du phimosis et enfin, avant l'emploi du Paquelin, comme
par exemple avant la cautérisation d'un eczéma prurigineux de
l'anus.

L'anesthésie par infiltration est contre-indiquée dans les inci-

sions du furoncle et dans la Paquelinisation des angiomes, puisque dans ces affections on ne peut la faire intervenir que d'une
manière insuffisante. Elle fait aussi place à la narcose générale
dans les cas où le nombre des points de la peau à traiter en une
séance est trop considérable.

Pour la cocaïnisation externe de grandes ulcérations, par
exemple du lupus, le poudrage préliminaire abondant avec une
poudre de cocaïne à 10 p. 100 (avec du carbonate de magnésie)
est efficace. On peut ensuite chaque jour, brûler, scarifier, cautériser, racler de grandes surfaces sans être obligé de recourir
à la narcose générale. On peut aussi appliquer cette méthode aux
cas où les lésions sont encore recouvertes d'un épiderme intact,
en enlevant tout d'abord la couche cornée au moyen de la mousseline-emplâtre à l'acide salicylique et au chanvre indien, puis
en appliquant la poudre de cocaïne, ensuite des compresses
humides ; au bout de dix à quinze minutes, on peut commencer
les interventions douloureuses. L'anesthésie d'ordinaire n'est
pas complète, mais cependant suffisante pour la substituer à la
narcose générale, dans les cas où cette dernière paraît imprati-
cable pour une raison quelconque. Outre les cas de lupus, ceux
d'ulérythème centrifuge sont justiciables du même mode de traitement.

De ce qui précède il résulte que l'on doit réserver la narcose générale pour l'ablation de toutes les tumeurs volumineuses, surtout
des tumeurs malignes, ensuite pour le traitement des angiomes,
pour le raclage de certains lupus, de condylomes occupant de
vastes surfaces, etc., et pour l'opération de tumeurs multiples.

7. — MOYENS DE GUÉRISON DU PRURIT

La sensation du prurit est spéciale à la peau et elle a son
siège dans les couches superficielles ; les affections uniquement
sous-cutanées n'occasionnent pas de prurit. Cette limitation de
la sensation de prurit à la surface de la peau est caractéristique
à ce point, que dans une affection qui présente des efflorescences,
les unes superficielles, les autres situées profondément, comme
bon nombre de cas d'urticaire géante, les premières seules sont
prurigineuses. Ce fait indique déjà un facteur essentiel de la
sensation de prurit, à savoir la nature de la surface. Mais beaucoup de faits ne permettent pas d'admettre que le siège exclusif
du prurit réside dans l'épiderme même, ou dans les terminaisons
nerveuses épidermiques. Nous citerons particulièrement le prurit de la peau atteinte de varices, où l'épiderme est tout à fait
intact et où le prurit cesse avec la guérison des varices, sans
que des lésions soient survenues sur l'épiderme. Ce sont précisément ces cas de prurit dans les dermatoses par stase qui
engagent à chercher un autre facteur très important dans la stase
du sang, ou de préférence dans la stase des humeurs, en un mot
dans la stase lymphatique. On arrive à la même conclusion « ex
juvantibus ». Car le caractère le plus typique d'une sensation
vraie de prurit est qu'elle invite par voie réflexe au grattage
avec ou sans en avoir conscience, et il ne disparaît qu'au moment
où l'ongle réussit à faire couler un peu de sang ou de lymphe
au point qui est le siège du prurit. Ce n'est que si ce but évident
du grattage est atteint que le malade respire librement ; la ponc-

tion des voies lymphatiques superficielles est, pour la sensation de prurit, une satisfaction aussi naturelle que de manger quand on a faim et de boire quand on a soif. Et cependant, il y a des dermatoses par stase, avant tout l'éléphantiasis, qui évoluent sans prurit.

Or comme on ne peut regarder comme un motif suffisant de prurit, ni la nature des surfaces seules, ni la stase seule, on doit admettre qu'il y a un rapport déterminé des deux facteurs qui provoque le prurit, à savoir une disproportion entre la pression des humeurs du tissu et la contre pression de l'épiderme.

Quand on examine à ce point de vue quelques dermatoses très prurigineuses, on remarque en effet presque constamment cette disproportion. De cette manière s'explique du moins le prurit dans toutes les dermatoses qui, outre le symptôme prurit, présentent dans la peau des lésions anatomiques importantes, comme dans l'eczéma, le prurigo, la gale, l'hydroa, l'urticaire, les varices etc. Par contre cette théorie n'explique pas les cas particuliers de prurit « sine materia »; mais ces cas échappent encore complètement à notre compréhension.

Ces remarques, indispensables à l'intelligence des indications thérapeutiques, une fois posées, je voudrais immédiatement faire l'aveu que notre théorie, bien qu'elle soit en harmonie avec la plupart des faits de la pratique journalière et avec toutes mes observations, n'est en définitive nullement à même d'expliquer les actions des innombrables médicaments antiprurigineux qui ont été recommandés. En tout cas elle est toujours un fil utile dans ce labyrinthe.

Maintenant si on envisage le traitement du prurit, il est clair qu'indirectement tous ces médicaments ont, dans certaines circonstances, une action calmante qui guérit le mal fondamental. Quand un eczéma guérit avec la pommade de *Hebra*, ou qu'un lichen guérit avec l'arsenic, dans les deux cas, le prurit est

calmé sans que ces remèdes possèdent en eux-mêmes des propriétés antiprurigineuses.

Je n'ai donc à m'occuper ici que des antiprurigineux spécifiques qui, d'après ce qui a déjà été dit, se divisent d'eux-mêmes
en deux groupes différents. Ou bien on peut influencer les nerfs
eux-mêmes qui occasionnent la sensation de prurit ou bien on
cherche à faire cesser la disproportion existant entre la pression
de la lymphe et celle des surfaces, disproportion qui a une action
défavorable sur ces nerfs.

a) *Influence des nerfs.*

On n'a encore que des données peu précises sur le nombre
considérable des anti-prurigineux rentrant dans ce groupe. On
ne sait pas s'ils n'exercent réellement qu'une action purement
élective sur l'appareil nerveux, ou si, comme pour les médicaments du groupe suivant, les autres tissus sont en même
temps modifiés et contribuent de leur côté à calmer le prurit.
Il est évident que dans les cas où il y a une couche cutanée normale ou épaissie, les nervins purs, parmi les médicaments antiprurigineux sont peu indiqués et qu'il faut bien plutôt préférer
ceux qui sont à même d'atteindre et de pénétrer la couche
cornée. D'autre part, pour la couche cornée mise à nu et le derme,
les nervins purs conviennent mieux, attendu que les fortes
parergies des autres nervins en contact direct avec le tissu conjonctif des vaisseaux déterminent d'abord du prurit et avant
l'apaisement des sensations douloureuses ; on peut sous ce rapport les désigner comme les « antiprurigineux douloureux ».
Cependant comme la douleur pure est en somme mieux supportée
par l'organisme que la sensation vague et inquiétante du prurit,
les malades acceptent en général volontiers une sensation douloureuse préliminaire, à condition qu'elle soit suivie de l'atté-
nuation du prurit. D'ailleurs il reste à savoir si on possède des
nervins purs au sens strict du mot. Car les médicaments qui

rentrent dans cette catégorie, l'hydrochlorate de cocaïne et l'eau d'amandes amères provoquent également — quoique seulement d'une manière très passagère — de la douleur sur un tissu sensible. Il ne paraît donc exister entre les deux groupes qu'une différence de degrés, mais non de principes.

L'emploi des nervins mentionnés contre les dermatoses prurigineuses est très limité, car la condition préalable de leur emploi, à savoir la dénudation du derme, n'existe pas dans la plupart des cas. L'injection sous-cutanée n'est d'aucune utilité car elle augmente encore dans un sens défavorable la disproportion qui existe entre la pression de la lymphe et celle de la surface. On ne les emploie par conséquent que comme addition aux anti-prurigineux très énergiques et douloureux, plutôt pour atténuer la douleur occasionnée par ces derniers que pour exercer une action anti-prurigineuse propre, par exemple, dans les eczémas kératoïdes très prurigineux, comme correctifs du sublimé et de l'acide salicylique.

Les alcaloïdes narcotiques ont une action un peu plus favorable à condition de les employer en solution alcoolique ou éthéro-alcoolique. Mais il est étonnant que jusqu'à présent on n'ait fait qu'un usage très limité de ces médicaments. Malgré cela il est certain qu'on peut attendre plutôt une action d'une solution alcoolique éthérée d'atropine, de morphine, de codéine, d'hyoscyamine, de nicotine, sur une surface grasse recouverte d'une couche cornée, que d'une solution aqueuse de sels correspondants de ces alcaloïdes. On devrait reprendre des expériences de ce genre. J'ai déjà fait une expérience favorable dans ce sens avec la cocaïne pure, en solution éthérée, indiquée par *Merk*, qui, dans plusieurs cas de prurit, a donné des résultats inattendus. Une autre forme convenable pour l'emploi des mêmes alcaloïdes serait celle des savons. Le savon de nicotine, recommandé par Taenzer, pourrait servir de prototype; il agit non seulement très bien chez les enfants atteints de gale mais il calme aussi le prurit des eczémas séborrhéiques concomitants. Le vomissement qui survient presque régulièrement chez les enfants, à la première friction, indique clairement qu'une petite quantité de nicotine a été résorbée.

Il est évident que les alcaloïdes et les extraits narcotiques qui leur correspondent peuvent être mélangés à des pommades contenant de l'acide salicylique ou du savon de potasse. Il faut tout particulièrement recommander comme base pour ces pommades le savon surgras de potasse [1] (sapo unguinosus).

Parmi les médicaments qui attaquent la couche cornée, le plus connu est l'acide phénique ; même des solutions très étendues provoquent sur les doigts, malgré leur épaisse couche cornée, une atrophie de la sensibilité chez beaucoup de personnes. Dans leur emploi, il ne faut pas perdre de vue la grande toxicité de l'acide phénique et il importe d'éviter complètement les applications aqueuses de solutions étendues recouvertes par des tissus imperméables, soit à cause de l'action générale qui est à redouter, surtout chez les enfants, soit en raison de l'action toxique locale dont il est impossible de calculer la portée et qui peut aller jusqu'à la nécrose. Par contre, des frictions avec des pommades et des pâtes rafraîchissantes sont sans danger, si elles ne sont pas recouvertes de tissus imperméables ; il en est de même de l'application de solutions concentrées qui ne cautérisent que superficiellement l'épiderme.

L'action antiprurigineuse du goudron de houille tient à son contenu en acide phénique et aux crésols qui ont une action analogue ; de même celle des savons de goudron, de la créoline, du lysol ; l'action du goudron de hêtre tient à son contenu en créosote. Il est évident que les variétés de goudron contiennent encore beaucoup d'autres substances qui ne calment pas le prurit et même qui sont propres à le provoquer. Parmi ces

---

1. Unna. *Medic. überfettete Kaliseifen (Salbenseifen)*, Monatsh. f. prakt. Dermatologie. V. n° 8.

dernières il faut compter aussi l'orthodioxybenzol, les éthers du pyrogallol et leurs produits d'oxydation qui, de leur côté, représentent à leur tour dans leurs éléments principaux, les facteurs anti-eczémateux du goudron. D'autre part, il ne faut certainement pas dédaigner, comme facteur calmant du prurit, le revêtement lisse semblable au vernis qui reste après l'application du goudron pur et de l'esprit de goudron, comme nous le verrons encore plus tard.

Aux goudrons, il faut ajouter la créosote et sa partie essentielle, le gaïacol, les baumes, principalement le baume du Pérou et le styrax, ensuite le menthol et enfin l'ichtyol avec ses succédanés, le thiol et le tuménol.

Toutes les substances aromatiques mentionnées, baumes et hydrogènes carburés contenant du soufre ont comme caractère commun qu'elles attaquent la couche cornée elle-même, contiennent des éléments volatils qui engourdissent les nerfs et forment le plus souvent aussi sur la peau un revêtement semblable à un vernis protecteur. Ce revêtement constitue contre les influences extérieures un réservoir pratique d'assez longue durée pour les antiprurigineux, dont l'évaporation se fait vers l'intérieur. Quand cette sorte de vernis fait défaut, surtout avec l'acide phénique, la créosote et l'ichtyol, il est rationnel de prescrire le médicament sous forme d'un vernis soluble dans l'eau (gelanthe) ou d'un vernis insoluble (vernis au collodion). Ou bien on applique ces substances pures ou en solution alcoolique, on laisse sécher, on met de la colle par-dessus et ensuite on pratique l'ouatage des parties malades de la peau. Naturellement il y a souvent avantage à ajouter à ces vernis de l'acide salicylique ou du savon de potasse.

b) *Action sur le tissu de la peau.*

a. — Kératinisation et hyperkératose.

D'après l'introduction à ce chapitre, une cause principale du prurit est une disproportion entre la pression de la lymphe et celle des surfaces, et très souvent c'est l'augmentation de cette dernière pression qui, comme facteur essentiel, réclame notre intervention. C'est plutôt comme intérêt théorique que j'ai mis en avant le processus de la kératinisation, car le prurit qui survient au début de la kératinisation d'ulcères en voie de granulation de bonne nature démontre d'une manière très claire les conditions dans lesquelles cette sensation prend naissance. Le liseré épithélial qui se rapproche doit recouvrir les granulations proliférant librement jusque là, et la pression de la surface doit triompher de celle de l'eau des tissus. Pratiquement, on a rarement l'occasion de combattre cette variété bénigne de prurit. Il faut de préférence intervenir, si par suite de nos médicaments réducteurs et à action kératoplastique, spécialement pendant le traitement avec le pyrogallol et la chrysarobine, il se produit un prurit limité aux régions frictionnées. Il s'agit ici le plus souvent d'un corps papillaire riche en sang et en lymphe, dont le revêtement épithélial est fortifié par l'action kératoplastique de nos médicaments ; ainsi un eczéma naturellement prurigineux peut tout d'abord devenir le siège d'une démangeaison plus vive sous l'influence du pyrogallol et de la chrysarobine, jusqu'à ce que les croûtes soient tombées, le corps papillaire tuméfié réduit et que la disproportion entre la pression interne et la pression externe ait ainsi cessé.

Des sensations de prurit beaucoup plus fortes sont occasionnées par l'épiderme atteint d'épaississement hyperkératosique. La simple callosité ne détermine pas de prurit (tout au plus des douleurs par suite de la tuméfaction), car au-dessous d'elle le corps papillaire est aplati et lisse. Mais l'épaississement calleux de la couche cornée dans l'eczéma provoque un prurit intense, puisqu'elle présente une résistance énergique au corps papillaire atteint d'œdème inflammatoire. Il en est ainsi de l'eczéma kératoïde de la paume des mains, de l'eczéma prurigineux de l'anus avec ses plis très épaissis, consistant presque exclusivement en épithélium, et de l'eczéma prurigineux généralisé des extrémités avec son hyperkératose en surface. Les kératodermies circonscrites, récemment décrites sous le nom de névrodermites, qui se rapprochent de l'eczéma, sont aussi très prurigineuses, et enfin il en est de même des vrais prurigos — abstraction faite des papules qui apparaissent isolées — par suite de l'hyperkératose diffuse qui se développe progressivement.

Dans tous les cas, les kératolytiques et les agents qui ramollissent la corne sont les médicaments indiqués. En première ligne, l'acide salicylique et le savon de potasse, soit en les ajoutant comme correctifs à d'autres médicaments, soit en les employant seuls, l'acide salicylique sous forme de pommade, de mousseline-emplâtre et de vernis au collodion, de savon de potasse comme friction, sous forme de compresses, comme savons de pommades, de vernis au collodion et de bain.

Dans les callosités circonscrites, il faut en outre tenir compte de la solution de potasse caustique, de l'ammoniaque, de l'acide acétique concentré comme agents dissolvant la corne, sous forme de cautérisation, de pansements humides et de bains locaux. Dans le goudron aussi, le contenu d'acide acétique agit peut-être dans le même sens. Viennent ensuite les substances albumineuses qui ramollissent la corne, l'onguent de caséine [1], la pâte de poix et le son que l'on emploie de préférence sous forme de bain, tandis que ces mêmes substances albumineuses constituent pour les dermatoses prurigineuses des bases très rationnelles de pommades et de pâtes, ainsi par exemple un onguent de caséine avec 10 p. 100 d'huile de cade dans l'eczéma prurigineux.

Dans la même classe de médicaments riches en albumine, qui fournissent simultanément des excipients excellents pour les

1. Unna. *Ueber Caseinsalben.* t. XX, 1895, p. 301.

baumes, le goudron, l'ichtyol et dans les médicaments de consistance semblable, il faut aussi ranger le jaune d'œuf avec
lequel on prépare très facilement l'onguent domestique[1].

Jaune d'œuf . . . . 20 grammes
Huile d'amandes 30   —

Dans l'eczéma prurigineux le chlorure de calcium qui est
avide d'eau est utile sous forme d'eaux mères de Kreuznach
ou de solution de chlorure de calcium, comme addition aux pommades et aux bains ; les particules de sels imbibées dans la
couche cornée la ramollissent par suite de l'absorption de
l'eau. Dans les hyperkératoses tout à fait circonscrites, on
peut aussi, par l'emploi prudent du rasoir avant tout autre
traitement, obtenir rapidement un résultat favorable ; dans
l'eczéma prurigineux très rebelle de l'anus on peut produire l'exfoliation des plis épaissis de l'épithélium avec la
mousseline-emplâtre à l'acide salicylique et au chanvre indien
ou à la créosote et à l'acide salicylique, ou bien déterminer
leur escharification avec le Paquelin et l'anesthésie par infiltration.

b. — Stase lymphatique.

La stase de la lymphe peut occasionner par elle-même, sous
une surface normale de peau, la disproportion entre la pression
interne et la pression externe, ou bien s'associer à une pression
anormale extérieure et l'aggraver. J'ai déjà mentionné ce dernier cas à propos de l'eczéma chronique et du prurigo ; il faut
ajouter ici les différentes variétés d'hydroa (dermatite herpétiforme de *Duhring*) et la période eczématique de l'ichtyose. Par
contre, l'eczéma aigu vésiculeux, le cheiropompholyx, la gale, le
Prickley heat, le prurigo d'été et les papules vraies de prurigo
produisent uniquement un prurit de stase, attendu que les vési-

1. Unna. *Unguentum domesticum*, Monatsh. f. prakt. Dermatologie, t. XXIX,
1899, p. 375.

cules qui surgissent rapidement dans les parties environnantes relativement normales constituent la base de la disproportion. On peut expliquer d'une autre manière, mais tout à fait analogue, le prurit des plaques d'urticaire, du strophulus, de l'urticaire factice et pigmentaire et des piqûres d'insectes par l'œdème spasmodique qui se manifeste rapidement dans les lacunes lymphatiques du derme. Sans tuméfaction apparente, annoncée seulement par une cyanose générale ou en forme de réseau, il se produit un prurit cutané par le refroidissement de la peau non recouverte. Quelques personnes souffrent constamment en hiver de ce prurit occasionné par le froid (prurit d'hiver). L'hyperémie de déclivité des jambes provoque également un prurit continu qui se traduit par la formation bien connue de varices, car sous son influence, la lymphe est naturellement soumise à une stase prolongée.

Contrairement à ce qui existe pour l'hyperkératose, nous avons à notre disposition plusieurs bons médicaments internes pour combattre l'excès de pression intérieure, en tant qu'il existe une simple stase du sang et un œdème spasmodique de la peau. Dans ces cas, nous avons depuis longtemps obtenu d'excellents résultats en employant l'atropine et la belladone, l'ichtyol et le salicylate de soude, auxquels il faut ajouter l'antipyrine qui a la même valeur. Contre le prurit des maladies vésiculeuses, ces médicaments n'ont évidemment aucune influence. Par contre dans ces affections la simple piqûre des vésicules, avec poudrage consécutif, est un excellent moyen pour faire cesser la pression exagérée de la lymphe. Nous possédons un autre très bon procédé mécanique en employant une forte pression externe. Dans les hyperémies de déclivité, où elle fait disparaître non seulement la stase de la lymphe, mais contribue aussi à faire cesser la formation des varices, c'est-à-dire la cause éloignée du prurit, la pression sous forme de bandes de colle de zinc, appliquées méthodiquement, est le meilleur médicament. Dans les points circonscrits, la pression peut s'exercer par le collodion à l'ichtyol et l'emploi interne de ce même médicament contribue toujours à faire disparaître les varices. La compression sous forme de colle de zinc, de gélanthe et de vernis au collodion constitue un moyen auxiliaire très utile dans tous les eczémas très prurigineux, le prurigo, l'hydroa, principalement quand cette pression est combinée avec l'application préalable de pommades et de pâtes antiprurigineuses au goudron ou autres, de mousselines-pommades, de mousselines-emplâtres et de vernis.

Enfin nous avons encore à notre disposition un très bon moyen, qui est de provoquer une hyperémie congestive ; dans certaines circonstances elle supprime l'hyperémie de stase et la stase lymphatique, cause du prurit. Le moyen le plus simple est ici la chaleur, et cela non seulement dans le prurit occasionné par le froid et le simple prurit en général, mais précisément dans les variétés les plus pénibles du prurit où se combinent l'excès de pression interne et de pression externe, par exemple dans les eczémas prurigineux des organes génitaux et de l'anus. Le meilleur procédé pour employer la chaleur est l'application des compresses chaudes ou du fer à repasser, dans les cas désespérés on passe légèrement le Paquelin. Comme autres rubéfiants on peut se servir, en dehors de la chaleur, dans les œdèmes spasmodiques, des acides et, avant tout de l'acide acétique et de la chrysarobine.

Enfin le prurit des piqûres d'insectes exige un traitement tout à fait spécial, car dans ces cas, ce qui neutralise le mieux le poison injecté à réaction acide, c'est d'introduire goutte à goutte de l'ammoniaque ou une goutte de potasse caustique.

8. — AGENTS CAUSTIQUES

(ESCCAROTIQUES)

Avec l'essor qu'a pris la chirurgie dans ces dix dernières
années, l'emploi varié des caustiques, principalement de beaucoup de pâtes caustiques utilisées autrefois, a diminué considérablement. Actuellement on ne cherche que rarement à détruire
les tumeurs par la cautérisation ou à ouvrir de cette façon les
abcès justiciables du bistouri. En même temps, on a simplifié
les caustiques qui sont restés dans la pratique et on s'est mieux
rendu compte de leur action, quoique nous soyions encore loin
de la comprendre dans tous ses détails. Par le mot de cautérisation de la peau, nous entendons une mortification rapide plus
ou moins profonde d'une partie du tégument externe ; peu importe le processus chimique qui dans chaque cas produit la
nécrose. Il faut employer les agents caustiques aussi concentrés que possible, pour obtenir une action énergique. Beaucoup
d'entre eux doivent leur utilité principalement à ce que, à l'état
de concentration, ils ont précisément la forme liquide la mieux
appropriée au but. Il en est ainsi de l'acide phénique, de
l'acide lactique, de la liqueur de chlorure d'antimoine, tandis
que avec d'autres poisons plus énergiques, l'action caustique est
entravée par leur plus faible solubilité ; il en est ainsi pour
le sublimé, dont la solution aqueuse concentrée n'est que de
6 p. 100 et dont la solution alcoolique concentrée n'est que
de 33 p. 100. Mais avec une dilution plus forte, la nécrose
aiguë cesse régulièrement et fait place à une nécrobiose, à un

trouble de circulation, et dans certaines circonstances même à une réaction salutaire, circulatoire ou proliférative. L'agent caustique peut se transformer selon les cas en astringent, en une substance produisant des pellicules, en un moyen anémiant ou hyperémiant, accélérant la croissance. Il résulte de ce qui précède que nous rencontrerons de nouveau les médicaments dont nous nous occupons ici dans d'autres chapitres, spécialement dans les suivants, avec des réactions et des concentrations différentes.

Les indications pour l'emploi des caustiques dans les maladies de la peau sont encore nombreuses ; en effet on peut les ajouter avec grand avantage comme partie intégrante aux autres modes de traitement, que ce soit l'ablation successive d'une verrue avec le rasoir ou le traitement d'un lupus avec la mousseline-emplâtre, ou encore l'application de colle sur un ulcère de jambe. L'action intense et rapide de la cautérisation faite au point précis constitue souvent, pour un traitement de longue durée, une abréviation et une simplification importante. C'est pour cela que l'art de la cautérisation entrera certainement de plus en plus comme partie essentielle dans le traitement de l'eczéma et du psoriasis, surtout lorsque nous connaîtrons mieux l'action exacte de chaque caustique ; la cautérisation regagnera ainsi un plus grand champ d'action que celui qu'elle a perdu avec raison dans le traitement des tumeurs.

On peut diviser les indications en trois groupes, suivant que la couche cornée normale est épaissie, normale ou absente. Dans le premier groupe, rentrent les kératomes, les cors, les callosités, les nœvi durs et les verrues, les bords calleux des ulcères et les catarrhes secs, squameux de la peau ; dans le second, les acanthomes, les condylomes et les naevi mous, les angiomes, les chéloïdes et les cicatrices, les néoplasmes lépreux, lupiques et syphilitiques et l'hyperidrose ; dans le troisième, le

chancre mou et l'ulcère de jambe, le phagédénisme, le noma
et la gangrène nosocomiale, les morsures, les surfaces saignantes
et enfin les catarrhes humides de la peau. Mais ce groupement
ne conduit pas à une division rationnelle des caustiques, quoiqu'il soit exact que sur une couche cornée épaisse, les caustiques énergiques aient le même résultat que les caustiques
faibles sur le derme privé d'épiderme. Car tous les caustiques
véritables doivent traverser la couche cornée, et grâce à une
légère modification dans leur degré de concentration, dans la
fréquence et la durée de leur application et dans le mode de
revêtement, on peut obtenir une gradation si variée quant à la
profondeur de leur action, qu'il serait absolument illusoire de
vouloir établir une classification basée sur leur degré d'énergie.
Surtout ce dernier fait qui modifie essentiellement l'action du
caustique ne saurait être assez mis en relief, puisque le plus
souvent il est complètement méconnu. La profondeur de l'action
du caustique dépend en effet très essentiellement de la proportion d'humidité du tissu. Toutes les cautérisations qui atteignent la couche cornée normale ou épaissie, donc un tissu sec
spécifiquement, ne progressent que difficilement dans la profondeur; dès qu'elles ont dépassé cette limite, elles font dans la
couche épineuse humide et le derme des progrès plus rapides.
Comme la plupart des caustiques retiennent l'eau, en même
temps qu'ils provoquent une escarre sèche de cautérisation, ils
limitent ainsi eux-mêmes assez rapidement leur action ; dans
les cas où au contraire un agent caustique attire l'eau et forme
une escarre humide, comme par exemple la potasse caustique, son action se propage rapidement. Ceci a lieu avec tous
les caustiques, dès qu'on ajoute artificiellement une proportion
suffisante d'humidité, que ce soit par un revêtement imperméable ou par des compresses humides, ou encore, ce qui est
préférable, par les deux méthodes réunies. Alors la couche
cornée se gonfle, la peau se transforme en un tissu semblable à

une muqueuse, l'escarre naissante est maintenue humide, le caustique pénètre profondément sans être entravé, et on peut obtenir, même avec des concentrations très faibles, des cautérisations remarquablement énergiques.

De cette manière, on peut expliquer les nécroses assez fréquentes, consécutives à des applications de compresses d'eau phéniquée maintenues humides, tandis que l'acide phénique concentré ne cautérise que très peu en profondeur. *Levai* a récemment et très justement indiqué que sous forme de compresses humides, tous les acides minéraux peuvent provoquer, même à faible dose, des cautérisations profondes de la peau.

La classification des caustiques se fera donc d'une façon plus exacte si on considère, non pas leur degré d'énergie, mais leur nature chimique, d'autant plus que la description scientifique future de l'art de la cautérisation ne pourra reposer que sur une connaissance meilleure du rapport existant entre la constitution chimique et la réaction des tissus. Il serait donc très important, pour choisir un caustique déterminé, de savoir comment se compose microscopiquement le tissu collagène et élastique ainsi que la force mitosique des épithéliums et des cellules du tissu conjonctif au voisinage de l'escarre. Nous en sommes encore très loin, et actuellement il est prudent que chaque médecin emploie le caustique pour lequel il a une préférence et qu'il a par conséquent le mieux étudié au point de vue pratique. Mais enfin il est rationnel, et cela se produit en général, de constituer une classification des caustiques d'après leurs propriétés macrochimiques, parce qu'il en résulte des indications soit pour leur emploi plus précis, soit pour la découverte de nombreux caustiques.

On divise habituellement les caustiques en acides, en alcalis et en sels. Il me semble que la classification suivante représenterait mieux la nature des différentes actions caustiques : (*a*) caustiques oxygénés, (*b*) chlorures, (*c*) acides dissolvant l'albu-

mine, (*d*) alcalis disssolvant l'albumine, (*e*) caustiques durcissant l'albumine.

a) *Caustiques oxygénés.*

Les caustiques oxygénés désorganisent les tissus par un dégagement énergique d'oxygène. Le caustique le plus actif de ce
groupe est l'acide nitrique concentré, principalement l'acide nitrique fumant. On sait que l'acide nitrique (azotique) se transforme
à la lumière en peroxyde d'azote, (NO^2) en oxygène et en eau.

$$2HNO_3 = 2NO_2 + O + H_2O$$

L'acide nitrique fumant, exposé à une température élevée,
contient 8 p. 100 de peroxyde d'azote rouge brun, très oxydant
et en outre de l'oxygène libre. Dans la couche cornée sèche,
acide, il ne se produit, outre la combinaison de l'acide nitrique
avec la kératine en xanthoprotéine, que cet effet d'oxydation de
couleur jaune. Mais le gaz qui pénètre facilement la couche
cornée — comme le montre l'examen microscopique — se transforme au contact de la lymphe, dont la réaction est alcaline, en
un mélange d'acide nitrique et d'acide nitreux dont la formule est

$$2 \text{ peroxyde d'azote} + \text{eau} = \text{acide nitreux} + \text{acide nitrique.}$$
$$(NO_2)_2 + H_2O = HNO_2 + HNO_3$$

Binz suppose qu'une partie de NO_2 est réduit par addition
d'eau en bioxyde d'azote (NO), qui se transforme facilement
par addition d'oxygène en NO_2, peroxyde d'azote; parfois le processus se produit inversement à l'intérieur comme à l'extérieur
du tissu. D'après cela, l'action principale du bioxyde d'azote con-
sisterait dans les oscillations de la proportion de l'oxygène; cependant ce processus n'est pas encore aussi bien démontré pour le
contact avec des cellules que l'oscillation de l'oxygène dans les
acides arsénieux. En tout cas nous avons à tenir compte, outre la
simple oxydation dans la cautérisation avec l'acide nitrique
contenant NO_2, de la formation de la xanthoprotéine qui est

d'autant plus forte que le contenu de l'acide en NO_2 est plus abondant; de plus la formation de NO et de HNO_2 c'est-à-dire des substances réductrices comme résidus et enfin, comme le montre l'équation ci-dessus, d'une soustraction d'eau avec la décomposition de NO_2, peroxyde d'azote.

La cautérisation avec l'acide nitrique fumant est donc un processus très compliqué, et de nombreuses recherches histochimiques sont encore nécessaires pour l'expliquer. Son avantage sur la plupart des autres caustiques tient à l'action complète immédiate pendant la cautérisation, à son action en profondeur et qu'on peut régulariser à volonté et d'une manière assez exacte par un contact prolongé, enfin à ce qu'elle ne produit qu'une sensation de douleur modérée et très passagère, et à ce qu'il est facile de l'employer d'une manière générale. Elle est indiquée dans toutes les affections des deux premiers groupes. Les vapeurs nitreuses sont désagréables à respirer; il est prudent pour le malade et le médecin de souffler constamment pendant la cautérisation pour ne pas aspirer les vapeurs. La cautérisation devrait par mesure de sécurité ne jamais se faire autrement qu'avec l'acide solidifié, c'est-à-dire au moyen d'un petit tampon d'ouate imbibé que l'on confectionne avec une allumette et un peu d'ouate et qu'on promène légèrement une ou plusieurs fois sur la partie malade. Dans les cas où l'acide nitrique fumant est employé dans le traitement du lupus et de la lèpre, il y a avantage, puisque ici souvent des attouchements superficiels et répétés sont utiles, à employer dans les intervalles de ces applications des pâtes d'oxyde de zinc et de soufre qui empêchent sûrement toute action inflammatoire consécutive et détachent rapidement et sans cicatrice l'escarre de xanthokératine. Tous les caustiques exigent ces mêmes traitements intermédiaires et consécutifs, surtout quand ils sont employés dans les catarrhes secs de la peau. Il ne convient pas de ranger la cautérisation avec l'acide nitrique pur dans la même catégorie que celle que nous venons d'examiner avec le liquide du peroxyde d'azote NO_2. Il reste encore à démontrer histochimiquement si le tissu vivant possède comme la lumière du soleil et la chaleur la propriété de décomposer l'acide nitrique en peroxyde d'azote et en oxygène (NO_2 et O) ; il ne peut pas être question ici d'une action caustique directe aigüe, due à l'oxygène, mais tout au plus d'une décomposition secondaire, d'une oxydation lente, tandis que l'action caustique rapide, primitive, revient ici à l'acide seul en tant qu'acide. Quant aux différences délicates, fines, des deux acides, nous manquons encore complètement de recherches histologiques et chimiques à ce sujet. Le domaine principal de l'acide nitrique pur est, contrairement à l'acide nitrique fumant, le troisième groupe des affections justiciables de cautérisation, et il faut prendre ici en considération l'action lente, profonde de solutions étendues de 1 à 3 p. 100 sous un pansement imperméable. Au début de ce siècle, la même solution fut recommandée par le Dr *Gerson*, chirurgien distingué de Hambourg, pour le traitement de la gangrène nosocomiale, qui régnait pendant les guerres de l'Empire ; il avait constaté les bons résultats de ce médicament pendant les guerres d'Espagne.

A l'acide nitrique se rattachent étroitement les deux nitrates : nitrate d'argent et nitrate acide de mercure. On sera peut-être étonné de trouver ces sels indiqués ici et non avec les autres sels métalliques, car on est habitué en pharmacologie à expliquer l'action caustique du nitrate d'argent par son affinité pour les substances albumineuses et son indication principale dans la production d'un revêtement d'albuminate d'argent. Mais ici, on laisse de côté plusieurs faits qui donnent à l'azotate d'argent une place tout à fait spéciale parmi les sels métalliques. La formation d'un albuminate d'argent ne suffit pas, car l'argent, comme métal noble, a de la tendance à se soustraire à cette combinaison et, par conséquent, il se dégage de nouveau de l'acide nitrique et de l'oxygène ; l'albuminate métallique n'est donc qu'une espèce de réservoir pour la séparation graduelle de l'oxygène et de l'acide, tandis que, d'après des observations faites chez les ouvriers qui travaillent l'argent, on ne peut pas attribuer au métal réducteur des actions appréciables quelconques. On oublie également que dans la pratique on tient peu compte des revêtements qui se forment d'une manière passagère, mais on s'occupe au contraire beaucoup de l'influence durable, antiphlogistique et désinfectante qui ne se rattache qu'à l'action ultérieure des produits de l'acide nitrique. Enfin, on oublie que seul parmi tous les sels d'argent, le nitrate est caustique et que sa propriété de désinfection existe encore avec des dilutions où il ne peut plus être question de la formation d'un revêtement par précipité de l'albumine.

Nous avons donc avec le nitrate d'argent à distinguer rigoureusement la propriété de former une pellicule, propriété dont nous nous occuperons dans le chapitre suivant, et celle qu'il a de former un réservoir d'acide nitrique. En raison de cette dernière propriété il rentre dans le présent chapitre ; employé comme caustique en concentration suffisante, il fait partie des caustiques oxygénés et vient immédiatement après l'acide nitrique pur [1]. Le nitrate d'argent est applicable pour la troisième catégorie des affections qui ont besoin de cautérisation, et il est surtout employé dans les différentes variétés d'ulcères.

C'est par sa nature double, comme acide nitrique et producteur de pellicules, que s'expliquent les bons services qu'il peut rendre aussi bien dans le traitement des bords calleux trop fortement kératinisés que dans les cas de granulations en voie de trop grande prolifération. On ne peut donc attendre de lui aucune action

---

1. J'ai défendu depuis longtemps cette conception de l'action du nitrate d'argent et je l'ai exposée dans plusieurs circonstances. *Ueberhäutung und Ueberhornug*, Berliner klinische Wochenschrift, 1883, p. 533.

durable ; son action est passagère, et on doit l'employer à plusieurs reprises ; cas ses deux actions se neutralisent en partie ; par exemple la formation de granulations provoquée d'une manière secondaire par l'acide nitrique, fait disparaître la pellicule d'albuminate d'argent produite antérieurement.

Le sel le plus rapproché du nitrate d'argent est le nitrate acide de mercure qui, presque passé de mode en Allemagne, est très employé dans les autres pays, soit incorporé à une pommade (onguent citrin de la pharmacopée anglaise), soit comme caustique en solution à 10 p. 100 (liqueur de nitrate de protoxyde de mercure, liqueur de Belloste). On a aussi utilisé en Angleterre (*Startin*), comme caustique, le nitrate mercurique. Il faut regarder les deux préparations comme des nitrates qui se combinent d'abord avec l'albumine des tissus pour se décomposer ensuite ; ils cautérisent d'autant plus fortement qu'ils sont plus concentrés et que les solutions contiennent plus d'acide nitrique libre.

Tous les nitrates, suivant l'intensité différente de la cautérisation, déterminent secondairement par leurs produits une diminution de l'hyperémie congestive, de l'œdème inflammatoire, de la suppuration, ont une influence délétère sur les micro-organismes, favorisent la formation de granulations et ont une action spéciale durcissante sur le tissu collagène ; il y a une contre-indication dans certains cas, par exemple dans le chancre mou ; l'action du nitrate d'argent pourrait simuler une induration syphilitique.

Après l'acide nitrique, le caustique oxygéné le plus important est l'acide chromique. La solution concentrée seule possède une action caustique ; les solutions étendues n'ont que la propriété à un degré très prononcé de durcir les tissus — par précipitation de l'albumine et suppression de l'eau — et de les rendre insensibles aux interventions ultérieures. Les préparations d'acide chromique dégagent constamment de l'oxygène ; l'acide

chromique se transforme en oxyde de chrome qui n'a pas
d'action spéciale et, s'il y a apport abondant d'acide chromique,
il se produit en partie du chromate d'oxyde de chrome. Par
conséquent, la propriété la plus importante de ce caustique est
qu'il perd rapidement son action caustique; elle est limitée
exactement au territoire cautérisé où elle forme une enveloppe
très adhérente ; comme en outre, la cautérisation est relativement
peu douloureuse, l'acide chromique est le caustique de prédilection pour les membranes muqueuses, par exemple les ulcères
de la langue, la leucoplasie, les fissures douloureuses, l'hyperidrose des pieds et les catarrhes humides circonscrits de la peau.
Il est moins utilisé dans les deux premiers groupes de maladies, où il n'est applicable qu'en solution très concentrée ou en
nature. En chauffant la solution on augmente l'effet caustique.

D'après la théorie de *Binz* et *Schulz*[1] l'arsenic rentre dans
les agents oxygénés. Ces auteurs ont montré que le protoplasma vivant oxyde l'acide arsénieux. Cette action du protoplasma varie d'intensité suivant les différents organes; ainsi
elle est de plus en plus forte dans la muqueuse de l'estomac,
le pancréas; le cerveau et le foie sont oxydés en gradation
ascendante, au contraire le protoplasma mort et le tissu conjonctif pauvre en protoplasma ne possèdent pas cette propriété.
Mais ces mêmes organes ont en proportion inverse le pouvoir
de réduire l'acide arsénieux, et ici le sang est l'agent réducteur
le plus énergique. Par conséquent, il paraît tout à fait plausible
que, avec l'administration interne de l'arsenic, il se produise un
mouvement continuel d'oscillation entre la molécule d'oxygène
et l'arsenic, lorsque alternativement il entre en contact avec les
organes riches en protoplasma et puis de nouveau avec le courant sanguin; ce serait donc la soustraction de l'oxygène à l'inté-

---

1. Binz. *Vorlesungen ueber Pharmakologie,* 2ᵉ édit. p. 418. Schulz, *Worauf be-
gründet sich die therapeutische Bedeutung des Arzens bei Erkrankungen der Haut.?*
Monatshefte f. prakt. Dermatologie, t. I, p, 7, 1882.

rieur de l'organe qui aurait pour conséquence les actions médicamenteuses. Une molécule d'arsenic qui circulerait d'une manière
durable dans l'organisme pourrait donc, comme porteur d'oxygène, exercer, peu à peu, à la manière d'un ferment, des actions
importantes (*Binz*). Nous reviendrons plus tard sur cette
théorie de l'arsenic quand il sera question des spécifiques ;
mais elle ne suffit évidemment pas à donner une idée claire
de l'action caustique spéciale de l'arsenic en nature, quand
nous l'appliquons sur la peau ou sur une muqueuse. Il faudrait alors admettre que le protoplasma de certaines cellules
peut remplir par lui-même un double rôle ; d'une part il pourrait céder de l'oxygène à l'arsenic, comme par exemple le font
les cellules survivantes du foie, et d'autre part soustraire de
nouveau l'oxygène de l'acide arsénieux, comme le font les corpuscules du sang (*Schulz*). Attribuer ainsi à une même cellule
ce double rôle n'est pas sans difficulté. Toutefois, on pourrait
supposer que l'acide arsénieux réduit d'abord la cellule, la
détruit et que alors cette cellule morte, comme le montrent *Binz*
et *Schulz*, réduit à son tour l'acide arsénieux ; il s'établirait
ainsi une circulation entre l'arsenic, la cellule vivante et la cellule
morte, qui peu à peu détruit de plus en plus les cellules vivantes.

Le couronnement de la théorie de *Binz* et de *Schulz*, qui
répond à mes idées personnelles, opposerait toutefois diamé-
tralement l'action de l'arsenic à celle de l'acide nitrique et de
l'acide chromique ; par conséquent, l'arsenic ne serait pour la
cellule vivante, qu'un simple agent de réduction et son action
caustique ne deviendrait si intense qu'en ce qu'il pourrait se
régénérer dans le protoplasma mort.

Schulz indique encore une autre explication possible, attendu
qu'en déduisant de la technique l'exemple de la coloration au
moyen de coupes réduites, où l'acide arsénieux procède à
l'oxydation de la matière colorante et emprunte lui-même son
oxygène à une autre matière riche en oxygène ajoutée à la coupe,

qui par elle-même ne pourrait pas suffire à l'oxydation de la
matière colorante. On pourrait même soutenir que dans le
tissu, il y a juxtaposées une substance facile à oxyder et une
autre facile à réduire, entre lesquelles l'arsenic joue le rôle d'un
ferment dissolvant passant de l'une à l'autre. Des expériences
ultérieures faites sur le tissu vivant trancheront la question. Au
point de vue thérapeutique, cette dernière hypothèse serait admis-
sible si on pouvait démontrer que l'action caustique de l'arsenic
serait considérablement augmentée par l'addition de corps riches
en oxygène, comme le chlorate de potasse, l'acide nitrique ou
l'acide chromique. La pratique actuelle me parait être plus
favorable, en tout cas, à l'interprétation que j'ai donnée ci-dessus,
car les pâtes arsénicales caustiques, depuis longtemps célèbres,
de *Cosme*, *Hebra* et *Cooper* contiennent, comme complé-
ment des substances de réduction, du sulfure rouge de mercure
et du soufre. Ces substances, dans le sens de la théorie de
Binz et de *Schulz*, ne peuvent naturellement avoir pour but que
d'augmenter par réduction la mort du tissu vivant, tandis qu'elles
n'ont aucune part à la régénération que subit l'acide arsénieux
par le tissu mort. Même le traitement que j'ai proposé autrefois [1]
pour combattre les verrues et les condylomes avec des pommades et des emplâtres qui, outre de l'arsenic, renferment du
mercure pur, s'expliquerait par le même principe. J'ai à cette
époque insisté sur ce qu'on ne peut pas désigner ce mode de
guérison comme résultant de la cautérisation, puisque avec un
dosage exact, les parties saines ne sont pas atteintes et les
petites tumeurs ne sont pas nécrosées en bloc, mais simplement
diminuent et disparaissent. Cette interprétation des faits fut
autrefois signalée par un rapporteur comme incompréhensible
et inexate.

Mais nous devons cependant nous dire que si la théorie de

---

[1] *Heilung von Warzen und Feigwarzen ohne Schnitt und ohne Aetzung.*
Monatshefte f. prakt. Dermatologie 1882, t. I, p. 96.

Binz et *Schulz* est juste dans l'interprétation que j'ai admise, il existe une différence considérable dans la nécrose aigüe en masse occasionnée par les caustiques proprements dits et l'action délétère de l'arsenic qui survient peu à peu et parfois se produit sans nécrose apparente du tissu. Je voudrais proposer, pour satisfaire ceux qui attribuent quelque valeur au fait que, avec l'intensité très considérable de cette action locale de l'arsenic, il se manifeste aussi une nécrose qui survient un peu plus rapidement, de tenir compte, à propos de cette action, et d'autres analogues, d'une cautérisation des éléments constitutifs (en opposition avec la cautérisation totale de la peau).

Sous forme d'appendice, puisqu'il s'agit plutôt de pathologie que de thérapeutique, il y a lieu de mentionner encore ici l'action caustique des antimoniaux, principalement de l'émétique. Toutefois *Husemann* rapporte la formation des pustules ou plutôt des nécroses folliculaires, dans l'application de l'émétique, à la précipitation de l'albumine que l'émétique peut provoquer en présence des acides (acides gras des follicules). Mais la grande analogie des préparations d'antimoine et d'arsenic, et l'action de l'antimoine cliniquement très différente d'une cautérisation ordinaire et très semblable à la cautérisation élémentaire par l'arsenic, me fait supposer qu'il s'agit également ici, en dernière analyse, d'une action oxygénante. Nous reviendrons dans le chapitre suivant sur la cautérisation par le protochlorure d'antimoine (liquor stibii chlorati).

b) *Chlorures.*

De même que l'oxygène à l'état naissant, le chlore, en se dégageant de ses combinaisons, constitue un poison protoplasmatique énergique. La cautérisation est, avec tous les médicaments dont il est question ici, bien limitée au point d'application ; elle est rapide et par conséquent d'un emploi facile, ensuite très douloureuse, mais à action durable, ce qui tient surtout à la propriété très antiparasitaire du chlore. Les différences qui existent entre les chlorures sont constituées, soit par le corps qui est combiné avec le chlore et ses dérivés ultérieurs, soit par leurs différences de solubilité.

Le plus faible des chlorures, à cause de son peu de solubilité, est le sublimé. Il ne convient donc qu'au traitement du troisième groupe de maladies, sous forme de solution aqueuse concentrée, ou mieux encore d'application humide en solution faible (le plus souvent dissous dans de l'eau blanche). Dans le traitement des maladies du premier groupe, il faut donner la préférence à la solution alcoolique (33 p. 100) ou même encore au collodion au sublimé, par exemple dans le traitement des naevi angiomateux, des folliculites et des pustules. Comme pour le nitrate d'argent, il y a lieu aussi avec le sublimé de distinguer entre une action primitive et une action secondaire. La première est l'action caustique proprement dite; elle repose sur la grande affinité du sublimé pour toutes les substances albuminoïdes ainsi que pour la kératine. Mais l'albumine précipitée par le sublimé abandonne déjà en se desséchant à l'air tout le chlore et forme de l'albuminate de mercure. Si donc on cautérise une pustule de sycosis, par exemple, avec une solution alcoolique de sublimé, il se produit, postérieurement à la nécrose de la couche cornée et d'une partie de la couche épineuse, une action consécutive par suite du dégagement graduel du chlore qui mérite la préférence au point de vue thérapeutique.

L'action du chlorure de zinc est beaucoup plus énergique et beaucoup plus profonde; employé pur, par exemple, comme crayon caustique, il se liquéfie à l'air et, au contact des tissus contenant de l'eau, en un liquide huileux, et agit par conséquent en pleine concentration. Malgré cela, il est principalement employé dans le troisième groupe des maladies infectieuses des plaies, car les solutions aqueuses de chlorure de zinc ne traversent que lentement la couche cornée. L'action primitive est produite ici par la formation d'un albuminate de chlorure de zinc ; l'action secondaire a à compter soit avec du chlore devenant libre, soit avec un dégagement d'acide chlorhydrique. Le mode d'emploi est le même que celui de la pâte (chlorure de zinc et farine de seigle ââ, avec ou sans addition de 5 p. 100 d'oxyde de zinc) ou que celui des crayons caustiques d'après *Köbner* (par exemple chlorure de zinc 5 + nitrate de potasse 1).

Le chlorure d'antimoine a une action analogue à celle du chlorure de zinc sous forme de protochlorure d'antimoine, qui représente une solution de trichlorure d'antimoine dans de l'acide chlorhydrique. Il faut donc dans la cautérisation primitive tenir compte, outre la combinaison directe de l'albumine avec le chlorure d'antimoine, de l'action de l'acide chlorhydrique libre en excès. Ce dernier relâche et ramollit le tissu collagène et aide beaucoup à la pénétration du chlorure d'antimoine. Par conséquent son action, semblable à celle de la solution de potasse caustique, s'étend vers les côtés.

Il faut secondairement tenir compte de l'action énergique du chlore. Cette préparation, presque partout passée de mode, a été récemment introduite de nouveau dans le traitement du lupus où elle est employée avec grand succès, soit comme addition aux pommades et aux mousselines-emplâtres à la créosote salicylée, soit dans la xylopuncture de certaines nodosités lupiques. Elle possède une action durable très salutaire sur le tissu contenant des bacilles tuberculeux. Il ne faut pas diluer la liqueur avec de l'eau; par exemple on ne doit pas l'employer sous forme de compresses humides, puisqu'une grande quantité d'eau sépare l'oxychlorure d'antimoine qui est sans action (poudre d'Algaroth).

Enfin nous devons encore ranger parmi les chlorures l'acide acétique trichloré, dont l'introduction est due à *Binz*. Ici aussi à l'action du chlore s'ajoute celle d'un acide et, comme il s'agit là d'acide acétique concentré qui attaque fortement la kératine, l'acide acétique trichloré est le seul chlorure qui soit employé dans les affections des deux premiers groupes, surtout aussi dans le traitement des verrues, des callosités, des cors aux pieds, des condylomes, du lupus et des angiomes. L'acide acétique trichloré est très susceptible d'emploi, puisqu'il n'est pas décomposé par l'eau comme l'acide nitrique fumant et le protochlorure d'antimoine, mais qu'on peut le diluer à volonté, et l'employer aussi sous forme de compresses humides. Son action est durable.

c) *Acides dissolvant l'albumine.*

L'acide acétique et l'acide lactique ont une action très analogue et on les regarde d'ordinaire, à l'état concentré, comme des agents caustiques, quoique leur action principale ne soit pas la précipitation des substances albumineuses mais bien plutôt leur dissolution et leur imbibition gélatineuse. En tout cas, ils peuvent provoquer, à l'état de concentration, une nécrose superficielle; dans des cas exceptionnels elle se traduit par une escarre caustique, c'est-à-dire sèche. Comme ces deux acides attaquent facilement la couche cornée, on ne les utilise que pour les deux premiers groupes de maladies; ils conviennent surtout pour les ulcères, les fissures, les anomalies de kératinisation de la muqueuse linguale et buccale et pour la cautérisation des surfaces cutanées et muqueuses qui sont recouvertes d'exsudats, de fausses membranes avec dégénérescence diphtérique, fibrineuse, fibrinoïde ou hyaline, car ces substances albuminoïdes sont en même temps décomposées par le caustique qui pénètre dans la profondeur.

d) *Alcalis dissolvant l'albumine.*

Les alcalis qui dissolvent l'albumine rentrent avec beaucoup plus de raison que les acides dissolvant l'albumine dans le groupe des caustiques, puisque les albuminates alcalins qui se produi-

sent ont, en opposition aux syntonines formées par les acides,
une tendance à se dessécher sous forme d'escarres solides.
En outre les alcalis attaquent le tissu de la peau d'une manière
beaucoup plus générale que les autres caustiques ; cela tient au
caractère acide de presque tous ses éléments. Le protoplasma,
la kératine, le tissu collagène et l'élastine se gonflent et sont
dissous ; la nucléine des noyaux, la graisse des glandes de la
peau et de l'hypoderme sont saponifiées et également dissou-
tes. Par conséquent sous l'influence d'une action suffisamment
énergique des alcalis, toutes les parties de la peau se fondent en
un magma homogène qui se dessèche à l'air en une escarre semblable à de la corne ; une autre conséquence est la démarcation
défectueuse de l'escarre de cautérisation par rapport au tissu
sain ; les alcalis forts conviennent dans les cas où on veut cautériser le plus possible en profondeur et en largeur et où on n'a pas
à craindre un rayonnement diffus que l'on ne peut pas toujours
apprécier exactement, par exemple dans les ulcères torpides à
base fibreuse très épaissie et durcie. Contrairement à ce qu'on
faisait autrefois, où la pâte caustique de Vienne était employée
dans beaucoup de tumeurs, pour ouvrir des bubons, etc., c'est-
à-dire dans les cas qui presque toujours à présent sont justiciables du bistouri du chirurgien, l'emploi des alcalis a considérablement diminué. Depuis la découverte du contenu des
matières grasses des bacilles lépreux et des bacilles tuberculeux,
ils ont encore leur raison d'être dans beaucoup d'affections de la
peau. Pour les petites tumeurs, intéressantes au point de vue
dermatologique, la cautérisation est en général trop diffuse, et
c'est pour cela que les alcalis sont employés aujourd'hui principalement pour le lupus, les lépromes, les kératoses et les
catarrhes secs de la peau, où leur action est excellente,
comme l'indiquait déjà F. *Hebra*. Naturellement, il ne s'agit
dans les derniers cas que d'une cautérisation superficielle,
étendue, en un mot d'une cautérisation en surface.

Comme préparations, on emploie la potasse caustique fondue
en forme de bâtonnets, la potasse caustique officinale trop faible
toutefois pour la plupart des cautérisations, avec 15 p. 100 de
potasse (lessive caustique) et celle indiquée par *Hebra*, lessive
caustique plus avantageuse, de 33 p. 100 de potasse. Ensuite les
compositions de potasse caustique et de chaux vive sont très
pratiques, parcequ'elles agissent plus rapidement et sont moins
affaiblies par une action prolongée. Ainsi la pâte caustique de
Vienne (potasse caustique sèche et chaux vive, parties égales),
la pâte caustique de Londres (lessive caustique et chaux vive)
et les crayons caustiques composés de cinq parties de potasse
caustique et de quatre parties de chaux, enfin la pâte de potasse
molle, semblable à la pommade que j'emploie de préférence et
dont la composition est la suivante : potasse caustique, chaux
éteinte, savon vert, eau distillée, ana. [1]. On régularise l'action
de cette pâte par la durée de l'application. En général, une
seule cautérisation de douze heures suffit, même pour des lépromes. Pendant et après la cautérisation, il faut avoir soin de
veiller à l'adduction d'eau qui se fait par l'application d'un pansement humide imperméable ; dans des points circonscrits, on
applique un petit tampon d'ouate mouillé recouvert d'un emplâtre
adhésif d'oxyde de zinc ; dans les cas où la peau est très sensible,
on peut employer des compresses imbibées d'eau blanche ; on
recouvre le tour de mousseline-pommade au zinc.

Les pansements humides faibles de potasse, avec des solutions
de 1 p. 500 à 10.000 d'eau ou avec de l'eau blanche, ont une
très bonne influence. Ils sont bien et longtemps supportés sur
de grandes plaies, par exemple les lupus ulcérés de la face, les
ulcères lépreux, les ulcères de jambe; ils ont une action très
émolliente.

La soude caustique joue un rôle important comme adjuvant,

1. Unna. *Kalipasten u. Kalidünstverbände*, Monatshefte f prakt. Dermatologie
1898, t. XXVII, p. 65.

comme agent de ramollissement de la couche cornée parmi les
agents alcalins d'oxydation, avant tout le peroxyde de sodium
(moyen de dépigmentation).

Un correctif pratique des alcalis caustiques est l'alcool, car il
limite leur diffusion. La teinture de potasse autrefois officinale
(16 p. 100 de potasse caustique en solution alcoolique) est trop
faible; par contre l'éthylate de sodium de *Richardson* correspond
à toutes les exigences d'une cautérisation prompte et circonscrite, car il se transforme avec l'albumine en lessive de soude
et en alcool éthylique. Seulement cette préparation se décompose
trop facilement; elle serait très utile si on trouvait une forme
plus stable.

e) *Médicaments durcissant l'albumine.*

Parmi les caustiques mentionnés jusqu'à présent nous en
avons indiqué plusieurs qui ont la propriété de durcir
l'albumine; ce sont les caustiques qui, en solutions étendues
exercent une action astringente, comme l'acide chromique,
l'acide nitrique, les chlorures métalliques. Chez tous il faut tenir
compte, outre leurs autres propriétés ordinaires, d'une soustraction d'eau; toutefois on ne peut pas regarder cette dernière
propriété, ainsi que la coagulation, comme une cause essentielle
de la cautérisation; ce ne sont que des facteurs complémentaires
dus à la concentration du remède. Mais il y a encore d'autres
caustiques qui déterminent la nécrose surtout en enlevant de
l'eau du tissu, soit qu'ils attirent l'eau comme moyen de solution ou qu'ils s'unissent au tissu pour former une substance
sèche, sans vitalité.

L'acide sulfurique fumant concentré, et contenant de l'acide
sulfurique anhydre, cautérise en attirant une telle quantité d'eau
que de tous les éléments de la peau, il se détache immédiatement
du charbon qui colore l'escarre en brun et même en noir. Les
graisses de la peau sont aussi décomposées par la séparation

des acides gras et la formation d'acide sulfurique glycériné.
Mais l'escarre ne se dissout pas et l'action caustique ne rayonne
pas comme avec les alcalis; abstraction faite de la formation
de produits secondaires insignifiants, il s'agit d'une simple carbo-
nisation.

L'acide phénique liquide concentré, qui contient 10 p. 100
d'eau, ne précipite l'albumine que par soustraction d'eau sans
pour cela (au froid) former une combinaison fixe. Il traverse
facilement la couche cornée, car il se mélange aussi avec les
graisses et dans des conditions favorables; il pénètre dans la
peau qui, sous son action durcit, sans modifications histologiques essentielles, se dessèche et devient semblable à de la
corne. Cette influence durcissante limite immédiatement l'action des solutions concentrées de phénol, de sorte que l'escarre
produite par des cautérisations ultérieures ne peut être augmentée en profondeur (*Friehenhaus*) [1].

Des solutions diluées (de 3 à 5 p. 100) pénètrent plus
profondément sans cette augmentation, même si elles sont
appliquées pendant longtemps sous forme de compresses
humides; elles peuvent (effet involontaire et désagréable des
compresses phéniquées) provoquer des nécroses profondes de
la peau, des fascias, des muscles, des phalanges entières, etc.
Avec cette cautérisation spéciale, pénétrant par couches, les
parties constituantes de la peau sont en quelque sorte bien
conservées, comme pour une étude histologique (*Levai*). Malheureusement, on ne pourra que rarement employer ce procédé de cautérisation indolore et idéal, car il est impossible de calculer la profondeur de la cautérisation; beaucoup
d'individus présentent en outre des symptômes d'empoisonne-
ment après l'emploi de faibles quantités d'acide phénique. On

1. Frickenhaus, *Histologische Untersuchungen ueber die Einwirkung des Acidum
carbolicum liquefactum auf die gesunde Haut.* Monatsh. f. prakt. Dermatol. 1896.
Bd 22, p. 277.

est par conséquent, pour les cautérisations, limité à l'emploi de l'acide phénique liquéfié qui ne pénètre pas profondément, mais qui est sans danger. On peut le renouveler aussi souvent qu'on le veut après la chute de l'escarre cornée (lupus[1], lèpre).

L'huile d'aniline est très avide d'eau et pénètre facilement la couche cornée graisseuse ; elle appartient à cette même catégorie de caustiques ; toutefois, en raison de sa toxicité, il faut encore prendre plus de précautions qu'avec l'acide phénique ; on peut l'employer tout au plus dans des points très circonscrits, peu vascularisés ; il faut s'abstenir pour la face, et pour les angiomes.

Enfin les temps modernes nous ont gratifiés d'un caustique excellent, durcissant, le formaldéhyde (*Blum*)[2], très commode pour la mommification sèche de petites tumeurs de la peau, soit sous forme de formaline en solution aqueuse à 40 p. 100, soit polymérisé comme paraforme (ou paraformaldehyde ou triformol) sous forme de collodion paraformé à 5 p. 100.

Pour les condylomes, les badigeonnages répétés avec le collodion au paraforme constituent la méthode de traitement la plus commode et la meilleure que je connaisse[3].

Dans ce chapitre rentre encore une série de substances sur l'action desquelles il nous est jusqu'à présent impossible de nous faire une idée juste, mais qui, empiriquement ont conservé leur ancienne place parmi les caustiques employés contre les verrues, par exemple les sommités de sabine, la teinture de thuya et le suc frais des euphorbiacés. Enfin il faut encore comprendre dans cette catégorie, en un certain sens, les diffé-

1. Unna. *Die Einwirkung von Carbolsäure und Nelkenöl auf Lupusgewebe.* Monatshefte f. prakt. Dermatologie, 1891, t. XIII, p. 463.

2. Unna. *Formalin u. Paraform*, Monatshefte f. prakt. Dermatologie, 1898, t. XXVI, p. 199.

3. Unna. *Formalin u. Paraform.* Monatshefte f. prakt. Dermatologie, 1898, t. XXVI, p. 198.

rents kératolytiques, tels que l'acide salicylique et la résorcine, dont l'action débute par une cautérisation de la couche cornée, mais dont les autres effets essentiels demandent à être décrits dans un chapitre spécial.

9. — AGENTS PELLICULIGÈNES

(PAGOTIQUES) [1]

L'indication de former avec des substances albumineuses liquides ou demi-liquides de la peau un revêtement provisoire, une pellicule, existe dans les cas où la kératinisation spontanée est lente à se produire, qu'il s'agisse de larges ulcères ou de rhagades ou enfin de simples érosions de la couche épineuse de nature traumatique ou intertrigineuse.

Nous avons déjà signalé, à propos des agents caustiques, que la plupart d'entre eux exercent à faible dose une action astringente; de même quelques-uns de ces caustiques, qui précipitent l'albumine, ont la propriété de former une pellicule au contact de la peau dépouillée de la couche cornée. Mais pratiquement on ne peut cependant utiliser qu'un petit nombre d'agents caustiques pour former des pellicules, puisque dans cette formation, il faut éviter toute forte destruction des tissus et toute douleur vive. Les acides et les alcalis qui dissolvent l'albumine ne forment pas de pellicule, pas plus que les acides très caustiques (acide nitrique fumant, acide nitrique, acide sulfurique) ; il en est de même de l'acide arsénique employé pour la cautérisation élémentaire. En outre, il ne faut pas tenir compte des médicaments qui entrent en combinaisons solides avec les albuminoïdes des tissus, mais ne peuvent pas précipiter ou ne précipitent pas avec une épaisseur suffisante les corps albumineux de la lymphe, tels que les chlorures, le formaldéhyde et

1. De παγόω. fait des caillots ; πάγος la pellicule du lait caillé.

la résorcine. Il ne reste à proprement parler des agents caustiques dont il a été question dans le chapitre précédent que le nitrate d'argent et l'acide chromique que l'on peut employer pour la formation des pellicules. Mais à ceux-ci, il faut ajouter encore les substances suivantes qui précipitent l'albumine, dont l'action superficielle et peu durable les rend appropriés à ce but, mais non à la cautérisation : l'acétate de plomb, le sulfate de cuivre, le vitriol martial et l'alun, l'alcool et le tanin, une série suffisante, surtout si on considère que des mélanges de ces substances, ou l'emploi successif de plusieurs d'entre elles, peuvent être employées pour former des pellicules plus solides.

Le nitrate d'argent en solution de 3 à 5 p. 100, ou sous forme de crayon caustique, est le médicament le plus utilisé pour constituer des pellicules ; dans les cas où il est nécessaire d'obtenir une membrane dure, très adhérente, on se sert avec avantage d'une solution alcoolique (de 5 à 25 p. 100), parce que dans ces cas il s'y ajoute le durcissement par l'alcool, ou bien d'une solution dans de l'alcool nitro-éthéré, par exemple pour le traitement avec l'amadou de l'ongle incarné. Les sels d'argent, récemment recommandés, comme l'argonine, ne peuvent pas, attendu qu'ils ne précipitent pas l'albumine, être utilisés pour former des pellicules, quoique l'argent se sépare aussi d'eux. Avec le nitrate d'argent, il faut naturellement tenir compte, comme dans l'action caustique, d'une action secondaire due à l'acide nitrique, et comme cet acide précipite aussi l'albumine, voire même des traces d'albumine, le nitrate d'argent est le seul médicament à l'acide nitrique qui soit indiqué et pratique.

L'acétate neutre de plomb, de même que les acétates de plomb basiques, sous forme de liqueur de sous-acétate de plomb, d'eau de plomb et d'eau de *Goulard*, contenant de l'alcool, précipitent tous la lymphe, renfermant de l'albumine, mais pas dans la même proportion. Ce n'est que la liqueur de sous-acétate de plomb qui détermine immédiatement une bonne pellicule. On peut démontrer par une expérience dans le verre à réaction que l'intervention simultanée de l'alcool rend la pellicule plus résistante. L'eau blanche étendue sur une faible solution de blanc d'œuf donne un précipité caséeux, peu résistant, qui se divise dans le verre. En versant de l'alcool sur une semblable solution d'albumine, on ne provoque qu'un fort trouble de celle-ci et la formation d'une membrane de démarcation à peine perceptible. Si on ajoute alors à cette couche d'alcool et d'albumine quelques gouttes d'eau de plomb, chaque goutte donne un précipité compact qui ne se divise pas, mais est enveloppé par la fine membrane d'alcool et d'albumine et la renforce. Ce processus représente l'image de l'action de l'eau de *Goulard* et des mélanges semblables.

Des solutions de sulfate de cuivre (de 5 à 10 p. 100) et d'alun (de 2 à 5 p. 100) forment de très bonnes pellicules et assez solides ; on peut aussi employer ces médicaments en substance, par exemple comme crayon.

L'acide chromique (de 5 à 10 p. 100) précipite très fortement l'albumine sur une peau érodée ou ulcérée ; toutefois l'application en est très douloureuse s'il ne s'agit que de provoquer la formation d'une pellicule, de sorte qu'on ne l'utilise en réalité que pour les petites ulcérations, en particulier de la cavité buccale.

L'emploi consécutif[1] de l'alcool condense fortement le caillot de l'albumine par l'acide chromique, et comme l'acide restant est réduit aussitôt, il devient inefficace ; on peut employer ce traitement supplémentaire avec l'alcool, tout aussi bien pour former des pellicules que pour neutraliser l'acide chromique en excès. On doit à *C. Bœck* une autre méthode de traitement consécutif, avec le nitrate d'argent. Il se forme ici du chromate d'argent par l'acide chromique en excès et l'acide

---

1. Les solutions alcooliques d'acide chromique sont dangereuses et se décomposent rapidement.

nitrique du nitrate d'argent devenu ainsi libre sert à la condensation de la pellicule déjà consolidée d'autre part par la séparation du chromate d'argent [1].

Le tanin n'agit sur la kératine de l'épiderme ni comme caustique, ni comme tannant, ni comme astringent, à moins de l'employer en même temps — comme encre — avec des sels de fer; son emploi, sous forme d'onguents et de pommades, sera donc probablement quelque peu limité quand cette notion se sera répandue. Par contre, le tanin est excellent pour déterminer des pellicules sur les plaies, et on devrait l'employer dans ce but beaucoup plus qu'on ne l'a fait jusqu'à présent, attendu que concentré ou sous forme de poudre il n'est presque pas douloureux. Le durcissement par l'alcool n'est pas ici aussi prononcé qu'avec l'acide chromique; il en est tout autrement avec le sulfate ferreux. On peut aussi démontrer dans le verre à réaction le processus qui a lieu ici. A une solution très étendue d'albumine, on ajoute quelques gouttes d'une solution diluée d'environ 1 p. 100 de tanin qui se précipitent lentement sous forme d'un trouble blanchâtre. Or, si on verse ensuite une goutte d'une solution très étendue de sulfate de fer, elle colore en noir d'encre dès qu'elle l'atteint le précipité de tannate d'albumine déjà existant; mais ensuite les nuages noirs commencent de nouveau à augmenter et à épaissir en formant des pellicules, autrement dit, une solution étendue de tanin n'acquiert que par addition de sulfate de fer la propriété de former des pellicules. On prépare les bains d'encre pour la pratique en mélangeant à parties égales une solution de tanin à 30 p. 100 et une solution à 20 p. 100 de sulfate ferreux et leur force varie de 1/2 p. 1000 jusqu'à 5 p. 100, suivant que l'on donne des bains complets ou des bains locaux. Ces bains ont, outre la propriété

---

1. La méthode de *Boeck* sert aussi à la cautérisation, si on emploie l'acide chromique et le nitrate d'argent à l'état de concentration; cependant leur valeur principale est dans la formation des pellicules.

UNNA.   8

de former des pellicules, une action astringente sédative sur la douleur. *Leistikow* [1] les recommandait aussi récemment dans les processus ulcéreux, l'érythème exsudatif multiforme, l'herpès préputial, le prurit et les dermatoses prurigineuses.

Le traitement des pertes de substances par l'alcool, récemment très employé sous forme de compresses humides, peut aussi être regardé comme produisant des pellicules, quoique ce but n'ait pas été en général placé jusqu'à présent au premier plan. Mais un emploi encore plus important est, comme nous l'avons vu, l'application simultanée et consécutive de l'alcool avec le traitement au nitrate d'argent et à l'acide chromique des parties de peau dépouillées d'épiderme ; non seulement elle forme de bonnes pellicules, mais elle fortifie et consolide celles qui existent déjà.

1. Leistikow. *Dintenbäder u. Dintenumschläge*, Monatsh. f. prakt. Dermatol., 1899, Bd. 29, p. 513.

10. — APPAREILS A CAUTÉRISATION

Pour provoquer une escarre sur les muqueuses et dans les cavités du corps on emploie de plus en plus le galvano-cautère, et ceci avec raison, car on ne peut pas le remplacer quand il s'agit d'introduire des instruments à l'état froid pour les chauffer brusquement ; le Paquelin, avec son principe simple et bon marché de production de chaleur, a remporté sur le galvano-cautère une victoire complète dans le traitement des maladies de la peau.

Mais ceci n'était possible qu'après que le Paquelin des chirurgiens eut été approprié et très affiné pour le traitement dermatologique. Le microcautère [1] repose sur le principe du Paquelin, en ce qui concerne la production de la chaleur, mais il s'en distingue essentiellement, même dans ses formes les plus fines, en ce que la chaleur du platine, avant d'être portée sur la peau, est très atténuée et que la pointe est une aiguille fine. On réalise la première amélioration en soudant dans le cône de platine un autre métal d'une capacité calorique plus grande [2], à savoir du cuivre, qui porte lui-même, ou dans la nouvelle construction de mon microcautère, par l'intermédiaire d'une pointe de platine iridié [3], la chaleur sur la peau ; il rend ainsi

1. Unna. *Ueber einen neuen Mikrobrenner und seine Anwendung bei der Rosacea und anderen Hautkrankheiten.* Monatsh. f. prakt. Dermatol. 1890, Bd. X, p. 32. Ebenda 1898, XXVI, p. 388.

2. *Die Wärmecapacität des Kupfers ist etwa dreimal so gross wie die des Platins* La capacité de chaleur du cuivre est environ trois fois plus considérable que celle du platine.

3. Dans cette nouvelle construction qui a fait ses preuves dans les dernières

bien plus considérable le refroidissement du long cautère terminé par une aiguille fine, aussi bien par rapport à l'air que surtout par rapport au tissu atteint par la chaleur. La dernière amélioration a aussi l'avantage, non seulement de diminuer l'effet de la brûlure, mais de le limiter à des points très fins, à peine visibles, et enfin de restreindre autant que possible le territoire périphérique de l'échauffement.

Ce n'est qu'en raison de ce perfectionnement que le Paquelin est à même de répondre aux nombreuses exigences de la pratique dermatologique journalière, avant tout à la principale condition, qui est de ne pas laisser de cicatrices visibles. Naturellement outre le microcautère, il est absolument nécessaire pour les dermatologistes d'avoir recours au Paquelin ordinaire pour les interventions chirurgicales moins délicates, et cela sous les deux formes les plus usuelles, de la lame large, en forme de spatule, et de pointe simple aussi fine que possible ; je les désignerai dans les passages suivants, pour les distinguer du microcautère, sous les noms de macrocautères plats et macrocautères pointus.

Relativement à l'action de ces cautères modernes, il faut en général distinguer entre la brûlure simple, au moyen de laquelle on détruit complètement les produits pathologiques, et la brûlure qui n'est que l'introduction à un autre traitement. Dans le premier cas, nous attachons toute l'importance à la cautérisation en elle-même, dans l'autre à la réaction consécutive et si importante du tissu. Pour les cas de la première espèce, le macrocautère convient le plus souvent; pour ceux de la deuxième, le microcautère.

Enfin il existe encore une modification du Paquelin qui consiste en ce que la prise d'air qui, d'ordinaire, se trouve au bord

---

années, un cône de cuivre est fondu dans le cône de platine et celui-ci porte une pointe fine, flexible, de platine iridié, d'environ 1 centimètre de longueur qui, par son élasticité, s'adapte assez bien à la courbure du follicule pileux.

postérieur du prolongement métallique, est portée à la pointe du cautère. Mais nous ne cautérisons pas avec le platine rougi mais avec l'air chaud qui s'échappe; c'est la forme la plus simple et la plus commode du cautère à air chaud[1].

Il remplace avec avantage le macrocautère large dans les cas où il s'agit d'une cautérisation en surface, superficielle, particuculièrement chez les malades timorés qui craignent le contact direct du fer rouge, par exemple dans les cas de verrues séborrhéiques plates des personnes âgées, dans les chancres mous qui ne sont pas justiciables de l'excision.

DE L'ACTION DE LA CAUTÉRISATION COMME TRAITEMENT ESSENTIEL

1° DESTRUCTION DE LA COUCHE CORNÉE ÉPAISSIE. — Comme nous possédons de très bons et très nombreux médicaments kératolytiques, le macrocautère large n'est jamais que notre ultimum refugium pour le but désigné ci-dessus. Dans les eczémas kératoïdes rebelles, principalement quand ils sont, comme à l'anus, accompagnés d'un prurit intolérable, c'est la sédation instantanée du prurit si pénible pour le système nerveux qui, dans les cas graves, nous fait d'abord avoir recours au macrocautère. Avec l'anesthésie d'infiltration, l'opération est terminée en quelques minutes; la guérison de la plaie se fait surtout en ajoutant l'action de l'acide salicylique et du goudron.

Dans l'hyperkératose sous-unguéale, l'intervention du macrocautère est motivée par la persistance des récidives et la nécessité, après l'enlèvement de l'ongle, d'un traitement rapide avant que le lit de l'ongle soit de nouveau recouvert par la substance unguéale.

Il en est de même des cas graves de leucoplasie étendue de

1. Unna. *Ein einfachen Heissluftbrenner*. Monatshefte f. prakt. Dermatologie, t. XXVIII 1899, p. 352.

la muqueuse buccale, tandis que des plaques de lichen fortement kératinisées ne sont justiciables de ce traitement que lorsqu'elles se montrent réfractaires à tous les autres médicaments.

2° CAUTÉRISATION DES TUMEURS. — Ici également, et en raison de l'économie de temps, le macrocautère large joue un rôle bien connu. Parmi les lésions dermatologiques, il faut surtout tenir compte des suivantes : petits angiomes, lymphangiomes et nævi angiomateux, ensuite affections tuberculeuses, lupus et scrofuloderme et parmi les lésions lépreuses les lépromes de la peau. Dans ce cadre rentre aussi l'escarrification superficielle de l'ulérythème centrifuge, quoique après cette intervention, le traitement consécutif ne soit jamais sans importance; il n'en est d'ailleurs pas autrement pour le lupus, dans lequel la cautérisation ne détruit jamais en une fois tous les petits foyers tuberculeux disséminés dans la peau saine, et par conséquent on ne peut pas laisser de côté le traitement complémentaire malgré la cautérisation la plus attentive. Dans les très petits angiomes et foyers lupiques, il faut remplacer le macrocautère large par le macrocautère pointu.

3° CAUTÉRISATION A TRAVERS LES PARTIES SAINES ENVIRONNANTES. — Ici le macrocautère large remplace le bistouri et agit en même temps comme hémostatique, soit qu'il s'agisse de l'ouverture d'abcès et de bubons, soit de l'énucléation non sanglante de petites tumeurs malignes, spécialement de carcinomes, entourées de gros vaisseaux sanguins, ou de la section du pédicule dans les fibromes, lipomes, angiomes, nævi pédiculés, etc. Dans les très petites tumeurs de ce genre, on emploie de préférence le microcautère, dont la pointe est recourbée en forme de crochet.

Nous cherchons à provoquer, à côté du résultat momentané de la cautérisation, la réaction du tissu :

1° *Par l'oblitération des vaisseaux*. — Le microcautère trouve son plus grand triomphe dans l'oblitération rapide et certaine des vaisseaux excessivement dilatés, aussi bien de la rosacée séborrhéique que dans les petites angiectasies et dans les angiomes. L'action rapide du microcautère, même lorsque on le fait passer légèrement sur la couche cornée le long des vaisseaux sans les atteindre, devient compréhensible par le fait[1] que dans le voisinage de cette cautérisation les fibres collagènes se tuméfient aussitôt fortement et oblitèrent complètement les vaisseaux sanguins situés dans leur territoire. Ensuite on peut très bien, par l'éloignement de toute hyperémie artificielle en ce point (lavage et friction) et par l'emploi de médicaments de dessication et de réduction (poudre, ichtyol), transformer la suppression passagère de la lumière des vaisseaux en une oblitération durable.

La supériorité de ces petites opérations sur l'incision et la piqûre des vaisseaux est évidente, et par suite rentre dans la pratique journalière.

2° *Par le traitement des follicules.* — Le microcautère a pris dans ces derniers temps une place non moins grande dans le traitement de toutes les folliculites rebelles. Il est à priori évident et confirmé par une expérience étendue que l'on peut détruire de la façon la plus rapide et la plus sûre par une piqûre avec le microcautère les organismes de l'acné, les cocci du furoncle et des différentes variétés d'impétigo, puisqu'ils envahissent le centre des foyers folliculaires affectés. Mais tant que nous n'avons possédé que le Paquelin dans sa forme classique, on ne pouvait penser à généraliser son emploi dans ce sens. D'ailleurs la première forme du microcautère n'était pas très appropriée à ce but, attendu que l'aiguille de cuivre employée primitivement perdait chaque fois qu'on la chauffait une faible couche d'oxyde et qu'on devait au début la prendre un peu trop

---

1. *Histopathologie der Haut*, p. 82.

épaisse, ce qui occasionnait dans la cautérisation des follicules de fines cicatrices. Quand après un long usage, elle avait atteint une finesse suffisante, elle ne possédait plus assez de force de résistance pour pénétrer dans la profondeur du follicule. Cela a changé grâce à l'emploi de l'aiguille en platine iridié; elle conserve constamment le même calibre et suit la courbure du follicule, en vertu de son élasticité. Par conséquent, on peut employer le microcautère dans sa forme actuelle, non seulement pour le traitement de toutes les folliculites rebelles, mais aussi pour l'épilation des poils de la barbe, et des poils des nævi, avec oblitération durable des follicules. Il est seulement nécessaire de laisser l'aiguille un peu plus longtemps dans le follicule. Le microcautère possède une action d'abord désinfectante, et ensuite oblitérante pour les petites fistules, les conduits parauréthraux, etc.

Dans tous ces cas, la destruction de l'épithélium détermine l'adhérence ultérieure des parois de tissu conjonctif. Mais nous pouvons aussi atténuer cette action, de façon à ce qu'il ne se produise qu'une diminution des orifices folliculaires trop dilatés, ce qui détermine déjà le gonflement du tissu collagène au contact du microcautère. On utilise cette action par exemple dans le traitement de la cautérisation ponctuée du nez et des follicules béants des séborrhéiques.

3° *Par destruction du pigment.* — Le microcautère a trouvé un troisième emploi dans le traitement des affections pigmentaires ponctiformes, avant tout dans celui des nævi pigmentaires. On détruit le pigment et les poils pigmentés par des piqûres superficielles et profondes avec le microcautère. La légère inflammation qui se produit fait disparaître le pigment carbonisé et éventuellement les reliquats de pigment situés plus profondément, de sorte que cette intervention extrêmement superficielle est d'ordinaire suivie d'une guérison absolue.

Relativement aux indications de l'électrolyse, je renvoie aux

traités de chirurgie; dans la dermatologie, cette intervention a
dû céder au microcautère la plus grande partie de son domaine
et même en partie l'épilation. Les indications dermatologiques
les plus importantes de l'électrolyse sont encore aujourd'hui les
nævi angiomateux et les angiomes volumineux, attendu que
le courant électrique exerce sur ces tumeurs une action à distance plus favorable que la chaleur.

11. — MÉDICAMENTS SPÉCIFIQUES

Comme il a été dit dans l'introduction, notre classification des médicaments dans le traitement des maladies de la peau repose sur les rapports qui existent entre les remèdes, d'une part, et les éléments anatomiques de la peau de l'autre, que ces derniers soient à l'état physiologique ou pathologique. Nous cherchons surtout, par un groupement synoptique des nombreux médicaments autour d'une indication fixe se rattachant à ces éléments, à approfondir les rapports légitimes entre les remèdes et les éléments, autrement dit, à légitimer notre thérapeutique. Mais ce serait certainement trop exiger de ce système si nous voulions admettre que le trésor surabondant de nos médicaments est divisible par ces indications choisies arbitrairement et de nombre limité, et si nous voulions essayer de faire à tout prix cette répartition. Il faut toujours qu'il y ait un reste indivisible, car, comme praticiens, nous savons très bien que nous employons quotidiennement de nombreux médicaments qui ne s'appliquent nullement aux éléments isolés de la peau, mais bien plutôt par delà ces éléments et, sans en tenir compte, aux causes spécifiques ou connues des maladies de la peau, causes pour lesquelles il n'y a naturellement pas de place dans notre système.

Ces remèdes toutefois ne sont pas nombreux ; le compte en est facile à faire. Mais ils sont d'autre part l'orgueil de la médecine, le fond de réserve inviolable qui est opposé aux dédains qui s'élèvent constamment contre les vicissitudes de notre art,

comme une preuve incontestable de l'utilité réelle de la thérapeutique. Le mercure et l'iode contre la syphilis, la vaccine
contre la variole, forment, malgré l'obscurité impénétrable de
leurs rapports réciproques, l'orgueil justifié du praticien. L'en-
thousiasme général du monde médical pour les nouvelles antitoxines de la sérothérapie démontre que la découverte de nouveaux spécifiques, malgré les ténèbres qui entourent leur influence de deux côtés, est regardée comme le couronnement de
toute la thérapie médicale. Et avec raison, puisque le but final
de la médecine est de guérir.

Mais la médecine cherche également avec raison à supprimer
ce point de vue primitif de l'art médical par des recherches
incessantes, à faire disparaître le fait thérapeutique isolé et absolument incompréhensible dans son isolement en le rangeant
sous des indications connues. Le chapitre des spécifiques n'est
donc pour la science médicale que provisoire et pour la systéma-
tisation un mal nécessaire.

La perspicacité la plus haute du penseur, ainsi que l'instinct le
plus aiguisé de l'homme, s'efforcent simultanément d'apporter à
ce chapitre de nouveaux trésors de guérison ; mais le médecin,
comme naturaliste, ne connaît pas de but plus élevé que d'ajouter le médicament ainsi éprouvé par la voie de l'analyse pharma-
codynamique à un groupe d'ordre supérieur et de le rendre ainsi
compréhensible au médecin éclairé en le dépouillant de son
efficacité spécifique.

Comme on le voit, notre système conduit directement à une
définition des spécifiques sur la nature desquels les savants ne
pouvaient jamais s'entendre jusqu'à présent. Les médicaments spécifiques sont simplement ceux qui ne conviennent pas
à notre système ; ce sont ceux qui s'imposent immédiatement
au médecin praticien comme curatifs, quand il ne s'occupe que
du diagnostic, sans voir le malade et que, en dehors de la constatation locale, il cherche à trouver une indication exacte pour

son intervention. Dès que la science sera à même d'expliquer le rapport précis d'un tel spécifique avec un élément anatomique de l'affection en question, que ce soit l'élément d'un tissu ou un parasite étranger à la peau, il cessera d'être spécifique et il entrera dans la série des médicaments appartenant à une série systématique.

Un exemple pourra rendre clair ce qui précède. Le salicylate de sodium a été regardé pendant longtemps comme un spécifique de l'urticaire ; mais une expérience plus étendue montre que l'on pourrait tout aussi bien le considérer comme spécifique de l'érythème multiforme, de l'érythème noueux, de la plupart des érythanthèmes, des œdèmes spasmodiques de la peau et même de la sclérodermie. De là est résulté un rapport plus étroit entre l'étude de ce médicament et celle des maladies des vaisseaux de la peau, particulièrement de celles dans lesquelles on observe une tension veineuse intense. Par là, le salicylate de sodium se sépare de la série des spécifiques, et nous nous en occuperons à propos de l'œdème spasmodique et des maladies inflammatoires des vaisseaux. Nous comprenons donc pourquoi nous n'avons affaire en dermatologie qu'aux spécifiques internes, car avec les remèdes employés extérieurement, on s'est si bien documenté, même à l'œil nu, sur leur mode d'action, que nous ne pouvons pas hésiter longtemps sur la place qu'on doit leur donner dans le système anatomique. Il y a naturellement dans ce contrôle continu une condition importante pour former tout thérapeute et un avantage inappréciable de la dermatologie sur les autres spécialités.

Comme spécifiques des maladies de la peau, j'étudierai actuellement les médicaments suivants :

1° *L'action du mercure sur les syphilides.* — L'agent encore inconnu de la syphilis [1] est incontestablement influencé directe-

---

1. On sait aujourd'hui que c'est le spirochète pallida, trepanoma pallida (Schaudinn).

ment par le mercure. Cette conclusion est absolue d'une part,
parce que toutes les préparations mercurielles sans exception,
le perchlorure comme le chlorure, les combinaisons avec les
acides minéraux aussi bien que les oléates et les albuminates,
exercent la même action que le mercure libre ; d'autre part cette
conclusion est appuyée par les résultats de l'analyse histologique
des syphilides de la peau traitées par le mercure [1]. On voit ici
que, dans la disparition de la papule syphilitique sous l'influence
du mercure, ce n'est pas tout d'abord le produit de réaction de la
peau, se manifestant sous forme d'un plasmome solide, contenant
des cellules géantes, qui diminue ; mais la dépression de la papule
n'est que la conséquence du rétrécissement des vaisseaux sanguins et lymphatiques dans le territoire vasculaire enflammé,
tandis que les cellules de plasma sont encore conservées, même
si cliniquement il ne reste de la papule qu'une tache foncée.
Après coup seulement surviennent aussi des modifications
notables dans l'état cellulaire des papules.

Cette série de phénomènes ne peut se comprendre que par
l'influence directe du mercure sur l'agent de la syphilis existant
dans toutes les papules, dont la disparition est liée à la diminution des symptômes inflammatoires aigus ; le produit de réaction
de la peau ne disparaît que secondairement et seulement en
partie.

2° *L'iode, son action sur la syphilis tertiaire et les engorge-
ments ganglionnaires.* — L'action systématique de l'iode sur les
éléments cellulaires de la peau [2] ne fournit aucun point de
repère pour expliquer l'influence rapide et directe de l'administration interne de l'iode sur les produits tertiaires de la
syphilis. Quand même il existerait en réalité une séparation
aussi étroite entre l'action antibactérienne et antitoxique dans

1. Unna. *Ueber den Einfluss des Quecksilbers auf das papulöse Syphilid*, Arbeiten aus der Klinik, 1892-1893. Hirschwald, Berlin, 1894.

2. Engmann, *Ein Beitrag zur Histologie der Ioddermatitis*, Monatshefte f. prakt.
Dermatologie, 1893, t. XVII, p. 353.

la syphilis, que *Finger* le prétend, et quand même l'iode n'agirait que comme antitoxine, son action aiguë spéciale sur les syphilomes (par exemple en opposition aux produits tuberculeux et lépreux) resterait complètement obscure ; elle est donc pour nous beaucoup trop « spécifique. » Un fait analogue se produit dans la mystérieuse et favorable influence de l'usage externe du vasogène iodé dans les tumeurs ganglionnaires. Dans ce cas aussi nous ne comprenons pas l'action connue de l'iode sur la peau, car l'iode du vasogène iodé agit à travers la peau et pas du tout sur la peau elle-même, et c'est pour cela que nous ne sommes pas capables de nous en rendre compte.

Malgré l'emploi externe nous sommes ici en présence d'une énigme comme pour les spécifiques internes.

3° *Arsenic, son action dans les affections de la peau et des ganglions.* — Nous nous sommes ralliés, en parlant de l'arsenic comme agent caustique, à la théorie de *Binz* et de *Schulz* et nous avons pu par suite faire rentrer dans notre système l'arsenic employé à l'extérieur. Mais l'administration interne beaucoup plus importante de ce remède dans les maladies de la peau défie encore toute théorie.

Nous savons que l'arsenic n'agit pas favorablement ou même a une action nocive dans les catarrhes humides de la peau et les dermatoses pustuleuses, et nous pouvons expliquer éventuellement cette proposition par la théorie ci-dessus, car il pourrait encore augmenter la forte oxydation du tissu de ces parties de la peau. Mais ici le pemphigus fait une exception sérieuse, car l'arsenic agit comme un véritable spécifique.

D'autre part, l'arsenic est l'agent thérapeutique par excellence des maladies de l'épithélium, des catarrhes secs de la peau et des affections squameuses, du psoriasis, du lichen plan, des lésions unguéales qui s'accompagnent d'hyperkératoses, de l'acné.

Il semble donc qu'on devrait donner raison aux pharmacologues qui attribuent à l'emploi interne de l'arsenic un arrêt des processus d'oxydation, en ce sens que la desquamation est une conséquence du ramollissement inflammatoire antérieur et de la suralimentation des cellules épineuses.

La kératose arsenicale s'expliquerait alors comme un processus excessif de réduction dans l'épithélium.

Si on compare ces deux séries, il est impossible de regarder systématiquement à l'heure actuelle l'arsenic comme un médicament interne de la peau. Un remède qui agit sur l'épiderme et a une action curative aussi bien sur le pemphigus que sur le lichen, se révèle déjà par là comme un véritable spécifique.

Cette mystérieuse spécificité est encore augmentée si nous tenons compte de l'influence curative incontestable de l'arsenic sur les tumeurs du tissu conjonctif, à savoir les lymphomes et les sarcomes. Il faut toujours de nouveau admettre que dans ces diverses affections, l'arsenic n'agit pas par son action sur des éléments quelconques du tissu de la peau, mais par son intervention sur des facteurs différents d'importance qui nous sont encore complètement inconnus, donc d'une manière spécifique. Ce sont peut-être les agents infectieux de ces maladies, peut-être aussi des processus non observés jusqu'à présent dans le tissu de la peau. Je veux indiquer ici un facteur de ce genre, trop peu connu jusqu'à présent, et qui serait accessible à un examen histologiqne. La pharmacodynamie nous montre différents rapports de l'arsenic avec les graisses de la peau. L'usage de l'arsenic rend le poil plus brillant, le panicule plus résistant; le premier de ces faits indique une hypersécrétion de la graisse des glandes sébacées, le dernier de celle de la graisse des glandes sudoripares. Mais si la production de graisse des cellules ganglionnaires est excitée, un processus analogue pourrait aussi avoir lieu dans tous les épithéliums de revêtement. Les recherches de *Ranvier* et de *Buzzi* nous ont appris que l'éléidine de la couche cornée qui

procède vraisemblablement de la kératohyaline est une graisse,
quoique certainement elle ne soit pas de la lanoline comme le
pensaient quelques savants de Berlin. Il ne serait pas impossible que la production de l'éléidine ne fut augmentée par l'arsenic dans la même proportion que celle de la graisse des glandes
de la peau. Un semblable processus devrait pouvoir se démontrer histologiquement et expliquerait la kératose arsenicale et
la salutaire influence de l'arsenic sur différents catarrhes de la
peau, peut-être même sur le pemphigus.

Quoiqu'il ne s'agisse ici que d'une simple hypothèse, elle est
pourtant sans danger, car on peut la réfuter par des méthodes de recherches connues ; mais en second lieu, elle est propre
à démontrer comment, par son rapport avec des éléments déterminés de la peau, un spécifique obscur peut devenir, dans certaines circonstances, un médicament systématiquement utilisable et
théoriquement intéressant.

4° *Carbonate d'ammonium, son action sur l'érysipèle.* —
Après que *Roth* en 1882[1] eut recommandé chaudement l'emploi interne du carbonate d'ammonium dans l'érysipèle, je
l'ai utilisé également avec de bons résultats; comme nous
connaissons l'agent infectieux de l'érysipèle, il faut admettre
l'influence directe des médicaments sur ce microbe. Il y
aurait un grand intérêt théorique et pratique à étudier cette
influence. On ne connaît pas encore le mode d'action du carbonate d'ammonium. Peut-être agit-il comme un alcali énergique, en augmentant l'alcalescence du sang. Il devrait par conséquent être efficace contre d'autres bactéries qui passent dans
le sang, et il deviendrait ainsi un remède organique important.
Cette question est accessible à l'expérimentation bactériologique.
Jusqu'à ce qu'elle soit résolue, le carbonate d'ammonium reste
un spécifique.

---

1. Voir Monatshefte f. prakt. Dermatologie, 1882, t. I, p. 256.

5° *Préparations de glandes thyroïdes, leur action sur le myxœdème.* — Ici l'effet curatif est aussi solidement établi que celui de notre ignorance sur le mode de cette action curative.

6° et 7° *Huile de chaulmoogra et baume de gurjun, leur action sur la lèpre.* — Depuis que j'ai pu démontrer [1] que le bacille de la lèpre se compose en grande partie de graisse, l'action des médicaments huileux dans cette affection est devenue un peu plus compréhensible, mais pas assez pour expliquer l'influence favorable certaine de ces graisses.

8° *Huile de foie de morue, son action sur les affections tuberculeuses de la peau.* — On a cherché autrefois à rapporter l'action curative, anciennement connue de l'huile de foie de morue dans la tuberculose, aux acides gras de cette huile, et cette opinion serait jusqu'à un certain point justifiée en ce que différents auteurs ont découvert récemment en même temps un contenu graisseux important dans les bacilles tuberculeux. Mais si on a cru pour ce motif pouvoir remplacer l'huile de morue par des graisses quelconques, on négligeait le fait qu'il doit exister en outre dans cette huile un agent spécifique que jusqu'à présent les pharmacologues n'ont pas pu déceler.

9° *Produits des bacilles tuberculeux, leur action sur les affections tuberculeuses de la peau.* — Dans les expériences de diagnostic qui ont pour but de déceler des foyers tuberculeux au moyen de la tuberculine, on a eu l'occasion de se rendre compte du mystère grandiose de l'action spécifique, mais on a appris en même temps que l'action spécifique et la guérison ne sont pas synonymes [2]. Dans l'intervalle, on a essayé avec plus ou moins de succès, d'enlever à la tuberculine sa spécificité comme moyen de diagnostic, soit en la trouvant efficace dans

---

1. *Histopathologie der Haut*, p. 609.

2. Unna. *Ueber die Verwendung des Tuberculins bei der Lupusbehandlung u. einige neue Mittel gegen Lupus*, Monatshefte f. prakt. Dermatologie t. XII, 1891, p. 341.

Unna. *Ueber Tuberculinseife*. Deutsche Medizinal-Zeitung, 1899, n° 80.

d'autres affections, soit en découvrant d'autres substances qui provoquent des réactions semblables. Toutefois l'histochimie doit encore beaucoup progresser jusqu'à ce qu'elle puisse réussir à systématiser la tuberculine et à la détrôner comme spécifique.

12. — MOYENS PROPHYLACTIQUES

Dans tous les domaines de la médecine, l'importance de la prophylaxie croît de jour en jour ; elle pourra, dans l'avenir, remplacer une grande partie de la thérapeutique actuelle. Comme il s'agit ici de prévoir une maladie possible, donc de connaître non seulement à fond cette dernière et ses conséquences, mais encore les conditions de son développement, la prophylaxie des maladies de la peau qui, dans le sens le plus large du mot, se confond avec l'hygiène de la peau, restera toujours le domaine des médecins consciencieux comme dans les autres branches de la médecine. Mais il y a toujours des techniciens qui appliqueront l'hygiène à leur manière. Par conséquent, il est indispensable de réunir brièvement les indications principales dont la prophylaxie doit tenir compte.

a) *Propreté de la peau.*

Chez les anciens peuples civilisés, le bain journalier et les onctions fréquentes du corps et de la chevelure avec des pommades parfumées étaient non seulement un élément principal de l'hygiène générale, mais constituaient certainement aussi une hygiène spéciale excellente de la peau, organe auquel bien entendu on donnait généralement alors une attention beaucoup plus grande qu'on ne le fait aujourd'hui.

Les bains dispendieux des Romains ne sont à présent remplacés qu'insuffisamment par les salles de bains des gens riches et les bains populaires. Il en sera ainsi tant que partout le principe du bain ou du lavage quotidien de tout le corps ne sera pas devenu d'un usage général ; dans les familles anglaises riches, il a été assez généralement adopté.

Pour la guérison de la plupart des maladies de la peau, l'usage de l'eau et du savon n'est nécessaire que d'une manière intercurrente, et les dermatoses peuvent, à peu d'exceptions près, guérir sans bains, avec l'aide de lavages temporaires. Mais l'usage journalier de l'eau et du savon pour tout le corps est absolument nécessaire pour tout malade atteint d'une affection de la peau, après la disparition de la maladie. La certitude de la guérison complète augmente proportionnellement avec la possibilité de joindre au traitement proprement dit une hygiène durable de ce genre. Dans les cas où des circonstances extérieures, ou une sensibilité exceptionnelle à l'eau, ne permettent pas l'usage des bains journaliers, la probabilité des récidives est incomparablement plus grande.

Parmi les facteurs du bain journalier, il faut placer en première ligne l'emploi du savon ; il est facile de comprendre que les savons favorisent la desquamation insensible de l'épiderme et que les cellules épidermiques qui se détachent en plus grande quantité sont remplacées par une néoformation plus abondante des épithéliums. C'est en cela que consiste le premier facteur hygiénique important ; les germes parasitaires qui sommeillent sont éloignés, des cellules jeunes plus résistantes remplacent les anciennes. En deuxième ligne, il faut tenir compte du rafraîchissement par le bain et de la dilatation vasculaire consécutive augmentée par la friction ; il y a là une gymnastique vaso-motrice et sécrétoire de la peau qui accroît également sa force de résistance.

Il faut toutefois ajouter cette restriction que là où il subsiste encore des affections parasitaires quelconques de la peau, on peut, en l'essuyant, amener de nouvelles poussées, ce qu'on oublie généralement dans les reliquats de furoncles. Il ne faut

recourir aux soins énergiques de la peau par les bains qu'après
la guérison complète des dermatoses.

D'autre part, les savons agissent non seulement comme
kératolytiques, mais aussi en enlevant la graisse. Mais la graisse
naturelle de la peau constitue sa meilleure protection. Dans les
cas où on peut compter sur un remplacement abondant de la
graisse qui a été soustraite à la peau, il n'y a pas lieu de renoncer à l'usage fréquent des savons. Par contre, dans ceux ou
l'état gras de la peau est faible, les savons rendraient l'épiderme rude et par conséquent prédisposeraient à l'introduction
des agents d'infection. Dans tous les cas, il faut préférer l'emploi
des savons surgras [1] aux savons ordinaires. Ils augmentent la
desquamation insensible sans enlever à la peau sa graisse. Précisément pour l'hygiène de la peau, après la guérison des
dermatoses, les savons surgras médicamenteux [2] sont spécialement indiqués, tandis qu'ils n'ont une action curative que dans
un petit nombre d'affections de la peau. On prescrit habituellement comme cure complémentaire le remède qui a donné les
meilleurs résultats dans la guérison de la dermatose, sous forme
d'un savon surgras à employer dans les lavages et les bains.

Outre la propreté de la peau, les soins des parties velues
du corps, et avant tout du cuir chevelu, ont pour la prophylaxie la plus grande importance. Ce n'est que la connaissance
du grand rôle que la séborrhée dite sèche de la tête joue dans
le développement de l'eczéma séborrhéique du reste du corps
qui nous a indiqué l'importance du cuir chevelu comme repaire
des différents parasites de la peau. Depuis, il est devenu assez
généralement usité dans tout eczéma et dans tout psoriasis
d'examiner aussi le cuir chevelu et d'y traiter en même temps
un pityriasis éventuel. Mais aujourd'hui encore on attache trop
peu d'importance à la prophylaxie des eczémas et des psoriasis

1 et 2. Unna. *Ueber medicinische Seifen.* Volkmann's Sammlung Vorträge,
n° 252.

qui, dans un très grand nombre de cas, nécessite uniquement
de mettre la tête à l'abri des germes parasitaires. L'anamnèse des
récidives, après le traitement des eczémas et des psoriasis généralisés, montre toujours que les premières efflorescences igno-
rées intentionnellement sont survenues sur le cuir chevelu,
avant que leur apparition sur le reste du corps pousse les
malades chez le médecin. Chez les enfants, une séborrhée
sèche ou pityriasis de la tête est supportée intentionnellement pendant des années et est regardée comme une chose
insignifiante, tandis qu'un traitement prophylactique de ces
affections en temps opportun éviterait tous les eczémas,
psoriasis, alopécies, affections rosacées ultérieurs. Dans toutes
les familles où la peau des parents ne présente, ne serait-ce que
la trace la plus légère de ces affections, c'est un devoir pour le
médecin d'insister sur le traitement précoce de la séborrhée sèche
et des eczémas séborrhéiques de la tête des enfants et, après leur
guérison, de continuer pendant longtemps de soigner le cuir chevelu avec de la graisse et du savon. Car les enfants qui en sont
atteints deviendront certainement plus tard des candidats aux
catarrhes de la peau mentionnés plus haut, dans le cas où on
n'a pas commencé de bonne heure les soins en question et où
on ne les a pas continués.

b) *Elimination des sécrétions de la peau.*

Ce sont non seulement les ennemis extérieurs de la peau dont
nous devons combattre les colonies avec de l'eau et du savon,
avant qu'elles aient eu le temps d'amener une maladie sérieuse
de la peau. Les produits mêmes de la peau (et des muqueuses)
ont, comme on le sait, une action nocive sur elle et par là préparent souvent le terrain pour la colonisation ultérieure des
parasites de la peau. Nous les avons déjà mentionnés en parlant
des moyens de revêtement; ici nous n'avons qu'à nous en occuper
au point de vue prophylactique. Comme les sécrétions qui

séjournent sur la peau macèrent la couche cornée, l'emploi irré-
fléchi de l'eau et du savon ordinaire n'est pas ici indiqué. Chez
les enfants, il faut nettoyer les plis de la peau qui sont prédisposés à l'intertrigo, de préférence avec un mélange d'huile de
lin et d'eau de chaux, et ensuite employer avec prudence le savon
surgras d'ichtyol, tout d'abord avec poudrage consécutif. Chez
les adultes, on obtient de très bons résultats en lavant chaque
jour les plis de la peau avec le même savon et en essuyant
ensuite la mousse à sec. Cette simple prophylaxie est particulièrement importante chez les personnes obèses, paralysées et
prédisposées au décubitus.

La chemise de laine favorise essentiellement l'action nocive
des sécrétions de la peau. Ce n'est pas sans raison que les
Anglais ont appelé l'eczéma séborrhéique du tronc — flanell
rash. — Dans les cas où on préfère la chemise de laine qui
est plus chaude, il faut avoir d'autant plus soin de tenir la
peau sous la chemise indemne de parasites. Il y a entre la
sécrétion sudoripare grasse dont il est question ici et la formation d'un pannicule épais un rapport physiologique important.
Les intertrigos ne jouent, comme on le sait, leur principal rôle
que chez les adultes gras et les nouveau-nés ; chez ces derniers
le pannicule est encore beaucoup plus développé en comparaison de la peau que chez les adultes les plus obèses. Dans les
deux cas, l'abondante sécrétion des glandes sudoripares constitue l'intermédiaire soit vers l'extérieur, soit dans la direction du
tissu graisseux.

Il est donc absolument rationnel chez les adultes qui ont une
grande tendance à l'intertrigo, de prescrire des cures de réduction pour amener la guérison. Or, si ces cures rendent la peau
réellement plus sèche, il est évident qu'elles agissent sur la
couche de la graisse externe et interne de la peau même, à savoir
la sécrétion grasse des glandes sudoripares.

Il faut donc regarder les hydrates de carbone, pris en excès,

non seulement comme favorisant l'obésité, mais encore l'hypersécrétion graisseuse des glandes sudoripares. Une cure de l'obésité modérée par la méthode de *Banting* ou d'*Ebstein*, en même
temps qu'un massage méthodique de la peau, combattent aussi
la tendance à l'intertrigo, mais non l'eczéma intertrigineux
floride.

A cette première mention d'une prescription de régime, je voudrais ajouter aussi en appendice quelques remarques sur le
régime dans les maladies de la peau[1], car le caractère essentiellement négatif de cette diète ne permet pas d'en faire mention
chaque fois pour chacune des affections auxquelles elle convient.

Du régime dans les maladies de la peau.

Il n'y a pas de régime spécifique pour les malades de la peau,
c'est-à-dire de régime guérissant seul une dermatose sans
traitement médicamenteux. Avec des prescriptions de régime,
on tourmente inutilement la plupart des personnes atteintes de
maladies de la peau et qui souffrent de dermatoses rebelles ; elles
ne les aident en rien. Il est extrêmement rare que des boissons
et des aliments déterminés comme le fromage, le homard, l'alcool provoquent une aggravation, par voie réflexe, par orgasme,
trouble de sécrétion ou par action toxique directe sur le tissu
de la peau ; dans ce cas, le malade est habituellement et certainement mieux renseigné que le médecin qui doit interroger,
mais non défendre de parti pris. Avec une observation clinique
exacte, la plupart des cas de ce genre se résolvent encore en
auto-suggestions auxquelles on tient mais qui ne reposent sur
rien.

Par contre tout dermatologiste cherchera à faire disparaître
en même temps ou auparavant, comme il est facile de le comprendre, les maladies de nature constitutionnelle et les affections

---

1. Mon système ne comporte pas ce chapitre, mais simplement quelques prescriptions de régime sont indiquées par des états déterminés de la peau.

organiques qui les compliquent et rendent la guérison difficile. Ici, il faut surtout tenir compte des états suivants : l'obésité, chez les séborrhéiques et les eczémateux, l'anémie, dans les eczémas prurigineux, la goutte, dans les eczémas psoriasiformes, la constipation et les fermentations intestinales anormales, dans les érythanthèmes, l'urticaire et le lichen urticatus. Le traitement de ces complications, en tant qu'il doit être dirigé par le régime, ne diffère pas du traitement de ces mêmes affections comme maladies indépendantes, et il faut l'étudier dans les chapitres qui les concernent.

Par conséquent, si à un malade atteint d'une affection de la peau, on prescrit ou on défend dans certains cas les féculents, les aliments gras ou la viande, cela dépend de sa constitution et de ses habitudes de vie journalières, et non de la nature de la maladie spéciale de la peau dont il est atteint.

c) *Traitement d'une faiblesse vaso-motrice de la peau.*

Des troubles de circulation occasionnent dans beaucoup de cas l'apparition de maladies de la peau et sont la cause de leur grande résistance au traitement. L'anémie dispose à l'acné et aux eczémas prurigineux ; les hyperémies provoquées artificiellement, d'une manière quelconque, constituent le point de départ de beaucoup d'eczémas et de bon nombre de syphilides. La prédisposition à la congestion passive des membres inférieurs est devenue proverbiale pour l'eczéma. Une hygiène rationnelle de la peau est pour beaucoup dans la disparition de ces troubles de circulation.

Ici aussi, il faut placer en première ligne les bains, non les bains savonneux, mais les bains de rivière froids, les différentes variétés de douches, les bains turcs et russes, les bains de vapeur, et avant tout, les bains de mer, les bains de mer artificiels et les frictions avec les sels de mer. Toutes ces pratiques favorisent l'afflux du sang à la peau, dont ils habituent les vaisseaux aux irritations cutanées qui dépassent la normale à un degré modéré, fortifient les muscles lisses des vaisseaux de la peau et de la peau elle-même. Les bains salés ont encore une influence excitante sur la sécrétion des glandes cutanées.

En second lieu, il faut indiquer le massage avec toutes ses variétés ; il est souvent utile de l'employer avec les bains.

En troisième lieu, il faut indiquer les changements de climat qui paraissent avoir une action réelle sur les vaso-moteurs de la peau et sur lesquels il y a, par conséquent, lieu de faire ici quelques remarques.

Climatothérapie dans les maladies de la peau.

Le climat peut avoir une influence réelle sur les maladies du tégument externe, soit par le degré de chaleur, soit par l'état hygrométrique de l'air. C'est là un point facile à comprendre et qui est bien établi. Cette influence est encore plus grande que ne saurait l'admettre le dermatologiste qui vit toujours dans la même localité, et il s'en rend d'autant mieux compte qu'il a l'occasion de pratiquer dans différents pays, par suite dans différents climats, ou de traiter des malades venant des divers points cardinaux ou du moins beaucoup de voyageurs.

Un exemple généralement connu de l'influence de la chaleur seule, probablement par l'intermédiaire d'une hyperémie et d'une transpiration extrêmement intense, c'est « le lichen tropicus », « le chien rouge », qui atteint tant de voyageurs d'une manière passagère, lorsqu'ils franchissent l'Équateur, ou la mer Rouge, etc. Cependant l'influence du froid humide et de la grande humidité est plus importante aussi dans les climats chauds où elle amène en connexion avec les vents un refroidissement relativement trop fort de la peau.

En Colombie, il est bien connu que les lépreux se trouvent mieux dans les provinces chaudes et sèches que dans les régions humides, de même que dans la zone tempérée ; l'air froid humide du printemps et de l'automne qui augmente la stase, favorise le développement et l'aggravation des lépromes sous-cutanés. Cette même influence du froid humide est encore plus frappante sur les dermatoses de stase proprement dites, les engelures (perniosis) et l'asphyxie de la peau des doigts, des orteils, du nez et des oreilles, et en outre, sur l'ulérythème centrifuge, dont le principal foyer paraît être en Norwège.

Pour toute cette catégorie de dermatoses, le déplacement du malade dans un climat chaud et sec exerce une grande influence sur la guérison.

Par contre, le climat humide, spécialement le climat de la mer et des îles, a une action curative sur le prurigo de Hebra et les eczémas prurigineux.

Toutefois, nous sommes rarement en situation de pouvoir utiliser au point de vue prophylactique un changement de climat.

II

ÉPIDERME

Tous nos médicaments — à la seule exception des médicaments utilisés en injection cutanée ou sous-cutanée et pour le
traitement des ulcères — agissent d'abord et souvent seulement
sur l'épiderme. Cette circonstance passe fréquemment inaperçue
dans la pratique; on compte sur une influence bien connue sur
les états pathologiques de la peau — par exemple d'un emplâtre
mercuriel sur une syphilide — et on a cependant tout d'abord
affaire simplement à l'action du remède sur l'épiderme. Celle-ci
est claire et compréhensible, l'action ultérieure est toujours
obscure en ce que, même si nous obtenons effectivement le
le résultat pratique, nous ne savons pas d'avance, s'il faut le
regarder comme une influence directe du remède sur la peau
— peut-être par des éléments gaséiformes indifférents pour
l'épiderme — ou bien comme une conséquence indirecte de
son action sur l'épiderme ou enfin comme un résultat de ces
deux facteurs réunis. Il en résulte que notre préoccupation la
plus immédiate consiste à rechercher l'action de tous nos agents
et excipients curatifs sur l'épiderme normal et malade, physiquement et chimiquement, macroscopiquement et microscopiquement. Même si nous ne voulons tenir compte que de leurs
actions ultérieures sur les tissus profonds, nous devons étudier
avec soin leur influence directe sur l'épiderme, pour pouvoir
les éliminer de l'action générale. Il y aura lieu par conséquent
d'examiner beaucoup d'indications concernant l'épiderme bien

plus que la peau, et plus nous progresserons dans la connaissance de nos médicaments et de la peau, plus surgiront pour l'épiderme de nouvelles indications thérapeutiques auxquelles jusqu'à présent nous ne pouvons pas encore penser.

Couche cornée

A l'intérieur de l'épiderme, c'est de la couche cornée que l'on peut dire avec raison que c'est à elle que s'adressent presque tous nos remèdes. Par suite, la tâche de l'avenir sera quelque peu simplifiée et facilitée de la façon la plus heureuse, car il s'agit avec la couche cornée d'un tissu relativement simple et assez bien connu. Il consiste, d'après son élément principal, en un seul corps albumineux, la kératine, dont la composition n'est pas très variable et dont les lacunes sont remplies par la graisse naturelle de la peau. Nous avons déjà insisté dans notre introduction sur la nécessité d'étudier dans l'avenir le phénomène de la résorption, en employant comme membrane endosmotique un corps imitant la couche cornée. Nous pouvons ajouter ici que les mêmes recherches seront indispensables à l'étude de l'action physique et chimique de tous nos médicaments et véhicules, qu'ils soient destinés à avoir de l'influence sur la couche cornée ou sur l'épiderme non kératinisé ou encore sur la peau et l'hypoderme, agents de la pénétration des corps gras dans la couche cornée.

13. — AGENTS DESTINÉS A FAIRE PÉNÉTRER DES CORPS GRAS DANS LA COUCHE CORNÉE

La nature arrive par deux moyens très simples à protéger notre corps qui, pour la plus grande partie, se compose d'eau, contre la dessiccation lente et à en empêcher ainsi la momification. Elle provoque sur la surface la plus externe, par le processus spécial de kératinisation, une couche de cellules sèches qui absorbent de la graisse avec avidité, et met à la disposition des membranes cornées trois sources de graisse qui sont en mesure de remplacer sans interruption la perte de graisse : les glandes sébacées pour les cellules pilaires, les glandes sudoripares et l'éléidine pour les cellules cornées de la surface. De cette constatation physiologique résulte déjà l'énorme importance du graissage artificiel de la couche cornée dans les états pathologiques, car tout d'abord la graisse de la peau manque ici dans beaucoup de cas, et d'autre part, même si elle existe en proportion normale, elle est toujours le médicament nécessaire à la couche cornée, et par conséquent a toujours sa raison d'être.

Il n'y a donc rien d'étonnant si les graisses de toute espèce ont de tout temps joué en dermatologie un très grand rôle comme médicaments ou comme véhicules.

On peut en somme attribuer aux graisses une double action : d'une part, elles empêchent la perte de l'humidité spéciale du tissu de la peau, de l'autre la perspiration à travers le tégument externe. Sous le premier rapport, le graissage agit, soit lorsque la couche cornée est conservée, en suppléant à l'absence de graisse de la peau, soit, quand la couche cornée a disparu, comme moyen de revêtement. Relativement à la perspiration, une augmentation de la graisse naturelle de la peau agit à son tour de deux manières ; elle détermine en premier lieu la stase de la perspiration dans les couches profondes du stratum corné et dans le stratum épineux, voire même dans le corps papillaire ; elle occasionne ainsi un gonflement de ces tissus et une action profonde plus grande des médicaments appliqués simultanément. Mais en second lieu le graissage artificiel empêche aussi l'évaporation de la perspiration à la surface et agit par conséquent en réchauffant, en provoquant même dans certaines circonstances, dans les cas où existe de la sensibilité de la peau de la face, de l'hyperémie et de l'œdème, mais en somme comme dans tout apport de chaleur (Voir p. 56) en atténuant et calmant le décours des maladies inflammatoires de la peau.

Comme on le voit, le simple graissage de la couche cornée a un si grand nombre de conséquences importantes, que nous n'avons aucun besoin de l'hypothèse, complètement insoutenable et dûment récusée déjà dans l'introduction, de la résorption des graisses comme base d'une théorie de l'action médicamenteuse. Dans les conséquences mentionnées, liées comme il est facile de le comprendre avec le graissage, il y a pour l'utilité pratique au moins quatre catégories différentes, dans lesquelles des graisses paraissent indiquées : 1° pour remplacer la la graisse de la peau, 2° pour suppléer à l'absence de l'enveloppe de la peau, 3° comme un véhicule le mieux approprié pour nos médicaments, 4° comme médicament indépendant. Ce n'est que pour cette dernière indication qu'il y a lieu de tenir essentiellement compte des propriétés chimiques des différentes graisses, tandis que pour les trois premières indications, les graisses sont principalement précieuses par leurs propriétés physiques.

a) *Graisses comme agents de remplacement de la graisse
de la peau.*

L'indication de faire disparaître une sécheresse exagérée de
la peau par le graissage est très souvent en question, soit dans
les cas de catarrhe sec de la peau de nature très bénigne,
formes légères d'eczéma sec, de psoriasis, d'ichtyose, d'hyperkératose sus-folliculaire, soit dans les cas de rugosité de l'épiderme occasionnée par des savons ou des médicaments à action
siccative, tels que l'oxyde de zinc, le soufre, soit dans les cas
de sécheresse générale congénitale ou acquise de cet organe.

Toutes les espèces de graisse, aussi bien que les substances
de « consistance grasse », c'est-à-dire de ces substances qui
représentent des liquides un peu épais, et par conséquent sont
faciles à étendre sur la peau, peuvent servir à ce but.
Dans ce cas, leur composition chimiqne importe peu, pourvu
qu'elles soient chimiquement indifférentes et possèdent physiquement les deux propriétés de la graisse naturelle de la peau,
à savoir de traverser les enveloppes de kératine des cellules
cornées les plus superficielles et de préparer un obstacle essentiel à l'évaporation de l'eau de la perspiration.

Pour répondre à la première indication, leur point de fusion
ne doit pas être trop élevé ; elles doivent être déjà liquides ou
demi liquides à la température de la chambre ou tout au moins
devenir liquides par la friction à la température de la peau.
Dans les premières rentrent les graisses proprement dites, les
éthers glycérinés des acides gras, les huiles, l'huile d'olive, de
colza, d'amandes, de sésame ; dans les dernières, le beurre,
l'axonge, l'huile de palme.

Toutes ces graisses, à point de fusion peu élevé, se décomposent au contact de la peau en absorbant de l'eau et en se trans-
formant en partie en glycérine et en acides gras correspon-

dant, probablement à l'aide de certains micro-organismes.
Cependant c'est une erreur de croire que les acides gras qui se
développent dans ce processus de rancidité communiquent aux
graisses et aux huiles une propriété particulièrement irritante
pour la peau, car depuis des milliers d'années on n'a fait des
frictions presque qu'avec des graisses à l'état de décomposition,
dont l'action irritante est très exceptionnelle ; de plus les acides
gras purs isolés n'irritent pas de cette manière.

Il y a plutôt lieu d'accuser la soustraction de l'eau qui accompagne cette décomposition hydrolytique ou les petites quantités
de glycérine non aqueuse qui résultent de cette décomposition,
ou bien les décompositions ultérieures des acides gras sous
l'influence de l'absorption de l'oxygène dans des acides gras
inférieurs que l'on reconnaît à leur odeur pénétrante.

Dans la pratique, on a appris à empêcher la décomposition
de ces graisses en les faisant fondre et en les filtrant avec la
résine de benjoin, dont elles prennent les éléments à action
antiseptique, d'abord avec l'axonge (*Wilson*) ensuite avec le
sébum (*Mielck*), et à présent, avec toutes les graisses qui sont
sujettes à devenir rances ; la résine de benjoin remplace les
résines parfumées telles que la myrrhe, l'encens, etc., employées
dans le même but par les anciens auteurs.

Précisément cette tendance à la décomposition a préparé
dans la pratique la voie à l'introduction d'une série d'autres
substances « faciles à étendre », d'abord de la glycérine indécomposable qui est obtenue des graisses. On ne peut toutefois
pas la regarder dans sa forme pure comme un moyen indifférent de graissage, puisqu'elle attire l'eau énergiquement. On
doit la diluer auparavant avec de l'eau en assez grande proportion. On a trouvé un succédané plus convenable dans les substances hydro-carburées liquides et avant tout dans la vaseline
jaune américaine qui, puisqu'elle remplit les deux conditions
principales, est absolument indécomposable et possède, en

outre, un pouvoir élevé d'émulsion pour les médicaments les plus différents, et jouit d'une faveur qui, avec raison, va toujours en augmentant, quoique sa constitution chimique diffère beaucoup des graisses naturelles de la peau.

Sous ce dernier rapport, la technique, en s'appuyant sur la crème employée comme remède de bonne femme, a fait aussi des progrès notables.

La crème, par son excellent mélange de graisse et d'eau, est l'analogue le plus naturel de la graisse des glandes sudoripares, de même que les glandes mammaires et les glandes sudoripares se rapprochent beaucoup histologiquement et au point de vue du développement. La préparation de mélanges semblables pour graisser la peau a, par conséquent, pour nos idées théoriques, quelque chose de très satisfaisant, et pratiquement les temps anciens nous ont précédé par la préparation des différents cold-creams et onguents émollients. Ces préparations contenaient comme substances unissant l'eau et la graisse de l'éther palmitique solide, à savoir sous forme de cire et de blanc de baleine ; dans le second, l'éther palmitique de l'alcool éthylique, dans le premier, l'éther palmitique de l'alcool myricique. Les temps modernes ont enregistré sous ce rapport un progrès considérable par la réintroduction des éthers cholestériques, des acides gras employés déjà dans l'antiquité sous forme de lanoline (*Liebreich*) et d'œsype (*Ihle*). Mais ces deux substances sont encore rejetées à l'arrière-plan par l'adeps lanae (et l'alapurine) de la carderie de l'Allemagne du Nord à Brême (*Taenzer, Sack*) ; par son point de fusion un peu moins élevé, sa viscosité plus faible et sa capacité exceptionnelle pour l'eau, elle a détrôné toutes les autres substances de ce genre. Aussi bien les éthers palmitiques que les éthers cholestériques ne peuvent être transformés en mélanges aqueux que par l'addition d'une graisse ordinaire de glycérine, de la glycérine ou de la vaseline, donc d'une substance de la consistance d'un véritable liniment.

Ces mélanges aqueux qui imitent le mieux la graisse de la peau sont connus déjà parmi les remèdes qui servent au rafraîchissement, comme « pommades rafraîchissantes », et nous les citerons encore souvent dans ce chapitre, attendu que leur emploi est très étendu.

Enfin il faut encore mentionner le rôle que jouent les huiles comme correctifs de ces excipients qui exercent une action siccative sur la couche cornée, c'est-à-dire des savons et de l'alcool. En les ajoutant aux huiles, on obtient le savon surgras qui ne soustrait nullement la graisse cutanée à la couche cornée ; comme addition aux lavages alcooliques des cheveux, on n'emploie que l'huile de ricin qui est la seule soluble dans l'alcool.

Les graisses qui servent à combattre la sécheresse de la peau sont simplement utilisées en frictions ou en badigeonnages. Lors même que ces graisses contiennent une certaine quantité d'eau, elle s'évapore peu à peu, tandis que la graisse est absorbée par les cellules cornées les plus superficielles.

b) *Graisses comme agents de revêtement.*

Comme agent de revêtement, les graisses ont pour but d'empêcher la sécheresse de la peau, soit que des substances externes, qui, dans certaines professions entrent en contact avec elle, aient de la tendance à lui enlever la graisse comme la chaux, le ciment chez les maçons, la lessive de potasse chez les blanchisseuses, soit que la couche cornée manque et que des surfaces épithéliales qui sécrètent, comme dans l'eczéma, ou des surfaces de granulation comme dans le lupus, les ulcères, soient exposées à l'air.

Dans tous ces cas, pour empêcher les actions nocives extérieures, il faut une couche de pommade aussi imperméable que possible qui adhère bien à la surface en général inégale. On peut atteindre ce résultat ou bien en choisissant une graisse solide, fondant difficilement, ou en appliquant une couche épaisse d'une graisse se liquéfiant plus facilement qu'on maintient par des moyens appropriés. On réalise cette dernière méthode d'une manière idéale par des mousselines-pommades, qui peu à peu ont remplacé complètement les compresses enduites de pommades. Avec ces morceaux de mousseline souples et plastiques, imprégnés d'axonge benzoïnée ou de mélanges gras analogues de consistance semblable, on obtient sur les régions les plus compliquées de la peau, tels que le cou, le visage, les oreilles, les organes génitaux, l'anus, les doigts et les orteils, une adaptation exacte, constamment suffisante, qui ne cède même pas aux mouvements prolongés. La dessiccation et la formation des croûtes d'un eczéma humide sont impossibles sous les mousselines-pommades ; il se produit même tout d'abord une stase de l'eau des tissus dans la peau et une augmentation de chaleur, parfois à un tel degré que l'hyperémie augmente, et le revêtement graisseux n'est pas supporté. Cependant le plus souvent, appuyé par des médicaments siccatifs (oxyde de zinc, itchtyol), contenus dans les mousselines-pommades, et par la pression externe des bandes de mousseline ou bien du collodion qui sèche extérieurement les mousselines-pommades, ces revêtements graisseux imperméables agissent dès le début, en calmant et en adoucissant les surfaces sécrétantes de la peau. L'inflammation externe bénéficie en quelque sorte, par les pansements de mousselines-pommades, des avantages des inflammations des organes internes qui n'ont pas à souffrir, sous l'influence de l'évaporation, du rafraîchissement et de la dessiccation consécutives. Il ne se forme pas de nouvelles croûtes et les anciennes sont enlevées avec tous les ménagements possibles par un unique pansement de mousselines-pommades.

On atteint encore fréquemment d'une manière plus primitive le même but avec des masses solides de pommades, qui étendues en couches épaisses sur du lin, sont fixées à des parties circonscrites de la peau ; on s'en sert principalement dans la chirurgie des plaies pour empêcher la dessiccation et la rétention des sécrétions sur les ulcères de jambe. Ici, en dehors de la graisse de mouton et du suint, la cire et le blanc de baleine jouent le principal rôle dans les différents cérats, et ensuite les sels métalliques de l'acide oléique, les divers oléates, parmi lesquels l'oléate d'oxyde de plomb, sous forme de pommade de *Hebra*, qui est la plus importante et la plus usitée. Cette dernière est redevable de sa grande réputation, dans le traitement de l'eczéma, à l'action siccative de l'oxyde de plomb, mais surtout à la consistance visqueuse et à la plasticité des pommades préparées avec l'emplâtre de plomb. La rapidité d'action dans l'eczéma ne peut pas rivaliser dans la plupart des cas avec la pâte de soufre et de zinc ; par contre, elle ramollit l'épiderme et ses produits morbides d'une façon durable et conduit, par conséquent lentement, mais sûrement au but.

Le principe des graisses solides est en revanche utilisé sous forme de crayons de pommades ; c'est de plus la méthode la meilleure marché pour l'emploi des graisses. Ils sont de l'épaisseur et de la longueur du pouce et consistent principalement en cire et en suint, outre le médicament correspondant. Ils conviennent dans tous les cas où il est nécessaire de recouvrir une partie circonscrite de la peau d'un revêtement mince, solide, semblable à de la cire, bien adhérent pour les mains dans les eczémas professionnels, pendant le travail de la journée, pour les plaques d'alopécie en aires du cuir chevelu, quand on les traite avec la chrysarobine, sans qu'elle touche d'autres points de la peau.

Sous ce rapport, la propriété utile du beurre de cacao mérite d'être mentionnée ; à la température de la peau, par exemple, frotté entre les mains, il devient liquide et, à la température de la chambre, il prend de nouveau une consistance semblable à celle de la cire. Cette propriété le rend particulièrement apte à

la préparation de bases de pommades ; il doit à cette même
propriété son emploi fréquent pour les sondes et les supposi-
toires.

c) *Graisses comme excipients.*

Quoique nous ayons dû abandonner la théorie de la résorption des graisses, elles restent cependant, à cause de leur affinité
pour la couche cornée sèche, notre excipient le plus habituel pour
le traitement des maladies de la peau. La question n'en existe
pas moins encore de savoir quelles sont les graisses qui traversent
le mieux la couche cornée. Cette question est particulièrement
importante dans toutes les hyperkératoses et dans toutes les
affections profondes de la peau, c'est-à-dire dans tous les cas où
le médicament trouve les plus grands obstacles pour atteindre
le point où il doit agir. Mais il est remarquable que cette question
facile à résoudre expérimentalement n'ait pas encore été étudiée.
Ici il faut certainement tout d'abord tenir compte de la tension
superficielle de la graisse en question. On sait que, en vertu de
cette tension, une goutte de pétrole pousse devant elle sur une
assiette toute autre goutte d'huile, et toutes les maîtresses de
maison versent goutte à goutte le pétrole dans une serrure
rouillée, parce qu'elles savent que le pétrole trouve son chemin
dans les capillaires les plus étroits. C'est pour cette raison que
nous ramollissons rapidement avec le pétrole les croûtes les
plus dûres du cuir chevelu ; mais on ne paraît pas s'être encore
servi pour un autre but de cette admirable propriété. Les autres
carbures d'hydrogène, la vaseline et les vasogènes, partagent aussi
un peu cette force de pénétration. Parmi les huiles animales qui,
sous ce rapport, se rapprochent le plus du pétrole, il faut mentionner l'acide oléique, l'huile de foie de morue, l'huile de cachalot,
comme toutes les huiles de poisson en général.

On facilite la pénétration des graisses dans la couche cornée
en les mélangeant avec de l'eau, sous forme de pommades rafraî-

chissantes, et avec du savon, sous forme de pommades savonneuses. Pour les premières, il faut tenir compte de l'affinité simultanée de la couche cornée sèche pour l'eau et pour la graisse. Cette affinité constitue ici un autre avantage des bases de pommades composées de suint, d'un peu de graisse-glycérine et de beaucoup d'eau. Il est évident que le savon facilite la pénétration des graisses dans la couche cornée. Toute addition de savon à une pommade quelconque augmentera donc les chances de pénétration des médicaments, pourvu que ce savon soit compatible avec le médicament. Ce principe a été porté à son summum par *Mielck* et par moi dans la préparation des savons pommades [1], dans lesquels la pommade ne représente qu'une addition au savon. Ces savons-pommades sont faits avec de la potasse et de l'axonge ; on y ajoute 5 p. 100 de graisse de benjoin. Leurs avantages exceptionnellement grands pour l'introduction du mercure dans la cure de frictions dans le traitement de la syphilis, m'ont engagé depuis quatorze ans à abandonner en leur faveur les frictions avec l'onguent gris. Ces savons ont une action plus énergique, plus rapide ; leur emploi est plus propre ; enfin pour la peau très grasse, c'est le seul excipient rationnel pour les frictions mercurielles.

La molline, contenant du savon, se rapproche le plus des pommades-savons par son action pénétrante ; sa composition exacte n'est d'ailleurs pas connue ; elle contient toutefois une plus forte proportion de glycérine qui diminue de nouveau cette partie de son efficacité. Relativement au meilleur mode d'application, il importe, pour obtenir une action aussi profonde que possible, que les huiles, les hydrocarbures ou les savons-pommades soient recouverts d'une enveloppe imperméable.

Toutefois, il est bien démontré que malgré une force réelle de pénétration, on ne saurait absolument garantir que le médica-

---

1. *Medicinische ueberfettete Kaliseife*, Monatshefte f. prakt. Dermatologie, 1886 t. V.

ment se sépare de l'excipient-pommade. Les graisses qui ont trop bien dissous le médicament le cèdent au tissu d'une manière aussi incomplète que les graisses qui le maintiennent trop bien quand il n'est pas dissous; c'est ainsi que, par exemple, l'hüile phéniquée agit trop peu, parce que l'acide phénique est trop bien dissous, la lanoline phéniquée trop peu aussi, car elle est maintenue trop ferme. Même sous ce rapport, dont on n'a pas assez tenu compte, les mélanges comme les pommades rafraîchissantes et les pommades-savons ont une action considérable.

Mais l'excipient gras le meilleur est naturellement celui qui transporte le médicament d'une part le plus facilement à travers la couche cornée et de l'autre le cède de nouveau le plus facilement à l'épiderme.

d) *Des graisses comme médicaments.*

On entend assez fréquemment, surtout dans la clientèle privée, rapporter des cas dans lesquels un simple graissage a guéri des affections légères ou rebelles. D'ordinaire, on raconte en même temps qu'on avait employé auparavant, et sans résultat, une série de remèdes très actifs et venant de chez le pharmacien. Il s'agit ici le plus souvent de cas où l'on ne tenait pas suffisamment compte de l'effet mécanique des graisses, tel qu'il a été exposé comme agent protecteur de la dessiccation, et dans lesquels la sécheresse seule de l'épiderme empêchait la guérison, par exemple dans les rhagades, les ulcères, les eczémas secs, le pityriasis du cuir chevelu et du visage.

Mais dans d'autres circonstances, les graisses qu'on emploie pour des cas isolés ne sont pas sans présenter une action complémentaire chimique qui est si faible, que le plus souvent on ne la remarque pas, mais qui parfois cependant suffit à guérir quelques affections de la peau.

Dans ce groupe, il faut tout d'abord ranger la glycérine à l'état concentré et avide d'eau. On peut l'employer sans crainte en friction sur la couche cornée très épaissie des mains, dans les catarrhes circonscrits, rebelles, secs de la peau, et dans la plupart des hyperkératoses. Dans ces cas, elle ne soustrait pas l'eau à la peau, mais à l'atmosphère environnante, et tient ainsi la couche cornée humide et la ramollit.

Le pétrole a surtout des propriétés anti-parasitaires accessoires, par exemple, dans toutes les variétés de pédiculi ; il en est de même du naphtalan, récemment découvert. Ce corps contient une matière colorante dont l'action est sédative et un savon solide ; il est assez bien remplacé par la vaseline adustum saponatum[1], bien meilleur marché ; on le prépare tout simplement en surchauffant la vaseline. En outre, l'huile de foie de morue et l'huile de cachalot, ainsi que le suint non purifié, l'œsype, ont une action délétère, principalement sur les parasites végétaux. Mais ces parergies n'ont pas été étudiées et paraissent encore incertaines, à l'exception de l'action antipédiculaire du pétrole.

Par contre, on se rend mieux compte par la constitution chimique bien connue des graisses et leur influence correspondante, de l'action réductrice des huiles qui attirent l'oxygène de l'air et qui par suite deviennent résineuses ; l'huile de lin en représente le type le plus connu ; on l'emploie de préférence mélangée à l'eau de chaux, non seulement dans les brûlures, mais sur beaucoup de surfaces douloureuses, érodées, hyperémiées. Ce mélange rafraîchissant avec l'eau de chaux est surtout rationnel parce que la résinification de l'huile de lin se fait plus énergiquement au contact de bases. D'ailleurs, l'huile de lin avait la même signification dans la formule primitive de *Hebra*. Mais l'huile de lin possède encore une action réductrice plus marquée sous forme de pâtes résultant de mélanges d'oxyde de zinc et d'oxyde de plomb, car dans la préparation des vernis à

1. V. Unna, *Das Wesen der Naftalanwirkung*, Monatshefte f. prakt, Dermatologie, t. XXX, 1900, p. 321.

l'huile de lin, on utilisait autrefois, comme on le sait, exclusivement les mêmes substances pour la résinification de l'huile de lin. Ce serait un point digne de recherches, d'introduire dans la thérapeutique, plus qu'on ne l'a fait jusqu'à présent, les vernis à l'huile de lin sous une forme rationnelle comme agent en voie d'oxydation et par conséquent de réduction.

Les huiles résineuses ont une action réductrice analogue, comme l'huile de pavot, de noix, de chènevis, de graines de coton.

Comme remède sans autre addition médicamenteuse, il faut de nouveau ici tenir compte des pommades rafraîchissantes contenant de l'eau. L'emploi du simple cold-cream l'emporte peut-être sur toutes les autres graisses, et avec raison, comme nous l'avons vu. Il peut remplacer les graisses, dans les cas où il ne s'agit pas de constituer un revêtement gras épais. Au point de vue pratique, il faut en outre remarquer que la grande proportion d'eau que permet l'emploi de l'adeps lanae dans les pommades rafraîchissantes réprésente une grande diminution de prix des bases de pommade.

Enfin, il faut regarder comme ramollissant la couche cornée et par suite favorisant la résorption toutes les bases de pommades qui contiennent plus ou moins de savon ou d'alcali, donc toutes les pommades-savons, outre la molline et la résorbine, le naphtalan, qui renfermerait 2 p. 100 de savon de sodium et peut-être aussi le vasogène dont la potasse caustique rend libre de grandes quantités d'ammoniaque et qui est formé, d'après de nouvelles recherches, pour la plus grande partie, par de l'oléate d'ammoniaque.

14. — DES MOYENS DESTINÉS A FAIRE GONFLER ET MACÉRER L'ÉPIDERME

Le gonflement des couches épidermiques profondes par la rétention de la vapeur d'eau, peut s'obtenir non seulement par l'application de corps gras, mais encore, et même mieux, par des enveloppements constamment humides, recouverts d'une toile imperméable. Lorsque la sécrétion liquide de la peau est suffisante, les enveloppements imperméables seuls donnent le même résultat,

On emploie fréquemment ces applications dans les hyperkératoses et dans toutes sortes de catarrhes secs de la peau. Mais ce n'est pas là leur indication principale, qui est bien plus importante et bien plus générale. Les cellules cornées en gonflant, se rapprochent de l'épithélium pavimenteux de la muqueuse ; l'évaporation cutanée étant empêchée par l'obstacle qu'oppose l'enveloppe imperméable, il en résulte que le courant centrifuge de la sécrétion sera arrêté, tandis que le courant centripète de la résorption des médicaments appliqués sera, au contraire, renforcé. On pourrait donc croire d'après ceci, que pour atteindre partout une résorption vraie et notable, on n'aurait qu'à faire subir à l'épiderme une forte macération dans l'eau. Il n'en est rien pourtant ; les échecs complets qu'ont subis ceux qui ont fait des essais de résorption balnéothérapique, nous prouvent que la chose n'est pas anssi simple qu'elle en a l'air.

Si nous examinons une personne plongée dans un bain chaud

permanent, nous constatons que son épiderme gonfle, se plisse, et exerce sur le derme sous-jacent une compression, provoquant de la douleur. La surface des mains prend en même temps un aspect ridé, comme celles des laveuses. Mais ces phénomènes cessent progressivement, les rides s'aplanissent, et les douleurs disparaissent. Que s'est-il donc passé ? Évidemment ceci : la graisse cutanée, refoulée et retenue dans les couches épidermiques profondes par l'eau qui les recouvre, oppose, de dedans en dehors, une résistance progressive à l'irruption de l'eau extérieure. La propriété qu'a l'épiderme de résister à l'eau, est certainemrnt fondée sur la sécrétion graisseuse de la peau.

Les applications humides auront donc à compter avec cette sécrétion, en tant que la peau sera saine. Mais si cette sécrétion était supprimée, ou si elle était seulement insuffisante, ce qui est le cas dans bien des affections suintantes de la peau, le gonflement débutant par la couche externe de l'épiderme, peut devenir d'une importance réelle pour les couches épidermiques profondes et pour la peau entière. Dans ces cas, la pénétration de l'eau aura encore à lutter contre un second obstacle, qui d'ailleurs existe dans tous les cas, et qui consiste dans la présence de la barrière graisseuse que possède normalement toute peau saine dans sa couche cornée basale (strat. lucidum).

Nous avons vu précédemment que la surface de la peau est constituée de façon telle, que les cellules épithéliales superficielles s'épaississent pour former une substance éminemment résistante, appelée kératine. Cette substance sèche acquiert une très grande élasticité et une très bonne imperméabilité par la dégénérescence graisseuse du contenu eellulaire, et par la résorption de cette graisse, l'éléidine, par les membranes des cellules cornées. Chacune de ces dernières contient ainsi un petit réservoir propre d'huile, réservoir qu'elle a acquis par le processus même, qui l'a transformé en cellule cornée.

La couche cornée basale, ainsi pourvue de graisse, ne fait défaut dans aucune partie de peau saine. C'est elle qui par sa constance oppose cette seconde résistance, très réelle, à l'irruption de l'eau. Si donc l'imbibition de la peau facilitait réellement la résorption médicamenteuse, il faudrait supposer qu'elle a été capable, ou bien de détruire la barrière graisseuse, ou bien de l'affaiblir. On peut alors se demander ceci : la macération de l'épiderme peut elle écarter du dehors l'éléidine de la couche cornée basale ou autrement dit, peut-elle produire le résultat provoqué régulièrement par une exsudation inflam-inflammatoire moyenne du derme, dans les processus des parakératoses ?

D'après mon expérience personnelle, je réponds par la négative. Il n'est pas bien rare d'avoir l'occasion d'examiner des fragments de peau, arrivés à un dégré élevé de macération et provenant d'affections cutanées traitées par des enveloppements humides. Dans aucun de ces cas, que j'ai eu à examiner, je n'ai pu constater l'absence de la kératohyaline et de l'éléidine. Il est connu qu'il existe une relation entre le processus inflammatoire des parakératoses et la disparition de la kératohyaline. L'éléidine ne se forme pas dans ces cellules cornées, parce que celles-ci manquent de kératohyaline, de laquelle, selon toutes probabilités, dérive l'éléidine. Si même la macération s'arrête toujours à cette deuxième couche graisseuse, on constate néanmoins très bien que chaque particule épidermique dépourvue d'éléidine, par exemple chaque particule parakératosique, n'offre plus une résistance absolue à la pénétration de l'eau.

Le même processus morbide qui a détruit la consistance d'un épiderme sain, facilite donc encore ici l'absorption de substances médicamenteuses, appliquées en pansements imperméables. Ou bien, autrement dit, *le pansement imperméable agit d'une façon élective*, dans toutes sortes de maladies

de la peau, en écartant aux endroits malades le seul obstacle
à la résorption qui persiste encore, la sécheresse de l'épiderme. Sur la peau saine, le pansement imperméable reste
impuissant.

Si l'eau seule est incapable de vaincre la barrière graisseuse,
les alcalins, les savons et surtout les dissolvants des graisses y
parviendront peut-être. Celà est bien possible et, selon nos expériences thérapeutiques, c'est même fort probable. Tous les bains
alcalins prolongés, de même tous les enveloppements alcalins
humides, activent notablement la résorption des médicaments
appliqués en même temps qu'eux, ou que l'on a ajoutés après
coup; comme par exemple l'ichtyol, la pyraloxine (oxyde de
pyrogallol). Il est vrai que dans ces cas, il est plus difficile de
juger le fait; car les alcalins modifient, d'une part, la constitution
chimique de la cellule épidermique, et d'autre part, elles changent
souvent la composition des substances médicamenteuses. Ainsi,
par exemple, si l'on traite une tache psoriasique alternativement
par des enveloppements alcalins humides, additionnés de chrysarobine, et par la chrysarobine seule, on constate que le
premier mode de traitement donne des résultats bien plus énergiques que le dernier. La cause de ce phénomène consiste
principalement en ce que l'épiderme fortement alcalinisé par
le pansement décompose rapidement et énergiquement la
chrysarobine, en mettant en liberté l'acide chrysophanique, qui
est bien plus facilement résorbable. Il serait à désirer toutefois
d'obtenir, par une série d'expériences, des données exactes,
indépendantes des résultats obtenus par la thérapeutique. Ces
essais devraient surtout avoir pour but de rechercher, si un
traitement alcalin appliqué à une peau saine, réussirait aussi à y
détruire la kératohyaline et l'éléidine.

Parmi les alcalins favorisant la macération et la résorption,
nous citerons, en premier lieu, les alcalins caustiques, la potasse,
la soude, le savon gras très alcalin, l'ammoniaque, l'eau de

chaux, les savons ordinaires et enfin les carbonates alcalins.

D'après ce que nous venons de dire, nous constatons qu'en gonflant l'épiderme par le pansement humide imperméable nous possédons déjà, par cela même, un traitement précieux. Celui-ci, en effet, est capable d'activer la résorption médicamenteuse partout où les sources graisseuses naturelles de la peau se trouvent paralysées par une maladie quelconque, comme cela se voit surtout dans les catarrhes humides de la peau.

Dans tous les autres cas, on fera bien de se servir pour le pansement, au lieu d'eau ordinaire, d'une solution alcaline faible (1 à 2 p. 100), préparée avec une des substances alcalines susnommées; ou bien, ce qui revient au même, de cautériser l'épiderme avec un alcalin caustique et d'appliquer ensuite le pansement humide ordinaire.

L'enveloppement humide, dans ces derniers cas, favorise encore et accélère la résorption, par le seul fait qu'il fait gonfler les cellules épidermiques superficielles. Nous avons d'ailleurs vu précédemment que l'épiderme desséché offre une résistance insurmontable même aux escarrotiques. Or, pour que ces derniers puissent agir, un certain degré d'humidité est absolument nécessaire ; de sorte que leur action est d'autant plus profonde et d'autant plus prolongée, que les tissus sur lesquels ils sont appliqués sont plus riches en eau. C'est ce qui se produit pour les médicaments résorbables, qui attaquent l'albumine cellulaire pour pouvoir pénétrer plus profondément dans les tissus, comme le font la résorcine et l'acide salicylique. L'action de ces médicaments est augmentée, même sur la peau saine, si on les applique au moyen de pansements imperméables, Mais il est impossible de faire pénétrer dans la peau des substances qui ne sont pas volatiles, et qui n'attaquent pas l'épiderme, c'est-à-dire les substances qui ne peuvent pas être résorbées par la peau, même si elles sont appliquées sous forme de pansements imperméables.

15. — MOYENS DESTINÉS A RAMOLLIR L'ÉPIDERME

Nous venons de voir que le simple ramollissement de l'épiderme, normalement ou anormalement durci, levait déjà à lui seul un obstacle sérieux à l'absorption et à l'action des substances médicamenteuses. Nous allons voir dans ce chapitre quels sont, outre les enveloppements humides, les autres moyens dont nous disposons pour remplir cette indication.

Nous en connaissons déjà une série importante parmi les *corps gras*; nous ne mentionnerons ici, que les plus usités; les lanolines, les oléates de plomb sous la forme de pommade de *Hebra*, les hydrocarbures, les vaselines et enfin tous les corps gras, incorporés dans les mousselines-pommades. Toutes ces substances provoquent le ramollissement de l'épiderme, d'une part en y retenant son eau d'évaporation, et d'autre part, en imbibant les cellules épidermiques avec de la graisse.

Les *mousselines-emplâtres à la gutta-percha* et les *paraplastes*[1] qui s'y rattachent, agissent par le même principe que les corps gras, c'est-à-dire par la rétention de la vapeur d'eau cutanée. Mais leur action est bien plus parfaite. Dans le premier cas la base imperméable est constituée par la gutta-percha, tandis que dans le second cas, elle est formée par la paragomme. Dans les deux cas, c'est la substance imperméable qui est incorporée dans un tissu de coton léger; dans les emplâtres, c'est de la mousseline vulgaire, tandis que dans les paraplastes c'est une sorte de batiste. Dans les emplâtres, les substances médicamenteuses sont distri-

1. Unna. *Paraplaste*. Monat. f. pr. Dermat. Vol. 24, 1897, p. 341.

buées sur une couche relativement mince de matière collante
(caoutchouc et lanoline). La chaleur du corps, en ramollissant la
fine couche de gutta-percha, fait adhérer l'emplâtre encore plus
intimement à l'épiderme. La toile fine employée à la fabrication
des paraplastes, nécessite une forte quantité de matière collante
(caoutchouc, lanoline, résine dammar et colophane). C'est ce
qui les fait ressembler aux anciens emplâtres vulgaires. Ce
léger désavantage sur les emplâtres à la gutta-percha, se trouve
d'ailleurs bien compensé par la teinte couleur de peau des paraplastes ; cette teinte est la raison de leur fabrication.

Reste la théorie applicable à l'action de ce pansement éminemment imperméable ; ce que nous allons discuter se rapportera
surtout à l'emplâtre à la gutta-percha, qui se rapproche le plus
du pansement médicamenteux idéal [1]. Il n'est plus question ici
de gonflement épidermique, comme nous l'avons constaté pour
les enveloppements humides. Car la matière de l'emplâtre complètement sèche et n'acceptant pas l'eau, n'est en contact qu'avec
les cellules épidermiques toutes superficielles, et, malgré cela,
elle produit un effet médicamenteux plus puissant et plus profond que ne le ferait tout autre remède. Cette propriété est
uniquement attribuable à l'imperméabilité absolue de l'emplâtre
et à son adhérence parfaite et durable à la peau ; car les substances employées à la fabrication sont absolument inoffensives
pour cette dernière. L'emplâtre une fois appliqué, il produit
dans la couche des cellules épidermiques en contact immédiat
avec lui, un abondant afflux de vapeur d'eau, qui soutire à
l'emplâtre les médicaments incorporés. Il faut encore considérer
en second lieu, que l'emplâtre, étant imperméable, réchauffe
la peau, et empêche le refroidissement qu'entraînerait l'évaporation.

---

1. Les emplâtres à la gutta-percha et les paraplastes sont fabriqués sur mes indications par la maison Beiersdorf et Cⁱᵉ. Leur action thérapeutique n'est égalée
par aucun autre emplâtre médicamenteux fabriqué en pays étranger.

Aux substances imperméables, qui sont des moyens de gonflement *passïfs*, nous ajouterons une série d'*émollients actifs*, que nous étudierons plus loin, et parmi lesquels, selon leur action physique ou chimique, nous distinguerons deux nouveaux groupes.

Au premier groupe appartient la glycérine concentrée, que nous avons déjà rencontrée. Après avoir imbibé l'épiderme, la glycérine attire l'eau atmosphérique et celle du corps, et ramollit ainsi les cellules épidermiques, qu'elle maintient humides. Son usage est restreint, car elle a l'inconvénient de rendre la peau glissante. On peut néanmoins corriger ce défaut, en la prescrivant sous forme de gélanthe (voy. chap. 16), qui sèche pendant que l'épiderme absorbe peu à peu la glycérine (gélanthe 30, glycérine 2 à 4). Cette formule convient le mieux pour traiter les eczémas séborrhéiques à formes légères et sèches, surtout le pityriasis blanc de la face.

Avec la glycérine, et sans en avoir l'inconvénient onctueux, nous possédons encore les sels hygrométriques, comme le sel de cuisine et le chlorure de calcium. Lorsque l'épiderme épaissi s'imbibe de particules salines après des bains de sel, des bains marins, des frictions au sel marin, des pansements imbibés d'eau salée, etc., il se transforme en un foyer hygrométrique indépendant, qui continue à se ramollir par l'eau qu'il attire. Après des expériences faites dans mon laboratoire *Lier*[1] a démontré que l'effet produit par la lessive-mère de Kreuznach repose absolument sur ce principe : *Vollmer*[2] l'a tout récemment confirmé.

Il est bien entendu qu'on n'est pas obligé de se tenir à la forme de bains ou d'enveloppements, qui sont coûteux et difficiles à se procurer, pour s'assurer de l'excellent effet des subs-

---

1. Lier. *Uber Kreuznacher Mutterlauge u. Chlorcalcium.* Monats. f. pr. Dermatol., tome VII, 1888, p. 347.

2. Vollmer. *Uber Kreuznacher Mutterlauge)* Dermatolog. Zeitschr., tome III, fasc. 4, 1896.

tances salines dans tous les processus hyperkératosiques, surtout dans le prurigo de *Hebra* et dans l'eczéma prurigineux. On obtiendra le même résultat en incorporant directement la lessive-mère ou les solutions salines concentrées dans des pommades, sous forme de pommades réfrigérantes. Voici, par exemple, une bonne formule contre l'eczéma prurigineux : Ung. pici, lanoline ââ 100, glycérine 50, solution de chlorure de calcium 250. Dans cette formule la solution chlorurée calcique corrige en même temps la dessiccation de l'épiderme à cause de la préparation résineuse.

Les émollients chimiques sont constitués par les alcalins, que nous avons déjà indiqués dans le chapitre précédent. A cause de cette propriété, on les incorpore souvent dans les onguents ; mais le plus souvent, et pour des causes pratiques, ils se prescrivent sous forme de savon, comme dans les onguents savonneux, ou dans les préparations plus douces à la craie, ou encore dans les deux préparations combinées, comme par. exemple l'ancien onguent de *Wilkinson*. Nous rappelons encore une fois, comme nous l'avons fait pour les caustiques, que lorsqu'on veut obtenir des effets émollients au moyen des alcalins, on doit recourir largement à l'eau, car sans elle les albuminates alcalins qui se forment auront une grande tendance à se dessécher. D'ailleurs les cellules épidermiques gonflent rapidement dans des solutions faibles (1 à 2 p. 100) d'alcalis caustiques, mais elles ne le font plus dans des solutions de 30 à 40 p. 100. Si donc on se propose d'obtenir des effets émollients, on fera bien d'employer les alcalins, les onguents savonneux, etc., à de faibles doses, et en enveloppements humides ; par exemple, en appliquant en certains endroits un flocon de coton humide qu'on recouvre avec des mousselines-emplâtres à l'oxyde de zinc.

Aux alcalins se sont ajoutés tout récemment un tout autre groupe d'émollients, dont l'action est remarquable, mais dont le

mécanisme reste encore à expliquer, je veux parler de certaines
substances albuminoïdes. Lorsque, il y a quelques années, *Buchner* publiait ses observations sur l'action leucotactique des albuminoïdes contenus dans les légumineuses, dans le gluten, etc. ;
j'ai à mon tour recherché, expérimentalement, si cette action
pouvait aussi être produite sur la peau intacte. Les résultats
furent négatifs; mais pendant mes expériences je fus fort
étonné de constater le ramollissement de l'épiderme provoqué
par des frictions faites avec des substances leucotactiques.
Depuis j'ai employé, sans interruption, les substances albuminoïdes à cause de leur action émolliente, surtout dans l'eczéma
prurigineux et dans l'acné, où je les prescris sous forme de
pâte, faite avec de la farine de pois. Lorsque, plus tard encore,
j'ai cherché à préparer un vernis avec de la caséine, il en
résulta que les onguents préparés avec cette substance albumi-
noïde possédaient, accessoirement, une action émolliente sur
l'épiderme. C'est à cause de cette propriété que l'onguent à la
caséine est entré dans la préparation des onguents au goudron
très employés dans l'eczéma prurigineux à épiderme très épaissi.
Aux cataplasmes chauds, qui appartiennent aussi à la catégorie
des émollients, nous pouvons ajouter les pâtes émollientes, faites
avec du lait, qui est aussi riche en albuminates alcalins, de
même les pâtes avec du pain, qui contient du gluten. Nos ancêtres se servaient de ces pâtes pour ramollir les furoncles, et les
dames romaines s'en servaient, elles aussi, en applications ves-
pérales sur la figure, pour y entretenir la fraîcheur et la souplesse de la peau.

Nous ajouterons enfin à cette liste, les terres siliceuses et
les silicates alcalins, qui méritent peut-être qu'on les emploie
plus souvent comme émollients épidermiques.

Le ramollissement de l'épiderme est une question tellement
importante, et les meilleures méthodes thérapeutiques ont si
souvent échoué dans certains cas d'épaississement presque

invincible de l'épiderme durci, que nous devons chercher à compléter systématiquement cette liste d'émollients, formée comme on le voit, par toutes espèces de moyens sporadiques, qui pourtant promettent déjà beaucoup.

---

16. — MOYENS DESTINÉS A DÉCAPER L'ÉPIDERME

Si au lieu de ramollir l'épiderme on pouvait mécaniquement l'amincir, on aurait économisé du temps et du travail. *R. Volkmann* a déjà fait faire un grand pas à cette question en introduisant dans la dermothérapie sa curette tranchante (traitement du lupus). *Auspitz* a étendu l'usage de la curette au traitement de l'acné. *Ellinger* recommande, pour décaper la peau, de l'user avec du sable ; ce traitement peut être exécuté par le malade lui-même. Comme le sable de montagne, à rebords tranchants, employé à cet effet, n'existe pas sur les côtes nord de l'Allemagne, je l'ai remplacé par les poussières de marbre [1], que l'on peut se procurer facilement dans tout atelier de sculpture. Il vaut mieux posséder en réserve de cette poudre (*pulvis cutifricius*), sous forme de poudre fine (passée au tamis de gaze) et de poudre plus grossière (passée au tamis de sucre). Le carbonate de chaux a, sur le sable quartzeux, l'avantage d'exercer en même temps sur l'épiderme une légère action chimique. Quand on a à traiter des épaississements cornés très durs, ou bien des surfaces cornées très étendues, il est préférable de se servir du papier de verre ou de la pierre ponce. Les éclats de verre sont souvent utilisés pour amincir les ongles épaissis.

En tout cas, il y a avantage à ramollir l'épiderme avec de l'eau chaude et des alcalins, au moment du décapage. Il

---

1. Unna. *Ueber Behandlung von Narben.* Mittheilung. f. d. Verein Schleswig-Holstein. Aerzte, 1881.

faut employer les décapants avec de la mousse de savon, non
seulement parce que cette substance adoucit la manœuvre
et la rend indolore, comme cela a lieu pour le rasoir, mais
surtout parce qu'elle facilite l'action mécanique du décapage,
tout en laissant bénéficier de son action chimique alcaline
la surface cutanée débarrassée de ses produits épidermiques.
Avant de racler les ongles très durs, il est très avantageux de
badigeonner le rayon à amincir, avec de la potasse, qu'on
laisse sécher. On fait prendre ensuite un pédiluve chaud prolongé.

On peut recommander pour l'usage quotidien, dans le traitement de l'acné, un mélange à parties égales de poudre de marbre
et de poudre de savon ; ou bien, ce qui est encore mieux, un
bon mélange, bien mousseux, de pierre ponce, de savon à la
potasse surgras et de crême de gélanthe. Cette dernière substance rend la mousse de savon plus persistante, comme le fait
l'huile de coco, dont elle ne possède pas le caractère irritant.

> Pommade de savon 40
> Crème de gélanthe. 10
> Poudre de pierre-ponce. 50
> Savon à friction [1].

Le soir, avant de se coucher, on enduit avec ce savon une
éponge fine préalablement trempée dans de l'eau chaude, et
pendant quelques minutes on en frictionne l'épiderme en passant
sur les comédons, jusqu'à ce que l'endroit devienne légèrement douloureux. On applique ensuite, pour la nuit, sous forme
de pâte, la substance chimique prescrite. Cette façon de procéder est encore à recommander dans les déformations cicatri-
cielles de la face ; par exemple, dans les cicatrices varioliques,
celles de l'acné et celles de la folliculite varioliforme. En cas de
plaques psoriasiques indurées il vaut mieux recourir à la

1. Unna. *Sapo cutifricius.* Monats. f. pr. Dermatol. 1899, tome 28, p. 21.

curette, après avoir, bien entendu, soigneusement savonné la place. Les papilles épidermiques très dures de la kératose pilaire rubra des bras chez les jeunes filles doivent être traitées au moyen d'un morceau de pierre ponce lisse, enduit de savon vert.

———

17. — MOYENS DESTINÉS A DÉTRUIRE L'ÉPIDERME

Les substances qui attaquent le plus violemment l'épiderme sont les substances kératolytiques, c'est-à-dire celles qui le modifient chimiquement et qui ensuite le détruisent. Elles ont plus d'un point de contact avec les substances escarrotiques et celles qui amollissent et macèrent l'épiderme. Pendant le cours de ces dernières années, on désignait généralement tous ces phénomènes sous le nom de kératolytiques. Mais si nous passions en revue toutes ces substances, nous constaterions rapidement que toutes n'exercent pas leur effet destructeur de la même manière. C'est ce qui nous conduit à les distinguer en trois groupes : *a*) les dissolvants épidermiques vrais, kératolytiques au sens propre du mot; *b*) les lépismatiques[1], c'est-à-dire, les exfoliants ou desquamants; *c*) les antikératoplastiques, c'est-à-dire les substances qui retardent, qui abolissent ou qui rendent impossible toute kératoplasie.

a) *Dissolvants épidermiques (Kératolytiques proprement dits).*

Nous en connaissons déjà quelques-uns, surtout parmi les alcalins (potasse, soude, ammoniaque, savons alcalins). Ils attaquent profondément la cellule épidermique, en provoquant en même temps la saponification de sa graisse, le gonflement de la membrane cornée, et, en présence d'une quantité d'eau suffisante, sa fonte complète en une substance mucilagineuse..

---

1. λεπίς, écaille, écorce, coquille ; λεπίζω, péler ; λεπίσμα, décortiqué, pelé.

Parmi les acides, l'acide acétique appartient à ce groupe, mais il est d'un emploi peu pratique. Car pour dissoudre la kératine, il faut l'employer, contrairement aux alcalins, en solution concentrée ; l'application est très douloureuse et son maniement peu commode. Son emploi principal se fait dans l'acné, à cause de son influence destructive sur le pigment plutôt que pour sa propriété keratolytique très légère. Malgré cela il a dû, tout récemment, céder le pas au savon au peroxyde de sodium (voy. p. 190) qui possède des propriétés alcalinisantes et oxydantes. Le vrai terrain où s'exerce l'action des alcalins est constitué par les catarrhes secs de la peau. Ici encore le savon au peroxyde de sodium s'est montré un adjuvant puissant dans le traitement des parakératoses à épiderme très épaissi, comme par exemple dans l'eczéma prurigineux, l'eczéma calleux, l'eczéma verruqueux, l'eczéma psoriasiforme, le lichen verruqueux, etc. L'hydrogène sulfuré, dont l'influence prolongée et vigoureuse peut produire la dissolution de la kératine[1], appartient aussi à ce groupe. Cette propriété kératolytique de l'hydrogène sulfuré est très faible lorsqu'elle s'exerce sur un vieil épiderme dur ; mais si, au contraire, cette substance agit sur des cellules jeunes et situées profondément, cette propriété doit alors être prise en considération. Car, par suite de l'instabilité de l'acide sulfhydrique, le soufre qui s'en dégage trouve dans la peau les conditions nécessaires, et pourtant inconnues, pour provoquer un dégagement abondant et rapide d'hydrogène sulfuré nouveau. C'est probablement pour cette cause qu'une application de pommade soufrée produit non pas la dessiccation de la peau, mais une dermite suintante. Les sulfures alcalins possèdent la propriété kératolytique à un degré bien supérieur encore. Tels sont : le foie de soufre, qui est un mélange de trisulfure de potassium et d'hyposulfite de potasse et qu'on emploie

---

1. Unna. *Aphorismen ueber Schwefeltherapie und Schwefelpräparate*. Monats. f. pr. Dermatol., 1882-1883.

beaucoup dans les bains de barèges, les polysulfures de potassium, les bisulfures et les trisulfures de potassium (K^2S^2 à K^2S^5) et leurs analogues, les polysulfures de calcium et de baryum. Ces sulfures ont la propriété, très utile, de dissoudre même les cellules du cheveu, pourtant résistantes, d'où leur emploi comme cosmétique dans l'épilation. Toutes ces substances se décomposent par addition d'eau en hydrogène sulfuré et en potasse, de sorte que leur pouvoir kératolytique est constitué par chacune de ces deux substances à l'état naissant.

b) *Les substances lépismatiques ou exfoliantes.*

En 1882 [1] j'ai attiré l'attention sur une propriété curieuse de l'acide salicylique qui, lorsqu'il est appliqué en solution suffisamment concentrée sur l'épiderme, détache la couche cornée sous forme d'une membrane blanche et cohérente. Depuis ce moment, cette propriété exfoliante de l'acide salicylique a fait étendre son emploi au traitement de toutes les hyperkératoses dans lesquelles on désirait obtenir un amincissement de la couche cornée. Les remèdes qui possèdent la qualité lépismatique au plus haut point sont les mousselines-emplâtres salicylées (simples et comme mousselines-emplâtres salicyl et chanvre indien, salicyl-créosotées et comme savon salicylé); viennent ensuite les vernis au collodion salicylé, enfin les pommades, et les mousselines-pommades contenant du gélanthe salicylé. Cette action de l'acide salicylique est toute spéciale et toute nouvelle. Il ne dissout pas les cellules cornées et on les retrouve avec leurs caractères histologiques intactes dans les pellicules détachées. Ce n'est pas par simple contact non plus que l'acide agit, car la réaction au chlorure de calcium décèle sa présence dans la substance cellulaire elle-même. Nous pouvons donc conclure que la première phase de l'explication est le résultat d'une com-

---

1. *Eine besondere Eigenschaft der Salicylsäure.* Monats. f. pr. Dermatol. 1882, vol. I, p. 128.

binaison entre l'acide salicylique et la kératine ; c'est donc un
caustique de l'épiderme. Mais ce qui lui est particulier, et qui
en même temps distingue ce caustique des autres escarrotiques, en le faisant employer de préférence pour l'exfoliation, c'est
qu'il agit superficiellement, en pénétrant très régulièrement
l'épiderme ; d'autre part il est d'un maniement régulier, ce qui
permet de l'employer à la dose voulue. L'acide salicylique par-
tage cette qualité avec la résorcine et les autres phénols, comme
l'acide phénique et le naphtol β. Mais ce qui le distingue encore
de ces derniers, c'est cette particularité très importante au point
de vue pratique, qu'il décolle spontanément et rapidement la
membrane salicylée nécrosée qui recouvre la peau saine ; en un
mot l'acide salicylique détermine à lui seul la chute de la vieille
squame épidermique. C'est là sa supériorité sur les autres
exfoliants, et bien souvent on est obligé de l'employer après les
autres pour achever la chute rapide de la membrane épidermique. La résorcine agit aussi sûrement que l'acide salicylique, surtout à la face, où l'on s'en sert de préférence à cause
de son action plus douce et moins douloureuse. Aux bras et
aux mains, la membrane soulevée par la résorcine reste si longtemps adhérente qu'il ne peut y être question d'une exfoliation
vraie. Nous ne connaissons pas encore suffisamment la cause
de cette exfoliation spontanée. Il est fort probable que c'est
l'inégale expansion des deux surfaces, celle de l'épiderme cautérisé et celle de la peau saine sous-jacente, qui détermine le
décollement et la chute de la squame. Il serait néanmoins nécessaire de rechercher si ce phénomène ne reconnaitrait pas
comme cause un accroissement en volume des tissus par suite
d'une néoformation mitosique, ou bien le gonflement des tissus
occasionné par une plus forte présence d'humeur, ou enfin un
phénomène quelconque ayant son siège dans l'épiderme néoformé. Ce qui est certain, c'est l'absence de toute trace inflammatoire, surtout après une application salicylée, à action violente ;

s'il se produit exceptionnellement de l'inflammation avec le traitement à la résorcine, c'est qu'il s'agit d'une idiosyncrasie pour ce dernier médicament, et dans ce cas l'exfoliation ne se fait pas.

Il est certain que si l'on veut obtenir une bonne exfoliation on doit prendre une série de précautions, qu'on ne peut pas violer impunément. L'exfoliation résorcinée de la face a, d'année en année, acquis plus d'importance pour prendre, de nos jours, une extension inespérée. Elle est indiquée dans tous les catarrhes séborrhéiques de la face, depuis la séborrhée bénigne jusqu'à la rosacée la plus grave et le rhinophyma, ainsi que dans le traitement de toutes les taches pigmentaires et les cicatrices de la figure. Je tiens donc à donner ici quelques explications sur la technique à employer.

Nous avons fait remarquer que la résorcine produisait chez certaines personnes une réaction inflammatoire. Il ne faut donc pas employer ce médicament incorporé dans une pommade, pouvant provoquer de l'hyperémie ou de la chaleur, mais on le prescrira toujours sous forme de pâte rafraîchissante et très desséchante. Ce n'est que dans certains cas exceptionnels qu'on a recours à l'emplâtre résorciné pour obtenir l'exfoliation. La meilleure base de la pâte exfoliante à la résorcine à 50 p. 100, couramment employée, est la pâte à l'oxyde de zinc ordinaire, c'est-à-dire une pommade à l'oxyde de zinc avec environ 10 p. 100 de terre siliceuse. La présence de ces deux dernières substances très desséchantes est absolument nécessaire pour que l'exfoliation soit unie partout. Toute autre pâte, par exemple celle à la vaseline amidonnée de *Lassar*, ne peut être utilisée dans ce même but. Comme après l'exfoliation la perfection du teint dépend de la chute de la membrane résorcinée, qui doit se faire autant que possible dans son ensemble et se détacher comme un masque, il est utile d'ajouter à la pâte précédente un peu d'ichtyol et de vaseline ; ces substances rendent la membrane bien plus élastique. Si l'on veut éviter, pendant les premiers jours de la résorcination, la douleur, pourtant supportable, qu'elle fait ressentir, ou si l'on a affaire à une peau par trop sensible, il est bon de débuter le premier jour par une pâte à 10 ou 20 p. 100 de résorcine. On augmente graduellement la dose jusqu'au troisième jour ; la membrane se trouve alors parfaite, surtout si l'on a eu soin de faire deux frictions quotidiennes avec la pâte.

Les résultats très sûrs et très satisfaisants, tant au point de vue cosmétique qu'au point de vue curatif, obtenus par le traitement résorciné de la face, dirigé de la façon que nous venons d'indiquer, ne peuvent être égalés par aucune autre cure exfoliante, comme par exemple celles aux phénols, à l'acide phénique et au naphtol-β. L'exfoliation, que ceux-ci provoquent, est irrégulière, incertaine et se fait par placards. De même l'addition de soufre, comme siccatif, au lieu d'oxyde de zinc ou de terre siliceuse, est loin de donner une préparation aussi bonne que celle faite avec ces dernières substances. Quand on remplace encore le soufre par une substance qui provoque le gonflement de l'épiderme, comme le savon par exemple, les résultats sont encore plus douteux. Lorsque l'exfoliation se fait dans de bonnes conditions, la membrane résorcinée qui se soulève doit, vers le troisième ou le quatrième jour, tellement enserrer la figure, sans toutefois crever nulle part, que l'alimentation et la parole deviennent à peine possibles. L'exfoliation ainsi dirigée, à part son but principal qui est la chute de la membrane résorcinée, exerce encore une compression très bienfaisante sur la peau sous-jacente.

Le traitement résorciné retentit peu sur l'état général ; à peine ressent-on les premiers jours un peu de lassitude et de somnolence. La chute complète de la squame résorcinée se fait en trois ou quatre jours et s'obtient par l'application de la colle de zinc ou l'emplâtre à l'oxyde de zinc (ou ce qui est préférable en alternant ces deux remèdes) qu'on fait suivre de lavages. On voit donc qu'une cure exfoliante de la face peut être terminée en une seule semaine, ce qui éventuellement permet de recommencer une seconde séance aussitôt après. Dans certaines circonstances on est obligé de faire plusieurs exfoliations successives, qui peuvent ainsi se pratiquer sans interruption.

L'exfoliation de régions, autres que la face, nécessite des mesures techniques particulières, en rapport avec l'épaisseur de l'épiderme, avec la richesse en vaisseaux sanguins du derme, et la mobilité de la peau, toutes considérations que nous ne pouvons détailler ici.

c) *Les substances antikératoplastiques.*

On désigne sous le nom de kératoplastiques [1] les substances qui provoquent l'hyperkératinisation d'une surface ulcérée, ou l'épaississement de la couche papillaire érodée, en un mot celles qui entraînent en général une kératinisation exagérée des téguments. Les réducteurs, c'est à-dire les médicaments qui soutirent l'oxygène, sont les plus importants parmi les kératoplastiques. Il est donc logique, et la pratique d'ailleurs l'a pleinement confirmé, d'employer les substances oxydantes et les chlorurantes pour combattre l'hyperkératinisation. Ces substances, en mettant obstacle au processus réducteur nécessaire à la kératinisation, favorisent du même coup le bourgeonnement et la prolifération des tissus. Il existe par conséquent un véritable antagonisme entre les substances kératoplastiques, réductrices, accélérant la kératinisation, et les substances dermatoplastiques, oxydants hâtant le bourgeonnement. Cet antagonisme a été remarqué dans toutes les circonstances où les chirurgiens se servaient des désinfectants, comme l'eau chlorée et le sublimé, appartenant au groupe des oxydants; l'hyperkératinisation définitive a toujours été gênée par ces substances. Il est certain que ces oxydants sont trop faibles

1. Unna. *Ueberhäutung u. Ueberhornung*, Berlin. Klin. Wochenschrift, 1883, p. 533.

pour anéantir une forte tendance à la kératinisation, comme celle par exemple que l'on constate dans les hyperkératinisations ; mais maniés adroitement ils peuvent néanmoins exercer des effets antikératoplastiques réels. Ainsi ils rendent service dans les ulcérations à rebords fortement cornés et à bourgeonnement défectueux, dans l'acné ponctuée et dans beaucoup d'hyperkératoses folliculaires. Dans ces derniers cas les oxydants présentent toutes les qualités nécessaires pour servir d'adjuvants chimiques doux aux décapants mécaniques. Leur usage serait même plus étendu, si leur maniement était plus facile dans la pratique. Il serait très utile de faire sur toutes les substances oxygénées, chimiquement connues, des études au point de vue antikératoplastique, et de chercher à les rendre plus maniables au point de vue pratique. La cause de leur maniement difficile consiste en ce que ces médicaments cèdent ou bien trop facilement leur oxygène, ou au contraire de ce qu'ils le retiennent. L'oxydant idéal serait donc celui qui abandonnerait son oxygène aux tissus d'une façon lente et ininterrompue.

Le réducteur le plus usuel et le plus important, c'est l'eau oxygénée du commerce. On la prescrit sous forme de pommade rafraîchissante mélangée à la vaseline et à la lanoline. Les peroxydes de sodium et de baryum sont plus énergiques, mais on n'a pas encore pu les employer sous une forme vraiment pratique. Le peroxyde de sodium Na^2O^2 développe trop d'action, parce qu'il dégage son oxygène par bouffées et qu'il met en même temps en liberté du sodium caustique. Le peroxyde de baryum forme avec les solutions acides légères, de l'eau oxygénée ; il cède à l'hémoglobine tout son oxygène.

Le permanganate de potassium abandonne facilement son oxygène à toutes les matières organiques. Comme pour cette cause il devient rapidement inactif, il est incapable de provoquer une action soutenue. Mais si on l'associe à l'eau oxygénée

($H_2 O_2$), il élabore par double décomposition de fortes quantités d'oxygène et d'alcalin :

$$2 \text{ Permanganate de potassium} + 5 \text{ eau oxygénée} = 5 \text{ oxygène} + 2 \text{ potasse} + 4 \text{ eau} + 2 \text{ protoxyde de manganèse.}$$
$$(2\ KMnO^4 + 5\ H^2O^2 = O^{10} + 2\ KOH + 4H^2O + 2\ MnO)$$

Le chlorate de potasse, qui ne cède son oxygène que par la chaleur, devient, lui aussi, au contact des matières organiques, un véritable oxydant, et mériterait d'être plus fréquemment employé.

Enfin, nous ajouterons aux oxydants, les acides, que nous avons déjà étudiés à propos des escarrotiques oxygénés, à savoir : l'acide nitrique, l'acide chromique et l'acide arsénique. Ces produits, bien dilués, exercent aussi une action antikératoplastique.

Les médicaments chlorés se rattachent indirectement aux oxydants, selon la formule :

$$2 \text{ chlore} + 2 \text{ eau} = 4 \text{ acide chlorhydrique} + \text{oxygène}$$
$$(Cl^2 + H^2O = 2\ HCl + O)$$

Les chlorures conviennent surtout dans les cas où, à part la formation de l'oxygène, on désire celle de l'acide chlorhydrique, ou bien là où l'on ne craint pas la nocivité de ce dernier. Ils sont par conséquent indiqués dans le traitement des tissus de granulation par trop kératinisants, et dans les cas où une congestion par l'acide est nécessaire. L'addition d'un alcalin empêche l'action de l'acide ; c'est ce qui a lieu pour le chlorure de chaux. L'eau chlorée produit une action chlorurante véritable. Les hypochlorites, les chlorites et les chlorates doivent plutôt être considérés comme des oxydants ; voici leurs formules :

$$\text{hypochlorite de sodium} = \text{chlorure de sodium} + \text{oxygène}$$
$$\text{chlorate de potassium} = \text{chlorure de potassium} + 3 \text{ oxygène}$$
$$NaClO = NaCl + O$$
$$KClO^3 = KCl + O^3\dots$$

Le sublimé est un chlorurant très important. Il est vrai que, par suite de la décomposition de l'albuminate qu'il forme, son action devient double ; mais il ne faut pas laisser échapper l'action du chlore qui accompagne toujours celle du mercure. Si l'on fait agir simultanément du calomel et une solution de sel de cuisine, on obtient le même résultat qu'avec le sublimé, seulement l'effet produit est plus lent et plus constant. Le succès que donne ce genre de traitement est dû à l'intervention du chlore.

J'avais été frappé il y a longtemps, avant même de connaître la nouvelle théorie des dissolutions de *van t' off* H, de ce fait que le chlorure de sodium, le chlorure de calcium et le chlorure de potassium peuvent donner, au point de vue antikératoplastique, des résultats analogues à ceux du chlore en liberté. J'eus toujours l'idée de l'existence d'une action atomique du chlore dans les molécules de ces sels. Je ne nie pas, évidemment, que la forme concentrée de ces sels, tels que nous les employons en pommades, ou en poudres, puisse être défavorable à une explication par la théorie des ions, d'après laquelle plus la solution saline est légère et plus l'action des ions est forte. Mais il n'est pas impossible que quelques molécules dissociées des chlorures entrent quand même en œuvre, juste à temps pour rencontrer dans la masse des molécules albumineuses les conditions nécessaires à leur dissociation. Je ne voudrais ici que soulever simplement la question ; celle-ci, vu nos connaissances très restreintes sur le mécanisme de ces phénomènes pharmacologiques, me paraît être digne de recherches plus approfondies et plus exactes.

18. — MOYENS DESTINÉS A DÉTRUIRE LES PARASITES
DE L'ÉPIDERME

A première vue on croirait que rien n'est plus facile que
d'exterminer les parasites qui pullulent dans l'épiderme. Mais
plus nous avons étudié ces parasites et plus nous avons appris
à connaître les difficultés d'une entreprise pareille. Nos remèdes
ne détruisent facilement que les parasites animaux, comme par
exemple le sarcopte de la gale (traitement au baûme du Pérou),
et les champignons produisant des affections à évolution typique,
comme les trichophyties circinées des parties glabres du corps.
Mais que de mal pour combattre les trichophyties vulgaires du
cuir chevelu et de la barbe! Que de difficultés éprouvons-nous
durant la cure des sycosis variés, et même du favus et du microsporon de *Gruby-Sabouraud*! Nous sommes obligés de recourir à
nos remèdes les plus violents, si nous voulons faire disparaître
de la peau des saprophytes inoffensifs, comme ceux du pityriasis
versicolore, de l'érythrasma et du leptothrix. C'est le cas de dire
que nous combattons les moineaux avec des canons, et malgré
tout nous subissons encore parfois des échecs. Il semble que
la guérison des maladies cryptogamiques présente des difficultés d'autant plus grandes, que l'affection a une évolution
plus chronique, et que la peau est moins irritée ; en un mot
lorsque les parasites témoignent d'une existence réellement
saprophytique, comme c'est le cas pour le favus et le microsporon
qui provoquent dans la peau une réaction tout à fait insignifiante.
Si le traitement des affections inflammatoires aiguës produites

par des parasites donne de meilleurs résultats, c'est surtout à cause de la réaction que la peau elle-même oppose à ces parasites, réaction que nous nous efforçons de rehausser par des artifices comme par exemple, avec l'iode, l'essence de térébenthine (méthode révulsive).

Vu l'état des choses, il semble bien plus rationnel de remplacer ou de compléter la destruction des parasites par des moyens mécaniques. Ainsi on se débarrassera des champignons qui couvrent les cheveux par la simple épilation, et l'on détruira en bloc ceux qui pullulent dans l'épiderme superficiel, par les substances kératolytiques et les exfoliants que nous avons étudiés précédemment. C'est à *Besnier* que revient l'honneur d'avoir le premier reconnu que ce mode de traitement constituait notre méthode principale. Mais il alla trop loin lorsqu'il nia à nos remèdes leur action parasiticide réelle, attribuant tous les résultats curatifs, directs ou indirects, aux effets mécaniques parasitifuges. Pourquoi ne réussirions-nous pas avec le temps à trouver le remède contre les champignons de la peau, comme nous y avons réussi pour le sarcopte ? Il a pourtant fallu bien du temps pour arriver à découvrir ces légers parasiticides véritables, le baume du Pérou et le styrax, qui n'ont aucune action kératolytique. Malheureusement nous ne disposons que de peu d'observations exactes prouvant que la destruction d'espèces définies de champignons par des remèdes définis, s'accomplit sans aucun effet kératolytique accessoire. Nous profitons de l'occasion pour citer avec éloges le petit travail de *v. Sehlen*, traitant de la propriété curative de la chrysarobine dans la trichophytie[1]. Cet auteur nous montre que dans les cultures trichophytiques faites avec des cheveux malades arrachés et traités par la chrysarobine, les champignons dépérissaient peu à peu en procédant de haut en bas. Notre époque, toute d'activité bactériologique, mérite bien

---

1. v. Sehlen. *Ergebnisse der bacteriologischen Untersuchung bei der Chrysarebinbehandlung der Trichophytie.* Monats. f. pr. Dermat., 1889, vol. 9, p. 547.

peu d'éloges pour n'avoir pas encore dirigé des recherches semblables pour toutes sortes de champignons et de ne pas avoir essayé toutes espèces de médicaments. Ce n'est que lorsque cette lacune, pourtant pas impossible à combler, sera remplie, que nous pourrons énumérer les parasiticides réels dont nous disposons.

Je citerai avant tout les mercuriaux, le sublimé, le calomel, le précipité blanc, et le nitrate acide de mercure. La chrysarobine, l'iode, le goudron, et l'acide sulfureux viennent ensuite. Les phénols, l'acide salicylique, la résorcine, l'acide phénique et le naphtol β sont de trop bons exfoliants pour que nous les rangions parmi les parasiticides, indépendamment de leur pouvoir lépismatique. Il en est de même des alcalins et des sulfates alcalins qui agissent sûrement par leur propriété kératolytique, mais qui peut-être n'agissent pas uniquement comme tels.

Nous pouvons par contre, en toute conscience, considérer comme une intervention parasitifuge réelle, l'action mécanique qui consiste à arracher un pityriasis versicolore au moyen de l'emplâtre à la poix, ou bien l'expulsion des micro-organismes des comédons dans l'acné, ou encore l'épilation des poils dans le sycosis, ou enfin le grattage d'une plaque d'érythrasma avec la pierre ponce ou la curette.

Au point de vue pratique, le meilleur moyen de venir à bout d'une affection cryptogamique rebelle, c'est de ne pas se fier uniquement à tous ces antiseptiques parasiticides qui tuent si bien les champignons *in vitro* ; mais on fera mieux de toujours leur adjoindre les parasitifuges mécaniques et kératolytiques. Ainsi un simple cas de pityriasis versicolore ne réagirait que très tardivement à la pommade au sublimé, si nous n'y ajoutions pas 2 à 5 p. 100 d'acide salicylique.

19. — MOYENS DESTINÉS A DÉSINFECTER
L'ÉPIDERME

La désinfection de l'épiderme a plus d'un point d'attache avec
la destruction des parasites de ce même milieu. Elle poursuit
le même but, avec cette différence, toutefois, qu'elle s'adresse aux
germes accidentels de la peau saine, tandis que les parasiticides
agissent sur des parasites qni ont rendu la peau malade.

Si la destruction des parasites nécessite de préférence
l'usage de substances s'attaquant à la cellule épidermique
malade elle-même, le moyen le plus simple pour débarrasser la
peau saine des germes qui l'infectent serait donc de recourir aux
antiseptiques. Malheureusement, on rencontre autant de difficultés à détruire les micro-organismes dans la peau, qu'on en
éprouve pour y tuer les saprophytes (pityriasis versicolore, érythrasma, leptothrix, piedra). D'ailleurs, les travaux sur la
désinfection des mains, écrits par les chirurgiens, les accou-
cheurs et les médecins, sont unanimes pour déclarer que par
un nettoyage unique, aigu, il est absolument impossible d'obtenir une asepsie parfaite et certaine.

Aussi, après bien des recherches, est-on arrivé à conclure
qu'on peut se passer des solutions antiseptiques violentes, si l'on
a eu soin de procéder à un nettoyage mécanique sérieux et énergique. Ainsi avec du savon et une brosse, on frotte tous les nids
à microbes de la main, tels que les replis de la peau, la rainure
des ongles et les infundibula des follicules pileux. Il est bien
entendu que par ce procédé, nous n'aurons pas encore débar-

rassé la peau de tous ses germes; mais l'usage des antiseptiques violents ne garantit pas non plus ce résultat.

Fürbringer a fait faire un pas sérieux à la question de la désinfection, en remplaçant les parasiticides violents par de l'alcool ordinaire. La propriété bactéricide de l'alcool ne provient pas de ce qu'il dégraisse l'épiderme pour le rendre plus accessible aux solutions aqueuses ; si tel était le cas, on pourrait le remplacer par le savon, l'éther, la benzine et les autres agents qui détruisent les substances grasses, et qui pourtant ne produisent pas le même effet que lui. L'alcool est donc par lui-même un excellent destructeur de cocci, et dans la méthode de *Fürbringer*, il agit comme un désinfectant spécifique. Par des expériences faites dans mon laboratoire, et qui durent depuis plus de quatre ans, j'ai toujours pu démontrer avec succès, que des cultures de champignons filamenteux peuvent être débarrassées des schizomycètes qui s'y sont mêlés, en les traitant avec de l'alcool. En se servant de ma méthode à l'alcool[1], on peut rapidement nettoyer des cheveux atteints de favus, de trichophyton, de piédra, et autres affections cryptogamiques, pour en faire le point de départ de cultures pures. Lorsqu'une première addition d'alcool n'aura pas complètement détruit le schizomycète souillant la culture pure, on pourra, sans aucun inconvénient pour le champignon filamenteux, y ajouter une nouvelle dose d'alcool. Avec la méthode stérilisatrice de *Fürbringer*, les schizomycètes adhérant à l'épiderme sont rapidement détruits, pour peu que la peau soit laissée suffisamment longtemps en contact avec l'alcool.

S'il était nécessaire, dans la pratique, de détruire avant une opération chirurgicale tous les cocci inoffensifs de la flore saprophytique de la peau, on devrait modifier la méthode de *Fürbringer* de la façon suivante, plus conforme au but. Le soir,

---

1. Monats. f. pr. Dermat., 1894, t. XVIII, p. 582 (communiqué par Hodara).

avant le coucher, le chirurgien doit bien nettoyer ses mains avec une brosse, de l'eau chaude et du savon. On enveloppe ensuite les mains ainsi appropriées dans des bandes de mousseline trempées dans l'alcool et l'on recouvre le tout avec de la gutta-percha, ou avec de la baptiste de *Billroth*; en un mot on applique pour la nuit un pansement imperméable à l'alcool. Pour entretenir l'asepsie absolue ainsi obtenue, depuis l'enlèvement du pansement jusqu'au moment de l'opération, on devra enduire ses mains avec un savon gras qu'on essuiera à sec avec un essuie-mains stérilisé. De cette façon, les poussières chargées de micro-organismes ne peuvent pas pénétrer dans les replis cutanés, à cause du savon qui les obstrue. Au moment de l'intervention on se débarrasse de ce savon, en procédant à un simple lavage. Si l'on veut se rendre compte de la quantité de savon employée pour former ce vernis protecteur, on n'aura qu'à observer l'abondance de la mousse qu'on obtiendra en se lavant les mains avec de l'eau chaude. Pour que la conscience du chirurgien soit complètement tranquillisée, on pourra, au lieu de savon gras ordinaire, se servir de savon gras au sublimé, qui est sûrement aseptique. En tous cas, il ne faudra employer que du savon très gras, qui au lieu d'attaquer l'épiderme, le rendra plutôt lisse et uni.

La destruction complète de tous les saprophytes n'est, en réalité, pas absolument nécessaire au point de vue chirurgical; car ces saprophytes ne peuvent pas se développer dans les organes internes, et si les chirurgiens insistent tant sur l'anéantissement de ces germes, c'est plutôt pour acquérir la certitude d'avoir en même temps éloigné les microbes pathogènes bien plus importants. Par contre, il est à remarquer qu'au point de vue dermatologique, la présence d'un seul coccus pyogène sur une plaie est bien plus à redouter que des milliers de coccis aprophytiques et même qu'autant de cocci de l'eczéma et de l'impétigo. Il serait très à souhaiter que l'on possédât des criteriums positifs pour savoir si ces cocci purulents existent encore sur les mains désinfectées. Il est bien moins important qu'un chirurgien ait, avant une intervention, touché avec ses mains saines une plaie infectée, que *s'il était lui-même porteur d'une affection purulente de la peau des mains*.

Les recherches histologiques nous ont démontré qu'autour d'un furoncle ou d'un abcès, l'épiderme est envahi par les staphylocoques jusqu'à une certaine profondeur, surtout au niveau des follicules pileux. Ces micro-organismes sont très dangereux, et les chirurgiens les appréhendent avec juste raison. Si un chirurgien était atteint d'une affection semblable, il ferait bien, même longtemps après la guérison, de désinfecter ses mains de la façon la plus scrupuleuse. Chaque rougeur qu'il verra autour d'un follicule pileux sera suspecte, et il devra la couvrir pendant l'opération avec un morceau d'emplâtre mercuriel phéniqué. On agira de même pour chaque cicatrice opératoire d'un phlegmon ou d'un abcès. Entre temps, avant que l'opérateur soit chirurgicalement prêt à intervenir, il devra faire subir à ses mains des décapages multiples (par exemple avec du gélanthe salicylé). Il faudra faire suivre ces décapages d'un véritable *traitement* désinfectant, et non pas d'une simple désinfection. On se servira pour ce faire, selon l'importance du cas et l'état des mains, de l'emplâtre mercuriel, des enveloppements humides à l'alcool, des enveloppements à la pommade ichtyolée, de la pâte à l'oxyde de zinc soufrée, etc. etc. Ce qui importe surtout dans la désinfection des mains saines, *ce n'est pas la question d'user du sublimé ou de ne pas en user, le fait capital consiste dans le traitement complémentaire des mains du chirurgien, si par hasard elles ont été atteintes d'une affection infectieuse quelconque*[1].

Dans ce cas, on doit enduire les mains comme nous l'avons

---

1. Unna. Zur Desinfection der Hände, t. 32, 1901, p. 517.

indiqué à propos de la prophylaxie, avec du savon très gras, le savon noir; on les essuye ensuite à sec avec un linge stérilisé. Le vernis gras qui couvre alors les mains du chirurgien, possède non seulement la qualité de polir la peau et de la rendre unie, afin de la garantir contre les infections, mais il a encore pour résultat de fixer les germes dont on n'a pas pu se débarrasser entièrement, et de les rendre ainsi inoffensifs, si par les mains ils venaient en contact avec des plaies.

20. — MOYENS DESTINÉS A DÉTRUIRE
LE PIGMENT DE L'ÉPIDERME

La dépigmentation de l'épiderme est d'une grande importance au point de vue cosmétique. Il ne s'agit pas ici, bien entendu, de ces pigments bruns du derme et de la couche papillaire qui occasionnent les affections pigmentaires, tels que le vitiligo, le chloasma, l'éphélide et autres. Nous voulons seulement nous occuper de cette coloration des lamelles épidermiques superficielles, allant jusqu'au noir, coloration provoquée par un produit de réduction coloré de la kératine [1], et qui a la couleur de la corne. Pour que cette pigmentation se produise, il est nécessaire, d'une part, que l'épiderme soit dans un état de sécheresse très prononcée, et d'autre part que des facteurs tels que la lumière et l'air, puissent y exercer leur influence. Nous ne pouvons pas encore définir en quoi consiste cette dernière, mais ce qui est certain, c'est que grâce à elle, la coloration cornée se montre tout d'abord, et surtout dans les couches cellulaires superficielles de l'épiderme. C'est cette dernière circonstance qui a fait dire à certains auteurs, que la prétendue coloration n'était qu'une simple souillure de la peau. J'ai souvent réfuté cette opinion, et je crois qu'actuellement elle ne trouvera plus de défenseur scientifique. D'ailleurs, il est histologiquement facile de démontrer que la coloration fait corps avec la corne et qu'elle prend naissance dans l'intérieur même

---

1. Unna. *Woraus besteht der schwarze Punkt der Comedenen? Virchow's Archiv.* 1880, t. LXXXII, p. 175. — Histopathologie der Haut, p. 350.

des lamelles épidermiques. Les analyses chimiques nous apprennent que les acides oxydants la décomposent et la décolorent. Enfin dermatologiquement nous pouvons prouver que la coloration n'est pas due à une souillure, en ce que, d'abord, les lavages sont incapables de la faire disparaître et que, d'autre part, les alcalins la rendent de plus en plus apparente. Tous les médecins connaissent cette coloration pour l'avoir au moins vue dans les points noirs des comédons, et dans les « ponctuations » des orifices folliculaires du nez que l'on rencontre dans de nombreux cas de séborrhée. Elle s'observe encore dans toute une série d'hyperkératoses, comme l'ichtyose, l'acanthosis nigricans, la dermatose de *Darier* (psorospermose) et dans certaines cornes cutanées.

Le traitement de la coloration cornée est surtout employé pour les comédons et la ponctuation des orifices folliculaires, tandis que pour les hyperkératoses ces soins se confondent avec le traitement général de la maladie. Avant d'entreprendre cette cure, il faut se souvenir de cette première règle, qui consiste à exclure du traitement tous les alcalins, y compris les savons. Si parfois, on était obligé de se servir de ces derniers, pour un nettoyage par exemple, il faudrait alors soigneusement laver le point malade avec de l'eau, et neutraliser l'alcalinité qui pourrait encore subsister avec du vinaigre ou avec un autre acide. Pourtant, le savon au peroxyde de sodium [1] fait exception à la règle. Ce savon attaque le pigment par l'oxygène à l'état naissant qu'il met en liberté durant son emploi. Il est constitué par une base fondamentale bien ferme, et qui ne s'use pas par le savonnage ; elle est formée de 3 parties de paraffine liquide et de 7 parties de savon médicinal desséché. Selon la sensibilité de la peau on l'emploie aux titres de 1/5 p. 100 jusqu'à 20 p. 100. Pour la ponctuation ordinaire des follicules, un savon de 1/2 à

1. Unna. Natron superoxydseife. Monatsh. f. pr° Dermatol. 1899, t. XXIX, p. 167.

2 p. 100 est suffisant. Les savons forts s'emploient dans l'acné.
Les autres moyens destinés à détruire la coloration cornée sont
les acides, les oxydants acides et les médicaments chlorés.
Ceux-ci sont principalement indiqués contre la pigmentation, à
cause de l'oxydation par l'acide chlorhydrique qu'ils dégagent.
Tous ces traitement détruisent non seulement les pigments, mais
ils empêchent encore qu'ils se forment de nouveau. Parmi les
autres remèdes, nous citerons l'acide acétique, l'acide nitrique,
l'eau oxygénée, l'acide trichloracétique et l'acide chlorhydrique ; le meilleur emploi de ces substances se fait sous forme
de pâtes ou de pommades rafraîchissantes. Il faut se rappeler
que tous les réducteurs, principalement le soufre, l'ichtyol, la
résorcine, le pyrogallol et le goudron renforcent la pigmentation
des comédons et la ponctuation des follicules ; on doit, par conséquent, éviter de les employer.

21. — MOYENS DESTINÉS A FAIRE DISPARAITRE LES CORPS GRAS DE L'ÉPIDERME

Nous avons rarement l'occasion de détruire les corps gras de la peau ; car, en général, il existe une quantité de matière grasse toute aussi abondante dans la peau malade que dans la peau saine. Pourtant, il existe à la tête deux régions, celle du sommet du crâne et le milieu de la figure, où l'on a à intervenir. Il s'agit, dans ces cas, de sujets jeunes, anémiés, qui sont incommodés par l'excès de sécrétion graisseuse, soit à cause de l'aspect de la peau qui paraît grasse et luisante, soit encore parce que toutes les poussières atmosphériques ont une tendance à se ramasser sur ces sortes de peaux et à s'y fixer. Les affections des glandes séba-bées, causes de l'hypersécrétion graisseuse, sont de celles qu'on a le plus de mal à guérir ; nous les étudierons d'ailleurs dans un des chapitres suivants. La seule chose qui nous intéresse dans ce chapitre c'est la surabondance de graisse dans l'épiderme. Nous possédons deux modes de traitement pour y remédier : d'abord les dissolvants, puis les absorbants des graisses.

Parmi les premiers, nous citerons d'abord les savons de toutes sortes, le savon gras excepté ; celui-ci étant déjà par trop gras lui-même, ne répond plus au but du traitement. Le savon le plus important est l'esprit de savon alcalin de *Hebra* (*Hebra'sche* alkalische Seifengeist), dont la dilution avec de l'eau peut produire des effets plus ou moins énergiques selon la nécessité et le degré voulu. On emploie encore les savons contenant des desséchants, comme le savon à l'oxyde de zinc, le savon à l'oxychlorate de bismuth et le savon au formol. Ils agissent en desséchant les cellules épidermiques, les rendant ainsi aptes à absorber de plus fortes quantités de graisse Les dissolvants qui jouent un rôle encore supérieur à celui des savons sont les lotions éthéro-alcooliques, principalement à l'alcool absolu ; viennent ensuite l'éther, l'alcool éthéré, la benzine et l'éther de pétrole. On verse ces liquides sur un tampon de coton ou sur un essuie-main, et on frictionne ensuite la peau. Les pansements avec des compresses imbibées d'acool ou de liquides alcooliques donnent aussi de bons résultats. Les pulvérisations éthéro-alcooliques font bon effet sur le cuir chevelu trop gras ; on les additionne souvent de substances médicamenteuses desséchantes, dont la plus usitée est la résorcine. Tous ces disolvants des graisses peuvent se combiner entre eux, ou avec l'esprit de savon et les autres savons sous les formes les plus variées.

Parmi les absorbants des graisses nous citerons les poudres et la colle de zinc. En Allemagne on emploie les poudres à sec, tandis qu'en Angleterre et en Amérique on les utilise sous la forme liquide, avec dépôt de la poudre lorsque celle-ci est insoluble.

Les poudres les plus actives sont les poudres minérales, parce qu'elles sont indécomposables et qu'elles possèdent en outre un pouvoir absorbant élevé. Le talc, le kaolin, la terre bolaire blanche et la terre bolaire rouge, la terre siliceuse, le carbonate de magnésie, le carbonate de zinc et l'oléate de zinc, appartiennent à ce groupe. La poudre la plus fine et la plus légère c'est le carbonate de magnésie qui, d'après les recherches de *Gründler*, possède vis-à-vis des liquides un pouvoir absorbant des plus puissants. Si l'on met en contact l'épiderme avec de l'oxyde de zinc, du carbonate de zinc ou de la terre siliceuse,

---

1, Gründler. *Ueber Pasten.* Monatsh. f. pr. Dermat. 1888, t. VII, p. 1029.

on constate que la peau se dessèche plus fortement qu'avec toute autre substance. Le carbonate de zinc est de préférence employé à la figure, à cause de sa teinte qui se rapproche beaucoup de la couleur de la chair. Il en est de même pour la terre bolaire rouge. Le carbonate de zinc est peu usité en Allemagne ; en Angleterre, par contre, on l'emploie fréquemment, sous forme de « Calamine Lotion », préparation que chaque médecin prescrit dans les cas d'eczémas et d'érythèmes légers. Pourtant ce remède mériterait une plus ample application de la part des dermatologistes. Le bolus blanc, le bolus rouge, l'oxyde de zinc et le carbonate de magnésie mélangés en certaines proportions, constituent une poudre couleur chair, très usitée dans les eczémas séborrhéiques et les séborrhées de la face, et qui porte le nom de pulvis cuticolor. Voici sa formule

R.   Oxyde de zinc. . . . . } àà 2,00
     Bolus rouge. . . . . }
     Bolus blanc. . . . . } àà 3,00
     Carbonate de magnésie . . . . }
     Amidon de riz   10,0
M.f. Poudre.

Cette poudre devra être bien tamisée à travers une toile ancienne, avant de la délivrer au malade. Elle doit être employée très fine. Toutes ces poudres, en suspension liquide dans un peu d'alcool et de glycérine, peuvent s'employer sous forme de lotions.

Les poudres végétales, à cause de leur humidité naturelle, ne possèdent pas un pouvoir absorbant aussi prononcé que les poudres minérales. A ce groupe appartiennent : la farine de froment, la poudre de riz, la fécule ; la poudre de lycopode est la plus sèche de toutes les poudres végétales. Celles-ci jouent un grand rôle dans l'absorption de l'humidité aqueuse et dans

1. Unna. *Pulvis cuticolor*. Monatsh. f. pr. Dermat. 1898, t. XXVII, p. 244.

la préparation des mastics, parce qu'elles permettent de leur donner une consistance pâteuse.

Toutes les poudres agissent plutôt en obéissant aux lois physiques de la porosité. La terre siliceuse, qui est une substance des plus poreuses, et qui possède la capillarité la plus élevée, est formée par de l'acide silicique pur, et pourtant celui-ci n'agit pas par son action chimique. Par contre, les préparations à l'oxyde de zinc, etc. produisent à la fois des effets physiques et des effets chimiques (voyez là-dessus le chap. 23.).

Bien souvent le médecin est consulté par sa clientèle féminine pour savoir « si la poudre est nuisible ». Il est naturellement fort difficile de répondre en englobant tous les cas, en généralisant. Tout ce qu'on peut faire, c'est de donner son opinion pour une peau déterminée. Ainsi lorsque la figure est trop grasse, les poudres inertes seront d'une grande utilité. Sur une peau sèche au contraire, l'application des poudres peut être nuisible. Du fait seul de cette question quotidienne nous pouvons déjà soupçonner que la poudre de toilette n'est pas cette *substance inoffensive* dont parlent certains ouvrages. Aussi ne vois-je pas l'utilité de prescrire des « substances indifférentes », lors même que celles-ci existeraient réellement.

La colle de zinc possède un grand pouvoir absorbant pour les graisses, bien que son application sur la peau se fasse en solution aqueuse. D'ailleurs une fois appliquée la chaleur du corps fait rapidement évaporer cette eau, de sorte que la colle de zinc devenue sèche absorbe la graisse de la peau par sa face interne. Lorsqu'après douze à vingt-quatre heures on la retire, on constate qu'elle en est imprégnée à la face interne. Les badigeonnages à la colle de zinc, alternés avec des lavages destinés à détacher cette colle, enlèvent les matières grasses de la peau, la débarrassent encore de ses pellicules et la rendent ainsi lisse et unie. L'application de la colle, pratiquée le soir avant le coucher, est donc un remède ordinaire pour toutes espèces de séborrhées de la face, et peut être employée dans le traitement complémentaire de l'eczéma séborrhéique.

Quand on voudra dégraisser, à peu de frais, une vaste étendue de peau, par exemple dans l'eczéma séborrhéique, ou dans la dermatite exfoliative généralisée avec squames très grasses, on fera bien de se servir des vernis solubles dont l'action se rattache à celle de la colle de zinc. Dans des cas semblables il est parfois indiqué de modérer l'hyperémie de la peau et son hypersécrétion graisseuse sans faire intervenir les substances chimiques actives. On atteint ce but tout aussi bien qu'avec la colle de zinc, en badigeonnant la surface de la peau avec des substances semblables à de la colle, qu'on obtient en traitant avec de l'eau chaude des farines variées, l'amidon ou la dextrine. Ces colles forment, une fois qu'elles sont desséchées, une mince couche de vernis, qui ne contient plus l'humidité normale des farines, et qui absorbe les graisses avec avidité. Il est bien entendu, que si l'on veut se servir de ces colles dans le but d'absorber la graisse, on ne doit faire entrer dans leur préparation ni huile, ni graisse, ni glycérine (voy. les pâtes contenant des corps gras, p. 202); néanmoins elles supportent très bien l'adjonction d'oxyde de zinc, de carbonate de zinc, etc.

22. — MOYENS DESTINÉS A NEUTRALISER
LA RÉACTION CHIMIQUE DE L'ÉPIDERME

Depuis les expériences de *Heuss*[1] nous savons que la réaction chimique de la peau dépend, outre la réaction des sécrétions glandulaires, et ceci à un degré prononcé, de la réaction
fortement acide que possède normalement le protoplasma épithélial. Comme l'effet médicamenteux de certaines substances.
dépend essentiellement du milieu acide ou alcalin où on les
applique, il est d'une importance capitale, au point de vue du
résultat thérapeutique, d'étudier la réaction chimique de la surface cutanée.

Depuis près de vingt ans, nous constatons journellement
combien réagissent différemment des régions cutanées isolées,
à cause, précisément, de leur réaction chimique, en présence
de la chrysarobine, ce médicament si sensible en l'espèce. Mais
jusqu'ici aucun dermatologiste n'a encore essayé d'étudier les
variations régionales si subtiles de la réaction cutanée. Voici,
à peu près, les variations que l'expérience clinique a, depuis
longtemps, apprises aux dermatologistes. Les régions cutanées
les plus acides sont celles des avant-bras et des jambes, c'est-
à-dire là où, d'une part, l'épiderme et le derme, au fur et à
mesure qu'ils s'approchent des extrémités, vont en s'épaissis-
sant, tandis que d'autre part les vaisseaux sont encore situés
assez profondément et ne forment pas ce réseau capillaire si
rapproché de la surface de la peau, comme c'est le cas aux mains

1. Heuss. Die Reaction der Schweisses beim gesunden Menschen. Monatsh. f.
pr. Dermatol., 1892, t. XIV, p. 343.

et aux pieds. Cette particularité devient très évidente pendant le traitement avec des frictions généralisées faites à l'aide de pommade à la chrysarobine, surtout lorsque pour obtenir une action plus pénétrante, on acidifie la pommade au moyen de l'acide salicylique. On constate dans ce cas que la guérison des efflorescences eczémateuses et psoriasiques est retardée, et que les parties avoisinant ces lésions fixent la couleur jaune de la chrysarobine sans la transformer en la couleur rouge du chrysophanate alcalin.

Les régions du cou, des parties génitales et du pourtour des yeux réagissent de façon tout à fait contraire. Là, la coloration rouge due au chrysophanate alcalin et la guérison des efflores cences se font si rapidement, qu'au bout de vingt-quatre heures on est obligé, par des applications de colle de zinc ou de pâte à l'oxyde de zinc soufrée, d'exclure ces régions du traitement général.

Tandis qu'il est relativement facile de diminuer cette réaction par trop violente, et de la ramener au degré voulu en se servant, par exemple, de doses plus faibles de chrysarobine, ou bien en mêlant cette substance à la colle de zinc, etc., il n'en est pas de même lorsqu'on désire que ce médicament exerce toute son action au niveau des régions cutanées fortement acides. Pour ce faire, on croirait volontiers que si l'on ajoutait à la pommade de chrysarobine une substance alcaline, comme par exemple du savon, cet alcalin neutraliserait l'acidité de la peau. Malheureusement, cette idée ne se réalise pas, car déjà dans le pot à pommade, la chrysarobine se transforme en présence de l'alcalin en chrysophanate alcalin. Si dans le même ordre d'idées, on pratique des applications successives de substances alcalines et de pommades à la chrysarobine, l'action de cette dernière est annulée à la surface même de l'épiderme, tandis que notre but consiste à faire pénétrer la chrysarobine dans la profondeur de l'épiderme. Le mieux serait de traiter la peau alternativement toutes les douze ou vingt-quatre heures, tantôt par les alcalins, tantôt par la chrysarobine, ou encore de savonner la peau énergiquement avec le savon au peroxyde de sodium avant chaque application de pommade à la chrysarobine. Les efflorescences particulièrement tenaces, recouvertes d'une couche cornée épaisse, seront d'abord cautérisées avec la potasse ou le crayon de potasse, puis recouvertes par un flocon de coton humide et par un carré d'emplâtre à l'oxyde de zinc. La couche cornée ainsi macérée et ramollie finit par tomber, et alors seulement on instituera le traitement à la chrysarobine.

Les études chimiques, histologiques et thérapeutiques à faire sur cette question promettent dans l'avenir d'être des plus intéressantes et des plus instructives, au point de vue dermatologique. La chrysarobine n'est pas, bien entendu, le seul médicament dont nous disposions comme réactif, mais elle présente mieux que toute autre substance cette qualité, à cause de sa réaction colorante et de son effet thérapeutique qui se manifestent en même temps.

23. — MOYENS DESTINÉS A FAIRE DISPARAITRE L'HUMIDITÉ DE L'ÉPIDERME

L'excès d'eau contenu accidentellement dans l'épiderme ne donne pas lieu à des indications thérapeutiques spéciales, car il suffit de permettre à la peau de se débarrasser de cet excès de liquide par évaporation, pour obtenir un résultat certain. Par contre, la présence permanente d'une forte quantité d'eau dans l'épiderme, nécessite souvent l'intervention thérapeutique qui s'associe à un degré plus accentué d'humidité dans les couches intermédiaires, et se caractérise surtout par le processus de parakératose et le développement de squames.

Nous avons déjà vu précédemment, que l'excès d'humidité avait pour conséquence l'arrêt de la kératinisation vraie; la formation de la kératohyaline et de l'éléidine ne se faisant plus, le protoplasma et le noyau se dessèchent tout simplement. Les cellules épidermiques qui ont de cette façon échappé à la nécrose graisseuse, ont physiquement perdu, comparativement aux cellules basales dermiques, une forte quantité d'eau. Mais elles leur ressemblent encore chimiquement, car comme elles, elles possèdent encore de l'eau à l'état de combinaison chimique. Cette eau ne peut leur être retirée par une simple évaporation et, pour les en débarrasser, il faut recourir aux desséchants violents.

Ceux-ci sont tantôt de nature physique, tantôt de nature chimique. Nous en retrouvons ici une série que nous avons déjà étudiée (chap. 21), en parlant des moyens de dégraisser la peau.

Néanmoins, malgré la similitude des remèdes et des véhicules employés au dégraissage et à la déshydratation, il existe beaucoup de variations caractéristiques dans leur mode d'emploi ; nous allons les examiner successivement.

En ce qui concerne la médication éthéro-alcoolique, nous savons que l'éther convient plutôt au dégraissage et l'acool à la déshydratation. La très grande vogue du spray à l'acool et à l'éther [1], dans le traitement des parakératoses et du dégraissage de la peau, est essentiellemeut due à la présence de l'acool. Car dans ce mode de traitement, l'éther est d'une part employé pour rendre la buée de vaporisation plus fine et plus tenue, et de l'autre il est destiné à vaincre la résistance qu'oppose la graisse contenue dans les squames parakératosiques. On peut, par la simple pulvérisation éthéro-alcoolique, obtenir la guérison des plaques eczémateuses rebelles, surtout si la tenacité du suintement permanent de l'épiderme est due à la transformation spongieuse de la surface dermique. On fera bien, dans ces cas, d'ajouter au liquide à pulvériser des substances réductrices remplissant le même but (voy. chapitre suivant), à condition, toutefois, qu'elles soient solubles dans l'acool, et l'éther, comme l'ichtyol et la résorcine.

Les poudres végétales sont plus usitées à titre de substances desséchantes, qu'à titre de substance agissant sur les corps gras. Elles absorbent très avidement l'humidité de l'épiderme, comme c'est le cas pour les différentes farines. Elles sont particulièrement indiquées dans les catarrhes inflammatoires de la peau, non seulement lorsque celle-ci est squameuse, mais encore lorsqu'elle est suintante, c'est-à dire lorsqu'elle est recouverte par un épiderme sécrétant. Les farines ont sur les poudres minérales l'avantage d'absorber par leurs pores l'eau et la lymphe, et en outre de gonfler par cette absorption, de se transformer en une

---

1. Unna. *Der medicamentöse Aether- und Alcoholspray.* Berlin, klin. Wochenschrift, 1882.

colle qui obstrue provisoirement le placard épidermique sécrétant; de cette façon la guérison n'est plus entravée par le balayage continuel occasionné par les flots de lymphe qui coulent constamment. Dans l'eczéma, le pemphigus, l'impétigo, etc, les farines jouent le rôle d'un médicament provisoire important qui prépare la guérison, sans nuire à la peau si sensible et si irritable. C'est à cause de cette dernière particularité qu'on prescrit les farines, dans les cas où, à cause d'une idiosyncrasie exceptionnelle, un médicament aura provoqué une dermatite vésiculeuse et où l'usage de toute nouvelle médication est à craindre. Dans ces cas, on fera bien de panser les lésions avec des couches épaisses de farine et des bandes de tarlatane.

Les poudres minérales kératinisantes, telles que l'oxyde de zinc et le carbonate de zinc, possèdent, elles aussi, des propriétés desséchantes. On les emploie parfois sous forme de lotions dans les affections croûteuses de la face.

Aux poudres desséchantes, se rattachent certaines préparations végétales, qui par leur capillarité très élevée, provenant de leur structure particulière, agissent même à l'état sec, comme des desséchants excellents. Telles sont la tourbe et la ouate de tourbe, ainsi que leurs lamelles tamisées : foliola sphagni. On s'en sert comme poudre vulnéraire dans l'intertrigo. Ces poudres, maintenues solidement avec des bandes de mousseline, rendent service dans l'eczéma de la jambe.

Lorsque le suintement est peu prononcé, on emploiera la colle de zinc ordinaire et la colle de zinc ichtyolée, car en cas de fort suintement, la colle se ramollirait et serait par suite inutile. Par contre, dans les affections simplement squameuses, ces colles produisent des effets excellents; seulement leur mode d'emploi est différent de celui dont on se sert pour obtenir le dégraissage de la peau. Ainsi dans ce dernier traitement, nous avons vu qu'au bout de vingt-quatre heures au moins, on devait laver et enlever la colle, sa face interne imbibée de graisse ne pouvait plus en absorber. Mais lorsque la colle est utilisée pour la déshydratation, il convient de la laisser en place aussi long-temps que possible. Ici la face interne ne s'encrasse pas ou très peu, et la colle favorise l'évaporation tant que sa face interne n'a pas atteint un degré d'encrassement assez élevé. On l'abandonne donc dans ce cas jusqu'à ce qu'elle commence spontanément à se détacher de la peau, signe certain qu'elle est encrassée par sa face interne. Dans les affections squameuses, où le traite-ment à la colle est indiqué, cette substance, en occasionnant secondairement la rétention de la graisse naturelle, agit comme un facteur actif de guérison.

Les desséchants épidermiques qu'on utilise plus encore que la colle de zinc, voire même plus que les poudres, sont les *pâtes*, préparations *formées par le mélange de poudres absorbantes avec des corps gras variés*. Bien qu'ils soient saturés de graisse, ces mélanges sont susceptibles d'absorber de fortes quantités d'eau, et se comportent comme si la poudre agissait seule. Par contre, les pâtes ont l'avantage de ne pas priver l'épiderme de sa graisse, chose importante dans bien des affections cuta-nées. Autre avantage, on peut les appliquer à l'épaisseur vou-lue, et sur n'importe quelle région du corps, sans le secours d'aucun autre adjuvant. Elles ont donc toutes les qualités des pommades, tout en possédant, contrairement à celles-ci, des propriétés desséchantes. Il est bien entendu que pour leur laisser cette dernière propriété, on devra les composer avec des poudres tellement absorbantes, qu'imprégnées de graisse, même à moitié, leur pouvoir absorbant si merveilleux n'en soit pas amoindri. Les poudres qui conviennent le mieux à cet effet, sont, en premier lieu, la terre siliceuse, ensuite le bolus blanc et le kaolin et enfin la farine. Toutes les pommades peuvent facilement être transformées en une pâte desséchante par l'addition de 10 p. 100 seulement de terre sili-ceuse. Pour atteindre le même but avec le kaolin et la terre

bolaire, il faut déjà 20 p. 100 de ces poudres, et s'il s'agit
de farine il en faudrait plus encore. D'ailleurs la farine seule,
sans le concours d'aucune poudre minérale, ne donne que de
très mauvaises pâtes ; mais si on la mélange avec des poudres
minérales absorbantes comme, par exemple, avec de l'oxyde de
zinc, la pâte qui en résulte est susceptible de rendre service.
C'est sur cette donnée qu'est fondée la pâte de *Lassar*, dont
voici la formule : vaseline 2 parties, farine et oxyde de zinc ââ
1 partie. Cette pâte se rapproche beaucoup des pommades, à
cause de son très léger pouvoir absorbant. C'est plutôt « une
pommade empêchant l'évaporation » qu'une pâte desséchante ;
d'ailleurs son usage est indiqué lorsqu'on se propose d'obtenir seulement une légère dessiccation. Le choix de la
vaseline pour fabriquer cette pâte, donne déjà une consistance de pommade à cette dernière. Quand on se propose d'obtenir une forte dessiccation, on devra plutôt recourir aux corps
gras benzoïnés, à l'huile d'amandes douces, à l'huile d'olives
et à l'huile de lin. Car plus le corps gras employé est liquide,
et plus vite il pénètre dans les couches cornées de l'épiderme
que les poudres dessèchent pendant ce temps. Pendant que
le corps gras est absorbé par l'épiderme, la poudre restée seule
à la surface de la peau s'y dessèche et s'y dépose en une
couche très absorbante.

La pâte faite avec de la terre siliceuse remplit toutes ces conditions à un haut degré. Elle est composée d'onguent à l'oxyde
de zinc benzoïné ordinaire, additionné de 6 à 10 p. 100 de terre
siliceuse. Elle jouit d'une grande vogue sous le nom de pâte de
zinc ordinaire. Il est à remarquer, bien que nous comptions
parler plus loin des desséchants chimiques, que l'addition de
10 p. 100 de soufre à cette pâte, en augmente sensiblement le
pouvoir absorbant. La pâte au soufre et au zinc ainsi obtenue
peut être considérée comme prototype de pâte desséchante. Elle
contient suffisamment de graisse pour être facilement étendue

sur la peau, et pas assez pour se ramasser sur la peau en une couche épaisse. Elle possède en même temps un pouvoir desséchant énorme, grâce aux trois meilleures poudres absorbantes, à action très douce, qui entrent dans sa composition : l'oxyde de zinc, le soufre et la terre siliceuse. Son usage est extrêmement répandu, et pour ainsi dire, illimité.

Avec la pâte que nous venons d'étudier, nous avons déjà empiété sur le domaine des desséchants chimiques. Mais avant d'en commencer l'étude, il nous reste à parler d'une pâte qui est à cheval sur les deux limites, et qui possède un pouvoir desséchant puissant. Je veux parler de la pâte à l'acétate de plomb, formé de litharge, sur laquelle on aura fait agir à chaud le double de son poids environ de vinaigre, jusqu'à consistance pâteuse. On y ajoute encore de l'huile de lin comme corps gras, ce qui augmente le pouvoir desséchant de la pâte. Très usitée dans la clientèle pauvre contre l'eczéma des mains, cette pâte jouirait d'un usage plus étendu encore, si entre elle et la pâte à l'oxyde de zinc soufrée, il n'existait pas une incompatibilité ; car on ne peut pas, pour le même cas, se servir successivement d'acétate de plomb et de soufre. Si l'on fait agir le carbonate de plomb ou céruse sur la pâte au bolus et à l'huile de lin, ou bien sur la pâte à l'oxyde de zinc ordinaire, on obtient une nouvelle pâte desséchante analogue à celle à l'acétate de plomb.

Nous avons déjà mentionné les trois desséchants chimiques les plus importants : le soufre, l'oxyde de zinc et l'oxyde de plomb. Ce sont des substances à action douce, ne s'employant presque jamais autrement que combinées avec des médicaments à effets analogues, comme les poudres et les pâtes. Elles sont encore mêlées, comme desséchantes, aux pommades ou aux mousselines-emplâtres. Nous nous bornerons ici à ces trois substances, remettant au chapitre suivant l'étude de substances plus énergiques, agissant d'une façon plus aiguë, c'est-à-dire les réducteurs, qui eux aussi possèdent dans une certaine mesure des propriétés desséchantes.

Nous pouvons nous faire une idée assez exacte du travail chimique qui a lieu quand on met en présence du soufre avec une surface épidermique très humide. Ainsi, il est connu que la cellule épidermique ne diffère de la cellule dermique, comme la kératine de l'albumine, que par sa plus grande richesse en soufre. On peut donc, ce qui est possible et même probable, en ajoutant un excès de soufre[1], obtenir subsidiairement la kératinisation normale qui fait défaut dans les cellules épidermiques de la squame parakératosique. Les médecins à qui l'addition du soufre en substance paraît improbable, n'ont qu'à se rappeler l'action de ce corps, par l'intermédiaire de l'hydrogène sulfuré que dégagent les cellules épidermiques humides avec lesquels on l'a mis en contact. D'ailleurs, il existe un fait certain que peuvent observer tous ceux qui manipulent les pommades à base d'albumine. Ainsi, par exemple, quand on mélange la caséine avec du soufre et des corps gras, on constate un dégagement rapide et prolongé de fortes quantités d'acide sulfhydrique (H^2S). Dans les pommades soufrées ordinaires, au contraire, le dégagement appréciable de l'hydrogène sulfuré ne se produit qu'au bout d'un temps très long. Le soufre, de même que l'hydrogène sulfuré, peuvent être tout aussi efficaces comme produits d'addition que comme réducteurs. Dans le chapitre consacré à l'étude des substances kératoplastiques nous reverrons cette dernière propriété du soufre ; mais avec celle-ci toute l'importance de ce corps chimique n'est pas épuisée ; il occupe encore une place spéciale comme composé physiologique de la substance cornée.

Nous ne pouvons pas en dire autant de l'oxyde de zinc et de

1. *Ueber die Rolle des Schwefels bei der natürlichen Verhornung*, voy. Unna, *Ueber die Natur der normalen und pathologischen Verhornuny*. Monatsh. f. prakt. Dermat. 1897.

l'oxyde de plomb qui, indiscutablement, possèdent un pouvoir desséchant notable. Ce ne sont sûrement pas des réducteurs. Leur influence essentielle sur les matières organiques consiste dans leur action bien connue sur l'huile de lin (et d'autres huiles oxydantes), qu'ils transforment assez rapidement, par la cuisson, en un vernis. Il est fort difficile de leur attribuer un rôle direct dans le processus de la kératinisation, puisque dans ce cas, le protoplasma subit une réduction, et que ces oxydes ne sont pas réducteurs. Mais indirectement, ils excitent certaines substances à absorber l'oxygène dans les cellules, absorption qui, grâce à eux, se fait au dépens de l'oxygène protoplasmatique[1]. Si un pareil processus a lieu, il faudrait supposer que les oxydes métalliques n'agissent que par contact, comme le ferait un ferment. Mais on peut encore l'envisager à un autre point de vue ; il forme, en se combinant avec l'albumine, des albuminates métalliques, qui accélèrent bien plus rapidement le processus normal de la kératinisation que ne le ferait la cellule épidermique humide par son action propre.

1. *Ueber den Reductionsvorgang bei der Verhornung.* Voy. le chapitre suivant.

24. — SUBSTANCES KÉRATOPLASTIQUES

En étudiant dans le chapitre précédent les desséchants, nous avons remarqué qu'ils ont plus d'un point de contact avec les substances kératoplastiques. Cela tient à la nature même de la kératinisation, qui dépend, sinon de la présence plus ou moins grande d'eau dans des tissus, du moins d'un simple travail de dessiccation. La soustraction pure et simple de l'eau ne constitue pas encore la kératinisation vraie et durable, mais l'excès d'humidité est toujours un obstacle à sa production. La dessiccation, au contraire, la provoque dans tous les cas. Pendant que les desséchants tendent vers un but pathologique, les kératoplastiques, eux, cherchent par la kératinisation des cellules dermiques saines entourant les régions malades, les ulcérations, à provoquer la cicatrisation rapide et à achever ainsi le processus morbide. Pour y arriver, il est avant tout nécessaire, outre la soustraction de l'eau ou de son maintien à distance, de faire intervenir un travail de réduction. Ce fait a été démontré d'une façon irréfutable par la clinique. Tous les réducteurs qui ont pour résultat de soustraire de l'oxygène, favorisent la kératinisation, à condition qu'on les mette en contact avec l'épiderme non kératinisé à un certain degré de concentration modéré, en rapport avec leur caractère chimique : ainsi *les réducteurs agissent à faibles doses comme des substances kératoplastiques*[1].

Il y a quatorze ans, le groupe des réducteurs a été composé, grâce aux faits cliniques, tout d'abord au point de vue de leur

1. Unna. *Ichthyol u. Resorcin*, 1886.

action dans la guérison des plaies [1]. Mais bientôt après, on
s'est aperçu que ces substances jouaient un très grand rôle
dans le traitement des catarrhes inflammatoires de la peau,
dans l'eczéma, le psoriasis et autres dermites semblables,
et qu'on pouvait les utiliser avec succès dans la majorité des
affections inflammatoires de la peau. Cette amplification éton-
nante du domaine d'action de ces substances, qui augmente
journellement, a pour résultat que l'unique propriété chimique essentielle qui réunit tous les membres de ce groupe
a besoin d'être élucidée théoriquement et pratiquement. Tant
que ces substances étaient groupées uniquement au point de
vue kératoplastique, pour le traitement des plaies, et qu'elles
étaient placées en opposition d'un groupe important de substances dermatoplastiques, cette opposition à leur emploi était
due à leur action chimique, car les substances dermatoplastiques sont en même temps des oxydants et des antikératoplastiques (voy. chap. 17). Mais depuis que les réducteurs jouent
aussi le premier rôle parmi les anticatarrhaux et les antiphlogistiques, il n'est plus guère possible d'attribuer tous ces
effets curatifs à l'action chimique de la réduction des éléments
cutanés, et ce serait faire violence aux faits que de les inter-
prêter autrement. Il est certain que dans ce domaine, les réducteurs, les oxydants et les chlorurants, se contrarient et s'ex-
cluent souvent; mais ce n'est pas toujours le cas. Quelquefois, en effet, ils se combinent pour produire une action commune, comme par exemple le sublimé avec la résorcine ; dans
ce cas, il faudra considérer ces moyens par leurs autres côtés.

Si, dans ce chapitre un peu court, nous voulions étudier plus
amplement le groupe des réducteurs au point de vue kératoplastique, nous ne pourrions le faire qu'après avoir étudié
ses propriétés anticatarrhales et antiphlogistiques, qui devraient

1. Unna, *Ueberhäutung u. Ueberhornung. Dermatoplasie u. Keratoplasie*, Berlin. klin. Wochenschr., 1883.

nous occuper dans des chapitres ultérieurs. Mais au moins l'ensemble sera sauvegardé, et l'importance par trop exclusive de la propriété kératoplastique des réducteurs sera ainsi limitée.

Tous les réducteurs, principalement employés en dermatologie, peuvent être rangés en six groupes :

a) Les *Phénols :* pyrogallol, résorcine, acide phénique, naphtol, goudron.

b) Les *dérivés de l'anthracite :* chrysarobine, anthrarobine.

c) Les *hydrocarbures sulfureux :* ichtyol, thiol, tuménol.

d) Les *huiles et baumes résineux :* baume du Pérou, styrax, résine de gaïac, huile de lin, huile de pavot, etc.

e) Les *hydrates de carbone :* sucre, miel.

f) Le *soufre.*

L'étude sérieuse de l'action de ces substances, qui toutes agissent aussi comme kératoplastiques, n'a été faite jusqu'ici que pour les deux plus importantes d'entre elles : la chrysarobine et le pyrogallol. Il est avant tout bien possible que le phénomène qui paraît s'imposer complètement comme un effet de réduction, ne soit occasionné que par ce que les éléments de la peau, et en ce qui nous concerne, les épithéliums, soient réduits par le remède qui s'est lui-même préalablement oxydé. Il faut donc que le médicament mis en contact avec les tissus s'oxyde d'abord, pour pouvoir ensuite exercer sa propriété curative. Cette question peut s'élucider par la comparaison des médicaments à l'état non oxydé, avec ceux qui seront oxydés en dehors du corps vivant.

Ainsi, des expériences faites dans ces conditions avec le pyrogallol [1] nous ont montré que cette substance, selon qu'on l'emploie oxydée ou non oxydée, possède des effets complètement variables, que nous n'avons pas encore suffisamment

1. Unna. Neue Thatsachen ueber reducirende Heilmittel. Arbeiten aus der Klinik von 1896. Berlin, 1897, Eugen Grosser.

isolés. C'est ainsi que le pyrogallol non oxydé attaque la peau saine, dont il colore l'épiderme en noir intense ; il noircit les urines et provoque des symptômes généraux graves parce qu'il disssout les hématies. Le pyrogallol oxydé, au contraire, autrement dit la pyraloxine [1] ne produit pas un seul de ces effets violents, énergiques, locaux ou généraux. Par contre, il jouit du même succès que le pyrogallol dans le traitement de l'eczéma, du psoriasis, du lupus, de la lèpre, etc. Il calme l'inflammation et la parakératose, diminue l'infiltration, absolument comme nous avons l'habitude de le voir, en nous servant des réducteurs à action douce. La pyraloxine est donc un remède de choix qui, appliqué sur la peau, n'exerce son action que sur les parties malades qu'elle guérit, et ceci sans réaction secondaire aucune. Mais la peau, de son côté, a une action élective particulière sur le pyrogallol non oxydé, car l'épiderme sain et les hématies seuls possèdent en quantité suffisante l'oxygène nécessaire destiné à oxyder cette substance. La peau malade, au contraire, ne l'oxyde que très doucement ; c'est pour cette raison que les phénomènes d'irritation ne s'y produisent pas.

Les circonstances sont toutes différentes, lorsqu'il s'agit de la chrysarobine. Celle-ci, une fois oxydée, c'est-à-dire transformée en acide chrysophanique et en chrysophanate alcalin, perd toutes ses propriétés curatives dans l'eczéma et les efflorescences psoriasiques. Mais il ne faut pas entendre par là que l'acide chrysophanique ne possède plus ses propriétés réductrices. Il agit encore très efficacement dans les affections mycosiques légères, dans l'eczéma de la face, où l'usage de la chrysarobine, par trop violent, n'est pas possible. Mais il ne possède plus l'effet énergique, d'une rapidité surprenante, que la chrysarobine exerce sur les plaques rudes d'eczéma et de psoriasis. C'est encore pour cela que l'effet anticatarrhal et antiphlogis-

---

1. *Pyraloxine*, abrév. de pyrogallol, oxydé par des alcalis.

tique de la chrysarobine est identique à son action réductrice. Son effet curatif typique est réellement basé sur l'action réductrice qu'il exerce sur les éléments de la peau.

En présence des différences si absolues que nous venons de voir entre les deux principaux médicaments du même groupe, on pourrait croire qu'après des recherches plus approfondies toutes les substances appartenant à ce groupe doivent se ranger en deux sous-groupes, suivant qu'elles se comporteront comme le pyrogallol ou la chrysarobine. Mais on n'a fait encore aucune recherche à ce point de vue. Je suis donc obligé de dire quelques mots seulement sur chacune de ces substances, sans toucher à cette question pourtant si pleine de promesses pour l'avenir.

Le phénol, le naphtol-β et la résorcine possèdent des propriétés réductrices, mais nous avons déjà vu (chap. 17) que ces substances sont aussi des desquamants, de sorte que si l'on désire obtenir un effet réducteur, il faut les employer à dose très faible. Le phénol a parfois dans la kératinisation une action semblable à celle du soufre [1]. Quoiqu'il en soit il agit sur les surfaces bourgeonnantes, hyperkératinisantes, d'une façon toute autre que le sublimé. Le goudron possède, outre le phénol, d'autres substances réductrices ; nous ne connaissons pas encore l'action de chacune d'elles. C'est ainsi que le goudron de houille contient les crésols, le goudron du charbon de bois, les créosotes, et bien d'autres hydrocarbures, dont certains possèdent peut-être des propriétés réductrices. L'acide acétique qui se trouve dans le goudron de bois doit être neutralisé par un alcalin, si l'on veut obtenir une action kératoplastique.

L'anthrarobine, en solution alcaline, absorbe rapidement de l'oxygène et se transforme par ce fait en dioxyanthrachinon (alizarine). Son action sur la peau est bien moins réductrice

1. Unna, Ueber die Natur der normalen und pathologischen Verhornung. *Monatsh., f. prak. Derm.*, 1897.

que celle de son proche parent la chrysarobine qui se transforme, par oxydation, en méthyldioxyanthrachinon (acide chrysophanique).

L'ichtyol, qui s'obtient par la neutralisation et le sulfonage
des hydrocarbures sulfureux, est ordinairement considéré, et
pourtant bien à tort, comme une substance à action sulfureuse.
C'est cette considération qui est précisément la cause de l'usage
précieux et assez étendu qu'on en fait. Car le soufre qu'il contient n'est jamais mis en liberté, et c'est lui cependant qui fait
de l'ichtyol un agent réducteur. Nous pouvons donc prescrire
ce médicament en même temps que d'autres, très sensibles à
l'action du soufre, comme le plomb et le mercure. L'ichtyol est
un médicament précieux pour remplacer le soufre, là où l'on
désire obtenir des effets combinés, mais il ne peut, malgré cela,
être considéré comme un sulfureux. Des recherches récentes
ont prouvé que l'ichtyol est un mélange de trois corps, dont
le premier, le plus important au point de vue thérapeutique,
soluble dans l'eau et l'alcool, tient en dissolution aqueuse le
second, qui lui, est soluble dans l'acool et l'éther (ichtyosulfone)
et tient à son tour, en dissolution, un troisième corps difficilement soluble. D'après *Runge*, l'ichtyosulfone est à considérer comme le plus puissant réducteur de ces trois substances ;
pourtant l'acide ichtyosulfonique le suit de bien près [1]. Le
thiol, qu'on obtient en chauffant les résidus du pétrole avec du
soufre et en les sulfonant, est semblable à l'ichtyol, mais n'est
pas composé de la même façon. Son usage n'est pas aussi étendu
que celui de l'ichtyol; on ne peut pourtant pas nier sa propriété
kératoplastique. Il en est de même du tuménol qui possède en
outre une substance qui calme les démangeaisons; ni l'une, ni
l'autre de ces deux dernières substances ne peuvent remplacer
l'ichtyol.

1. Unna, Ueber Ichtyol. *Monatsh f. prak. Derm.* t. **XXV**, p. 533.

La propriété kératoplastique du baume du Pérou et du styrax, ressort de leur heureuse influence pendant le traitement de l'eczéma et des lésions de grattage qui accompagnent la gale. La teinture de gaïac est surtout employée comme véhicule pour les substances réductrices solubles dans l'alcool, c'est-à-dire là où l'on doit employer les réducteurs sous la forme de vernis à l'alcool. L'huile de lin et les autres huiles résineuses sont employées comme réducteurs très simples ; on les utilise pour graisser la peau dans le pityriasis rubra et les dermatites exfoliatives, lorsque, comme cela arrive souvent, des réducteurs plus énergiques sont contre-indiqués.

Le sucre et le miel trouvent fréquemment leur usage, comme réducteurs et kératoplastiques, dans le traitement des érosions, des rhagades et des ulcérations de la muqueuse buccale. Ils produisent encore de bons effets sur les rhagades du reste du corps. Le miel, qui, d'après *Andeer*, contient des traces de résorcine, était employé dans l'antiquité comme ingrédient principal dans tous les remèdes à usage externe.

Le *soufre* agit comme kératoplastique par les faibles doses d'acide sulfhydrique qu'il dégage. Le développemeut de grandes quantités de cet acide produit plutôt des effets kératolytiques sur la cellule épidermique jeune. Nous constatons donc à propos du soufre, un fait clinique, à savoir qu'une seule et même substance donne, en agissant sur les albuminoïdes, des résultats absolument inverses quand on l'emploie à faibles doses, ou qu'on la fait agir à doses élevées. Néanmoins le résultat que donne plus couramment le soufre est plutôt kératoplastique que kératolytique. Cétte dernière propriété ne se manifeste que sur une peau très fine ou en cas d'idiosyncrasie particulière pour le soufre.

A. — DERME

25. — DES MOYENS DESTINÉS
A PROVOQUER DES MITOSES (ACANTHOPLASTIQUES)

Plus les éléments anatomiques de la peau, sur lesquels nous pourrions espérer agir à l'aide d'une médication précise, sont situés profondément, plus aussi nos connaissances deviennent douteuses et pleines de lacunes. Aussi devons-nous nous servir de l'histologie, de la chimie et de la bactériologie pour résoudre les problèmes que la pratique journalière suscite constamment.

Nous savons d'une façon certaine que la réparation complète de l'épiderme altéré s'effectue par les couches les plus profondes de la couche papillaire, couches qui sont en contact immédiat avec le derme. Ainsi, on voit souvent dans le cas de tumeurs, dont le traitement médicamenteux ne saurait être mis en question, des cellules dermiques distantes de plusieurs couches de la limite du tissu conjonctif, acquérir la propriété de se diviser par mitose et de proliférer.

Nous savons encore, mais d'une façon moins précise, qu'outre la couche papillaire germinative (autrement dit couche basale) de l'épithélium dermique, l'épithélium folliculaire et l'épithélium glomérulaire possèdent, eux aussi, dans leur couche basale, la propriété de se multiplier par mitose. Le maximum de la capacité prolifique des follicules est situé à un niveau plutôt profond, vers le milieu de la couche épineuse du bulbe pileux ; il est, au contraire, plus superficiel pour les canaux glomérulaires ; il est situé immédiatement au-dessus de leur embouchure dans l'épithélium dermique. Quoi qu'il en soit, dans l'un comme dans l'autre cas, cette prolifération épithéliale ne contribue aucunement à la formation des produits spéciaux accessoires, le poil papillaire [1] et l'épithélium glomérulaire. Elle profite uniquement à l'épithélium superficiel, et les épithéliums auxquels elle donne naissance remontent vers la surface par un mouvement ascensionnel lent et continu. Quand on veut obtenir la réparation du derme détruit, il ne faut donc jamais négliger cette propriété des régions superficielles de la peau et de ces accessoires. D'ailleurs celles-ci ne sont que des parties de la couche papillaire superficielle transplantées plus profondément, elles se trouvent ainsi dans de meilleures conditions de nutrition, sous l'influence d'une irrigation sanguine plus riche et d'une température plus élevée.

Une région cutanée est donc d'autant mieux dotée, en ce qui concerne la réparation de l'épithélium dermique, qu'elle sera plus riche en formations épithéliales transplantées, autrement dit en follicules et en glomérules. Dans les régions de ce genre on peut se permettre de niveler au rasoir, sans crainte de cicatrice déformante, toutes les efflorescences dépassant le niveau de la peau. Il se produira toujours, en procédant par la profondeur, une réparation rapide de l'épithélium endommagé. C'est ce qui a lieu à la face, au cuir chevelu, et particulièrement au nez, où l'extirpation à plat de rasoir du rhinophyma, est suivie de résultats excellents ; ce procédé devrait être mieux connu par les chirurgiens. Dans ces cas les matériaux nécessaires à la formation de la nouvelle couche épithéliale sont fournis par les follicules dilatés, hypertrophiés, et par les glandes sébacées profondes, énormément grossies.

Ainsi, dans des cas pareils, nous pouvons compter sur l'in-

---

1. Les poils à bulbe plein (Beethaar) font exception, car ils reçoivent leur accroissement cellulaire de la papille du follicule pileux.

fluence artificielle de la mitose. Mais il n'en est pas de même pour les régions où n'existe qu'une maigre réserve d'épithélium transplanté ; là, la réparation de la perte de substance doit principalement se faire par les parois et non pas par la profondeur. C'est ici que l'usage des acanthoplastiques sera précieux, car plus la réparation sera rapide et plus les résultats cosmétiques seront satisfaisants.

Les études expérimentales, thérapeutiques et histologiques, nous ont récemment appris à connaître certains médicaments qui, appliqués sur l'épiderme, provoquent dans la couche papillaire sous-jacente une mitose très énergique, qui répare rapidement les dégâts que ces médicaments ont eux-mêmes occasionnés. Ces substances sont l'acide phénique [1], la résorcine [2], l'acide salicylique [3] et la cantharidine [4]. Il n'y a rien d'étonnant à ce que ces substances produisent la mortification rapide de l'épiderme et son décollement, car les premières, qui appartiennent au groupe des phénols, sont les meilleurs desquamants. C'est précisément cette propriété de réparer sûrement et rapidement l'épithélium, après l'avoir elles-mêmes promptement mortifié, qui a valu à ces médicaments d'être classés parmi les desquamants. La cantharidine a, de son côté, et pour les mêmes causes, conservé sa vieille réputation de vésicant. Elle aussi soulève sûrement et rapidement l'épiderme et, en occasionnant une exsudation séreuse simple, elle provoque une mitose énergique qui a vite fait de réparer l'épithélium détruit.

Ces quatre médicaments ont ceci de commun et même, comme nous le verrons plus loin, de nécessaire, c'est que pour

1. Frickenhaus, *Hist. Untersuch, über d. Einwirkung d. Acid. carbol. liq. auf die gesunde Haut.* Monatsh. f. prakt. Derm.. 1896, t. XXII, p. 277.

2. Kellog, *Ueber das Resorcin in der Dermatotherapie.* Monatsh. f. prakt. Derm. 1897, t. XXIV, p. 233.

3. Hodara, *Hist. Untersuch. über den Einfluss der Salicylsäure auf die gesunde Haut.* Monatsh. f. prakt. Dermat. 1896, t. XXIII, p. 117.

4. Kulisch, *Sind die durch Cantharidin und Crotonöl hervorgerufenen Entzündungen der Haut Ekzeme ?* Monatsh. f. prakt. Derm. 1893, t. XVI, p. 62.

provoquer la prolifération de la couche papillaire, il leur faut
détruire les épithéliums. Ainsi, quand nous les employons pour
activer une acanthose traînante, nous occasionnons d'abord une
lésion artificielle de l'épithélium, et cette lésion ramène l'acanthose. Ce phénomène est d'autant plus justifié, que nous savons
par expérience que dans les affections caractérisées par une
acanthose violente, on peut répéter les exfoliations, sans
jamais craindre d'amincir le derme, puisque ce tégument est
constamment réparé par des productions mitosiques. Ce fait
explique pourquoi dans l'eczéma kératoïde, par exemple, où
l'acide salicylique est le mieux indiqué, ce médicament ne produit des effets excellents qu'au commencement de la cure,
quand on veut simplement amincir l'épiderme. Mais si on persiste à l'employer, on constate que la guérison se ralentit et
devient stationnaire, de sorte que l'on est bientôt obligé d'avoir
recours à d'autres remèdes.

Nous devons nous demander, d'autre part, si par un moyen
détourné, nous ne réussirions pas à obtenir avec ces médicaments des effets mitosiques, sans provoquer la desquamation
préalable, nuisible dans certains cas. Autres questions : l'augmentation des effets mitosiques est-elle due à la nécrose épithéliale, et la suit-elle quantitativement d'une façon parallèle, ou
bien en est-elle indépendante ? Dans ce dernier cas, peut-on
obtenir des mitoses énergiques, à côté de nécroses légères ? Ces
questions devraient être élucidées par des expériences faites sur
des animaux. Cliniquement il semble, en effet, que de faibles
doses de phénol, de résorcine et de cantharidine peuvent provoquer des mitoses sans occasionner ni nécrose, ni desquamation.
Néanmoins, les observations de ce genre, faites sur des ulcérations en voie de guérison, seraient encore trompeuses, si l'on
ne prenait pas la précaution de les contrôler, en appliquant,
par exemple, des traitements différents à des parcelles isolées
d'une seule et même ulcération. Des considérations pareilles sont

d'autant plus vraies quant aux ilots épithéliaux déjà existants que leur épiderme est plus mince, par exemple dans les ilots épithéliaux obtenus par la greffe. Mais là où l'hyperkératose domine, comme autour des rhagades guérissant mal, ou sur les rebords calleux et indolents de certaines ulcérations, la desquamation est absolument nécessaire avant l'emploi de l'acanthoplasie. Dans ce cas, les desquamants les plus violents, comme par exemple un fort emplâtre salicylé ou le collodion salicylé, paraissent tout indiqués.

Les quatre médicaments que nous venons de signaler sont journellement employés sous forme de savons, pour produire des acanthoses légères. C'est ainsi que les savons gras salicylés, résorcinés et phéniqués conviennent plutôt dans les cas où la peau aurait des tendances à devenir le siège d'affections parasitaires, tandis que le savon gras à la cantharidine doit être utilisé dans les cas contraires. Quand on les emploie quotidiennement, ces savons entretiennent les téguments dans un état de mue légère, et il se produit un processus de rajeunissement supérieur à l'état normal. On les emploie encore fréquemment comme moyen prophylactique ou dans un but cosmétique.

L'augmentation du nombre si restreint d'acanthoplastiques par de nouveaux médicaments, dont la propriété sera prouvée par des recherches expérimentales sur les animaux, est un problème d'avenir plein de promesses. Les recherches devront être dirigées surtout du côté des oxydants ; car d'après les expériences cliniques les réducteurs qui ne seraient pas des desquamants, comme la chrysarobine et l'ichtyosulfone, n'occasionnent point de mitose, ils l'empêchent, au contraire, lorsqu'on les emploie au dégré de concentration habituelle.

26. — MOYENS DESTINÉS A DÉTRUIRE LA COUCHE PAPILLAIRE

(ACANTHOLYTIQUES)

Ce titre est plutôt une indication pour des recherches futures, qu'un sommaire explicatif de nos connaissances actuelles. Il a l'air de promettre plus qu'il ne tiendra en réalité ; nous ne possédons encore aucune donnée réelle, vérifiée expérimentalement. Mais il ne faut pas supposer, non plus, que ce chapitre des acantholytiques ait été institué comme pendant décoratif à celui des kératolytiques, et dans le seul but de maintenir la symétrie. Loin de là ! Il s'agit réellement d'une question très sérieuse, que nous rencontrons tous les jours ; malheureusement nous n'avons pu jusqu'ici y répondre que d'une façon très-peu satisfaisante. Nous ne possédons sur l'acantholyse aucune théorie aussi bien fondée que celles émises sur la kératolyse, bien que pour cette dernière, nous ne soyons encore que peu édifiés. Par conséquent tout dans ce chapitre est encore empirique.

Dans l'acantholyse, au sens vaste du mot, il s'agit, bien entendu, de moyens tels, qu'appliqués sur l'épiderme ils ne doivent pas le détruire, Il faut surtout que ces substances agissent sur le derme par une action à distance. Les affections que nous aurons à traiter par ces remèdes se manifestent par une acanthoplasie exagérée, bravant nos tentatives de traitements. C'est ainsi que certains cas de psoriasis et d'eczémas circonscrits, de condylomes ou de verrues repullulent

constamment malgré nos traitements. Parmi les escarrotiques
du derme, l'arsenic seul convient ici (voy. chap. 8), car
l' « escarrification élémentaire » qu'il provoque ne s'exerce que
sur la cellule dermique vivante. Les kératoplastiques ne peuvent être employés, car nous avons vu qu'ils provoquent plutôt une acanthoplasie par formation mitosique.

Les acantholytiques vrais ne devant pas détruire l'épiderme
pour produire des résultats convenables, on peut se figurer les
difficultés que l'on éprouve pour se faire une idée exacte de leur
mode d'action. Néanmoins, nous avons des indications précises,
et nous possédons même quelques médicaments qui ont fait
leurs preuves, bien que d'une façon empirique.

Tout comme pour les kératolytiques, nous ferons rentrer les
médicaments acantholytiques dans trois groupes distincts. Ainsi
nous pouvons amener l'amoindrissement du derme aussi bien
par les dissolvants cellulaires, que par les substances qui gênent
la formation des épithéliums jeunes et nouveaux. Enfin le troisième groupe, correspondant aux desquamants, est constitué par
les résorbants. En effet, la destruction cellulaire sans fonte ni
colliquation est impossible à obtenir par une simple desquamation en bloc; il faut d'abord que les cellules subissent une
décomposition moléculaire et elles disparaissent ensuite par
résorption interstitielle.

a) *Acantholytiques proprement dits.*

Les alcalins peuvent être rangés dans ce groupe, à condition
qu'on les emploie à doses tellement faibles, qu'ils ne puissent
occasionner ni la dissolution ni l'escarrification de l'épiderme.
Dans ces conditions, nous citerons les savons gras alcalins
atténués; de même les enveloppements humides avec une
solution potassique faible depuis 0,1 à 0,50 p. 100 et 1 p. 100.
Par ces remèdes, nous pouvons obtenir un amoindrissement

du derme, sans desquamation de l'épiderme. Mais nous ignorons si ce phénomène est le résultat d'un gonflement de la cellule dermique suivie de sa dissolution, ou bien s'il y a ramollissement cellulaire avec résorption consécutive. Si cette dernière hypothèse prévalait, les alcalins appartiendraient donc au groupe des résorbants.

En nous servant de nos réducteurs les plus puissants, tels que le pyrogallol ou l'hydrogène sulfuré à doses élevées, nous obtenons une colliquation certaine, sans dissolution de l'épiderme. Ces substances liquéfient les cellules papillaires, tandis que l'épiderme reste conservé dans sa totalité sous forme d'une membrane flasque mais solide. La propriété de réduire l'épithélium de la peau est celle qui est la mieux connue de toutes les autres propriétés du pyrogallol. Le pyrogallol oxydé (pyraloxine) ne la possède plus.

b) *Résorbants.*

Nous ne connaissons encore rien de certain en ce qui concerne ce groupe de médicaments, car nous manquons pour cela de recherches d'histologie pathologique. Nous citerons en tête l'arsenic, surtout dans sa combinaison à effet doux avec le mercure. On emploie ce mélange sous forme de pommade ou d'emplâtre pour le traitement des condylomes, des verrues et des papules de lichen. L'arsenic doit bien plutôt être rangé dans ce chapitre que dans celui des escarrotiques. Dans le traitement de l'ulérytème centrifuge, *Schütz* emploie avec raison des badigeonnages avec la solution de Fowler, qui agit non seulement par son arsenic, mais encore comme alcalin. Après l'arsenic vient l'iode, sous la forme de teinture ; ce médicament a fait ses preuves dans l'érythème bulleux végétant.

Citons encore les bourgeons du Juniperus Sabina, dont les effets curatifs sur les condylomes et les verrues sont encore inexpliqués. Il en est de même de la teinture de thuya, dont l'usage est analogue à celui de la résine d'euphorbe, le garou, anciennement employé pour entretenir le vésicatoire à la cantharide. Tous ces anciens remèdes demandent à être étudiés à nouveau au point de vue pathologique et expérimental, et pourraient peut-être prendre place parmi les acantholytiques. Il y aurait encore lieu de ranger dans ce groupe la pyraloxine, qui possède une action éminemment résorbante sur le derme.

c) *Anti-acanthoplastiques*.

On pourrait empêcher la formation de mitoses nouvelles par la destruction de la nucléine cellulaire. C'est à l'histologie-pathologique à nous dire si les alcalins en simple application externe exercent encore ici leur influence. D'autre part il semble que les réducteurs agissent dans le sens des substances appartenant à ce groupe, tant qu'il n'occasionnent pas de destruction complète du derme. Je ne crois pas impossible que l'action encore très obscure de la chrysarobine, qui repose sur sa propriété réductrice sur l'épithélium cutané, et qui a pour cette raison une influence si curieuse sur les couches épithéliales psoriasiques, n'ait son explication dans sa propriété anti-acanthoplastique.

27. — MOYENS DESTINÉS AU TRAITEMENT
DES EXSUDATS DERMIQUES

Il est dans bien des cas tout aussi important d'écarter les
obstacles mécaniques qui s'opposent à la réparation du derme
normal de la peau, qu'il est fréquent de provoquer des mitoses
actives pour réparer les pertes de substances de l'épithélium.
Comme l'épithélium se distingue par un manque de substance
intercellulaire, l'exsudat dont nous aurons à nous débarrasser
ne sera donc pas produit par l'épithélium, contrairement à ce
qui a lieu dans le derme. *A priori* on pourrait se figurer que
notre intervention est dans ces cas inutile, puisque l'épithélium
superficiel, en se renouvelant constamment, devrait à la longue,
en les éliminant, se débarrasser de tous ses corps étrangers. Par
conséquent, après chaque altération pathologique il devrait
reconquérir son équilibre ancien et redevenir une masse régulièrement construite par des cellules simples.

Cette considération est sans doute exacte tant qu'il s'agit de
l'épithélium seul. Mais il serait inexact de vouloir étendre ce
qui est juste pour la structure interne du derme, à sa conformation extérieure, et à la structure de l'épiderme. Car ici nous
avons essentiellement en vue la surface du derme, dont les résistances nous font saisir la conformation extérieure de l'épithélium.

Étudions d'abord une simple vésicule séreuse du derme,
située à peu près entre l'épiderme et la couche basale du derme.
Tant que cette vésicule reste petite, elle ne provoquera aucune

déformation du corps papillaire; mais si en augmentant, ses dimensions atteignaient et même dépassaient l'épaisseur du derme, la déformation se produirait de la façon suivante. La couche basale du derme et le corps papillaire, qui est comme elle très facilement extensible, seront utilisés pour former la paroi inférieure de la vésicule. Tous deux se nivellent par suite de l'aplanissement et de la disparition de leurs papilles, et pour peu que le processus progresse, ils iront même jusqu'à se creuser et former une concavité vers le derme. Lorsque la vésicule sera guérie, la réparation ad integrum de cette déformation dermique dépendra de la résistance présentée par l'épiderme extérieur. Le derme rend cette réparation possible, grâce à son réseau élastique sous-épithélial qui le fait participer à l'élasticité générale de la peau par ses fibres élastiques qui s'entre-croisent et se lient entre elles. Ainsi donc, si la vésicule se vide rapidement, le derme et sa couche papillaire se rétablissent rapidement et rentrent dans l'ordre normal. C'est ce qui a lieu dans l'eczéma, où les modifications kératosiques de l'épiderme provoquent du prurit; le malade, en se grattant, crève les vésicules qui se trouvent ainsi évacuées de bonne heure et l'acanthose qui l'accompagne se charge de la réparation des dégâts épithéliaux.

Lorsque les vésicules se forment sous un épiderme très résistant, comme au creux de la main, les choses se passent un peu différemment; surtout lorsque l'épiderme ne contribue pas dans sa totalité au processus vésiculeux, comme c'est le cas dans l'eczéma vésiculeux aigu et plus encore dans le cheiro-pompholyx. Dans ces cas, les vésicules se creusent profondément dans le derme, en aplanissant d'abord et en excavant ensuite le derme, et pour former leur paroi inférieure, elles attirent dans ce creux, à une grande distance, le derme voisin. Après rupture et évacuation tardive d'une vésicule semblable, il reste dans l'épiderme une fossette, qui à la longue finit encore par s'aplanir complètement.

Le résultat est complètement différent, lorsque le contenu de la vésicule s'y coagule et s'unit à l'épiderme qui le recouvre pour former une croûte solide qui longtemps restera enclavée comme une cheville, comme un corps étranger dans l'épiderme. Cette fois, après la guérison, la réparation se fera selon un tout autre processus. L'épiderme voisin cherche à se débarrasser de ce corps étranger par ses moyens habituels. Il y parvient de la façon suivante : après s'être kératinisé tout autour de l'intrus, c'est-à-dire après avoir poussé tout autour du corps étranger et au-dessus de lui, il finit par le séquestrer. Ensuite, la cheville, formée de cellules mortifiées et de produits de coagulation, se mobilise et tombe. A sa place, il reste dans le tissu un creux profond, qui est déjà tapissé par un épithélium kératinisé, et c'est là la cause de la cicatrice creuse et persistante. C'est ce processus qui a lieu dans la cicatrisation variolique, où par un concours de circonstances vraiment malheureux, la coagulation de l'exsudat épidermique a provisoirement fixé la déformation du corps papillaire, jusqu'à ce que l'hyperkératinisation ait gagné le temps nécessaire pour la rendre indélébile.

Toutes les deux conditions sont d'égale importance pour la constitution de la fossette cicatricielle persistante. Ainsi la coagulation de l'exsudat est d'abord nécessaire pour pouvoir opposer une résistance sérieuse à l'élasticité dermique. Nous en voyons la preuve dans l'aplanissement complet du corps papillaire et du réseau élastique, lorsque dans les vésicules séreuses profondes de la paume de la main, l'exsudat ne s'est pas coagulé. De même, les hémorragies épidermiques nous montrent que la seconde condition, c'est-à-dire la formation d'une zone de kératinisation autour du coagulum, est encore absolument nécessaire. Il arrive quelquefois qu'à la suite de traumatismes, des extravasations sanguines se déposent entre l'épiderme et l'épithélium papillaire, ou encore dans le derme lui-même. Le sang se coagule, en formant des corpuscules lenticulaires rouge brun, qui, par suite de l'accroissement d'épithélium nouveau

au-dessous d'eux, remontent lentement vers la surface où ils
finissent par percer ; les hématies ne semblent pas favoriser le
processus kératinisant dans leur voisinage. Il en résulte que,
malgré le séjour prolongé du coagulum dans l'épiderme, après
élimination de celui-ci, la fossette cicatricielle ne se fera plus.

Ainsi, pour qu'une cicatrice déprimée persistante puisse se
constituer, il faut l'intervention des deux conditions pour paralyser les deux facteurs normaux de la guérison cutanée, qui
sont : la néoformation épithéliale et l'élasticité du corps papill-
laire. Ces deux facteurs sont : *la coagulation de l'exsudat dans
l'épiderme* (et même plus profondément encore) et *la kératinisation du derme jeune encapsulant ce coagulum.*

Il ressort donc de cet exposé, que c'est une faute professionnelle d'abandonner aux soins de la nature la guérison
d'exsudats épidermiques coagulés, comme on le fait habituellement dans la variole. On doit, au contraire, chercher à s'en
débarrasser et ceci le plus tôt possible, soit mécaniquement,
soit en se servant des émollients, pour permettre aux facteurs
normaux d'exercer leur influence curatrice. Contrairement à
l'opinion courante qui veut que les cicatrices varioliques soient
un phénomène nécessaire et inévitable, nous, médecins, devons
nous efforcer à éviter et à écarter toutes les circonstances acci-
dentelles qui peuvent favoriser la formation des croûtes ; nous
empêcherons ainsi la production de cicatrices déformantes.
Tous les moyens sont à utiliser, pourvu qu'ils conduisent au
but proposé. On peut, par des cataplasmes chauds, ou par des
emplâtres mercuriels, activer la suppuration des pustules ; ce
procédé affaiblit la coagulation de l'exsudat et favorise la chute
rapide des croûtes. On peut essayer, pour obtenir un résultat
analogue, de maintenir les pustules constamment humides en les
enveloppant avec des compresses antiseptiques humides (traitement émollient). On peut encore chercher à éviter la coagulation de l'exsudat en pratiquant des cautérisations avec des alca-

lis ou des enveloppements humides à l'ichtyolate d'ammoniaque (traitement anticoagulant). On peut enfin enlever mécaniquement les croûtes déjà formées et essayer à réparer, dans la mesure du possible, les dégâts causés par un traitement consécutif avec des emplâtres salicylés, ou d'autres remèdes antikératoplastiques et dermoplastiques (traitement antikératoplastique). On réussit parfois, par l'usage précoce des réducteurs, comme les pâtes à l'oxyde de zinc et au soufre, à l'oxyde de zinc et à l'ichtyol, à l'oxyde de zinc et à la résorcine, à étouffer l'inflammation dans son germe et à empêcher ainsi l'exsudat fibrineux de se former (traitement abortif).

Toutes ces méthodes de traitement sont encore applicables dans les formes graves du zona et de la varicelle. Si l'on n'applique pas ces traitements aux pustules de la vaccine, c'est parce qu'on veut par la cicatrice, laissée à dessein, conserver un témoignage indélébile du bon résultat de la vaccination.

La folliculite varioliforme (acné varioliforme) présente la même pustulation que la variole, avec cette différence toutefois, que l'exsudat fibrineux, au lieu de se former dans la couche papillaire du derme, se trouve dans l'infundibulum folliculaire. L'exsudat se coagule aussi rapidement que dans la variole et la déformation s'installe lentement par le même mécanisme que dans cette dernière affection. Il paraît donc rationnel, par suite du traitement précoce des croûtes folliculaires, de transporter ici la description du traitement des follicules.

Les inflammations séreuses n'attaquent pas aussi violemment l'épiderme que les inflammations fibrineuses. Ainsi, il suffit de percer les vésicules les plus grosses dans le cheiro-pompholyx, pour obtenir une cicatrisation sans déformation. De même, la ponction simple, unique ou répétée, favorise singulièrement le retour à l'état normal de la peau, altérée par des bulles séreuses de l'épiderme, des vésicules d'eczéma, d'herpès, des bulles de pemphigus et des phlyctènes occasionnées par les brûlures.

28. — MOYENS DESTINÉS A DÉTRUIRE LE PIGMENT

Le pigment du derme, chez le blanc, ne se propage que rarement jusqu'à l'épiderme, où il se mélange avec la couleur cornée de ce tégument (voy. chap. 20). C'est toujours un pigment mélanique vrai, qu'il provienne d'un pigment hémaphéique amené dans le derme et transformé dans la couche papillaire, ou bien qu'il se forme métaboliquement dans les cellules basales de la couche papillaire, au dépens de leur propre protoplasma. Son traitement comporte toujours un pronostic favorable, contrairement à ce qui a lieu pour le pigment profond du derme. On s'en débarrasse assez facilement par une cure d'exfoliation avec la pâte d'oxyde de zinc et de résorcine. C'est un fait d'observation curieux, qui malheureusement n'est pas assez apprécié. Nous savons en effet par nos observations histologiques [1], d'une part, qu'une cure d'exfoliation unique n'enlève que les couches les plus superficielles de l'épiderme; nous savons encore, d'autre part, que le siège des pigments éphéliaux est situé dans les cellules dermiques basales et rien que là. Malgré cette situation du pigment, nous constatons, après chaque exfoliation bien conduite, que toutes les taches pigmentaires des éphélides accidentellement existantes dans le derme, se retrouvent au niveau de la membrane cornée exfoliée. Dès le second ou le troisième jour de l'usage de la résorcine, on aperçoit dans l'épiderme résorciné les taches pigmentaires qui sont bien plus grosses et bien plus foncées que le premier jour du traitement, où elles étaient

1. Voy. Kellogg. *Ueber das Resorcin in der Dermathoterapie*, Monatsh. f. pr. Dermat. 1897, t. XXIV, p. 233.

à peine visibles. Vers la fin du traitement, ces taches s'étalent en vastes placards noirs sur la membrane résorcinée décollée. Ce phénomène ne peut s'expliquer que par une migration du pigment, qui est pour ainsi dire attiré par la résorcine ; d'ailleurs la pâte de zinc seule n'a aucune influence sur le pigment. C'est donc au chimiotactisme de la résorcine qu'on doit attribuer le déplacement du pigment. Il est bien possible que ce soit cette action chimiotactique qui, après un usage prolongé de la résorcine, communique à la peau une teinte générale jaunâtre et y développe en outre des taches pigmentaires circonscrites. La résorcine n'est donc utilisable comme médicament destiné à détruire le pigment que dans les cas aigus, où il faut l'employer sous forme de pâte exfoliante.

La chrysarobine paraît, au contraire, détruire directement le pigment et dans toutes les circonstances. Elle ne détruit pas le pigment dermique ; elle le dissipe plutôt (chimiotactisme négatif). Malheureusement, nous manquons de toute recherche histologique sur cette question.

Les oxydants et les chlorurants agissent aussi sur le pigment, mais lentement. Ils semblent s'attaquer au pigment même, de la façon identique mais plus faible qu'on constate dans les préparations microscopiques. Les pommades à l'eau oxygénée, au sublimé, au chlorate de bismuth, le savon au peroxyde de sodium sont les médicaments les plus usités. D'autres pommades mercurielles (calomel, azotate de mercure), et les sels de bismuth (nitrate de bismuth, salicylate de bismuth) appartiennent aussi à ce chapitre. On emploie ces substances empiriquement, sans qu'on puisse donner une explication scientifique de leur action. La pommade de *F. Hebra*, composée de sousnitrate de bismuth et de précipité blanc, qu'on emploie contre les éphélides, est une préparation particulièrement connue par son action lente sur le pigment.

B. — ANNEXES DE L'ÉPIDERME

Plus le domaine épithélial soumis à nos soins est situé profondément dans le derme, et plus aussi le choix des remèdes dont l'action paraît sûre se restreint. Il arrive ceci, qu'un seul et même médicament doit répondre à plusieurs indications thérapeutiques, d'où une certaine monotonie. La forme des moyens ne change que lorsque les mesures chirurgicales dépassent amplement les interventions médicamenteuses. Pourtant, il serait à désirer que nous ayons de très bons médicaments, utilisables pour les traitements des follicules et des glomérules. Mais on a peu dirigé les recherches de ce côté. On ne s'est même pas encore donné la peine d'étabir des expériences cliniques et histologiques pour essayer de faire pénétrer des véhicules gras ou d'autre nature, très rapidement et très profondément dans les follicules. Cette lacune se fait d'autant mieux sentir, qu'il est établi que c'est dans les infundibula folliculaires même que les parasites nuisibles, d'origine végétale, se fixent, et que c'est encore là que les pommades pénètrent le plus facilement. Il y a donc beaucoup de recherches à faire pour arriver à un résultat pratique appréciable.

29. — MOYENS DESTINÉS A DÉTRUIRE
LES FOLLICULES

La destruction complète des follicules, leur transformation en
une corde conjonctive, ne sont guère employées, que dans un
but cosmétique. Ce sont surtout la barbe chez les femmes et les
nævi pilaires qui en font l'objet. L'indication est analogue à celle
de la soi-disant cure radicale destinée à la destruction des cheveux. Tous les efforts qui ont été faits pour arriver à ce dernier
résultat, ont prouvé que nos moyens chimiques et mécaniques
étaient illusoires. La cautérisation de l'épithélium folliculaire
avec l'acide phénique concentré a été, elle aussi, abandonnée,
Seuls, l'électrolyse et le microcautère conduisent réellement
au but désiré, et encore faut-il que leur action destructive
s'exerce sur les cheveux gros ou demi-gros. Les cheveux fins
restent toujours inaccessibles à nos instruments.

L'électrolyse du follicule pileux a donné, il est vrai, entre des
mains habiles, des résultats satisfaisants. Malheureusement
ceux-ci ne sont pas assez constants pour justifier les efforts et les
sacrifices de temps du malade et du praticien qui s'occupe
d'électrolyse. Aussi ne doit-on jamais promettre au patient un
résultat absolument certain. Car lors même que des courants
violents et prolongés auront détruit le follicule, on voit au bout
d'un certain temps reparaître des cheveux follets très fins. Ceux-
ci trouvant alors un vaste espace pour se développer, profitent
en même temps des conditions de nutrition relativement meilleures, résultant de la disparition d'une quantité de follicules

aussi considérable, et grossissent pour remplacer les follicules qui manquent. Dans ces conditions on est obligé, au bout de l'année, de recommencer l'électrolyse, et il est même bien rare qu'une seule répétition suffise.

Vu l'état actuel de nos connaissances, il faut donc ne soigner de cette façon radicale que les gros cheveux bien visibles, et se contenter de traiter les autres, soit par des moyens temporaires, soit simplement en les faisant pâlir. Mais on arrive à obtenir le même résultat avec le microcautère[1], qui est un appareil autrement simple. C'est pour cela que personnellement je préfère employer cet instrument dans tous les cas. Il possède en outre l'avantage de ne pas provoquer de pigmentation désagréable, consécutive au traitement par l'électrolyse. On s'en sert d'ailleurs pour soigner les nævi pilaires, non seulement dans le but de se débarrasser des poils, mais encore pour détruire le pigment.

1. En ce cas on doit se servir du nouveau microcautère à pointe très fine, en platine iridié.

30. — MOYENS DESTINÉS A RÉTRÉCIR
LA LUMIÈRE DES FOLLICULES

Il s'agit encore ici d'un simple procédé de toilette. Beaucoup de femmes et même d'hommes sont désolés, il y en a même qui deviennent hypocondriaques, parce que leur peau présente un aspect grossier, occasionné par les orifices trop béants des follicules du nez et des joues. Ils réclament un remède quel qu'il soit. Souvent vient encore s'ajouter à ce désagrément, la coloration foncée des cellules cornées mélangées à de la graisse qui se trouve dans les infundibula, en un mot une « ponctuation » de la peau. Les dissolvants des corps gras et le savon alcalin lui-même ne donnent aucun résultat dans ces cas. La cure d'exfoliation produit un changement bien maigre, car elle provoque la diminution de volume de tous les éléments épithéliaux du nez; les orifices folliculaires suivent bien cet amoindrissement général, mais ils restent malgré cela toujours béants.

Pour obtenir la guérison radicale il faut, dans chaque orifice de follicule, introduire la pointe du microcautère et ceci aussi loin que possible dans l'infundibulum. A la suite de ce traitement, forcément les faisceaux conjonctifs voisins enflent et rétrécissent aussi les orifices folliculaires. La ponctuation ne réclame pas l'intervention de l'ignipuncture, car on arrive à la faire disparaître par le seul usage des oxydants et des acides (voy. chap. 20, dépigmentation de l'épiderme). A l'occasion de ce dernier traitement, on constate que les médicaments,

tels que l'eau oxygénée, l'acide nitrique, l'acide chlorhydrique, l'acide trichloracétique, rétrécissent en même temps
les orifices des follicules. Cette fois encore, du moins en ce
qui concerne les acides, le résultat est dû au gonflement du
tissu conjonctif des couches superficielles de la peau. L'eau
oxygénée et le vinaigre sont ici employés sous forme de pommades rafraîchissantes ou de pâtes; ils sont alors mélangés avec
du bolus ou de la terre siliceuse et de la glycérine. On peut
encore cautériser isolément chaque orifice avec un tampon
minuscule trempé dans de l'acide trichloracétique.

31. — MOYENS DESTINÉS A DÉTRUIRE
LES GLANDES SÉBACÉES

Il est une règle, faisant presque loi, qui veut que l'hypertrophie des glandes sébacées s'accompagne d'une atrophie des
cheveux qui leur correspondent. Nous en voyons un exemple
physiologique dans le nez qui, tout en possédant des glandes
sébacées énormes, n'est quand-même couvert que par un fin
duvet, à peine perceptible. Lorsqu'au cours d'un eczéma séborrhéique du cuir chevelu les follicules pileux se raccourcissent et
se rétrécissent, et qu'à la place des gros cheveux, il pousse un
maigre duvet, nous constatons en même temps que les glandes
sébacées y ont acquis un volume considérable et qu'elles y occupent des dimensions importantes sur des têtes tout à fait chauves.

S'il en est ainsi, pouvons-nous, en faisant le contraire, c'est-à-
dire en diminuant le volume des glandes sébacées ou en les
détruisant partiellement, obtenir une augmentation et un épaississement des cheveux? Mécaniquement oui, car l'hypertrophie
continuelle des glandes crée un cercle vicieux, non seulement
parce que la prolifération épithéliale de ces régions est utilisée
à la production sébacée, mais encore par l'accaparement de
l'espace réservé au développement des follicules pileux. Vu cet
état de choses, il semble donc que le retour à l'état normal des
follicules ne puisse plus se faire.

La condition primordiale à la croissance du follicule sera
donc liée à la diminution ou à la disparition des glandes sébacées voisines. Mais il reste à savoir si cette diminution obtenue,

la prolifération épithéliale profitera aux cheveux ou non. La réponse est variable, selon les remèdes employés contre l'hypertrophie des glandes sébacées.

En général, nous disposons de deux sortes de moyens pour obtenir un résultat : les moyens directs et les moyens indirects. Aux médecins qui ne s'occupent pas de dermatologie, il semble de prime abord assez bizarre que la destruction d'une hypertrophie glandulaire soit une des opérations des plus simples de notre art. Mais cet étonnement disparaît rapidement chez ceux qui ont eu l'occasion d'étudier une préparation histologique. Ils y ont remarqué, en effet, que la diminution ou la disparition des glandes sébacées était toujours le symptôme initial de toute affection inflammatoire et proliférante de la surface de la peau. Car toute glande sébacée est anéantie dès que l'épithélium qui la constitue arrête ses sécrétions. Dans ce cas, le domaine correspondant à cet épithélium s'efface tout simplement et rentre sans difficulté aucune dans le derme folliculaire, dont il s'était précédemment détaché. Les glandes sébacées sont donc, au point de vue pathologique, d'une constitution bien plus délicate que ne le fait paraître leur structure anatomique si nettement caractérisée.

Il n'y a donc rien d'étonnant de voir disparaître des glandes hypertrophiées à la suite de maladies inflammatoires intercurrentes de la peau. On en a un exemple dans les glandes sébacées normalement hypertrophiées du nez et des joues, qui disparaissent sous l'influence d'un lupus, ou de l'ulérythème centrifuge, ou encore des syphilides. On les voit encore disparaître dans la calvite, à la suite de la dermite provoquée par les médicaments.

L'atrophie directe des glandes peut s'obtenir par le même procédé que l'inflammation morbide, soit en provoquant une inflammation artificielle, soit en fournissant à la glande, par la voie sanguine, une grande quantité d'oxygène, soit enfin en y accélérant les échanges nutritifs des épithéliums, et en supprimant la tendance à la dégénérescence graisseuse. Mais ces procédés exigent une grosse perte de temps et le résultat qu'ils donnent n'est pas aussi sûr que celui du traitement chirurgical. On peut cautériser chaque glande séparément avec le microcautère. On enfonce la pointe dans l'infundibulum folliculaire en y exécutant des mouvements de bascule, pendant que la pointe rouge du cautère décrit un cône, dont la surface correspond à l'étendue de la glande. Cette manœuvre a pour résultat immédiat la fonte des cellules adipeuses, la destruction partielle des cellules germinatives glandulaires, et consécutivement une hyperémie péri-glandulaire avec gonflement du tissu conjonctif ambiant qui rétrécit la lumière de la glande. On peut encore pratiquer la discision de la glande ou, ce qui est encore mieux, faire la scarification régulière de la peau selon la méthode de *Vidal*. J'ai proposé, pour faciliter ces scarifications linéaires entre-croisées, une espèce de fourchette solide à dix dents parallèles. L'opération doit être exsangue. On dresse la fourchette solidement, et l'on incise avec un bistouri fin entre les dents de la fourchette. On fait ensuite exécuter à l'instrument un demi-tour complet de 180°, puis l'on incise de nouveau comme la première fois. La glande sébacée est ainsi dilacérée et se trouve, par toutes ses parties, en contact avec du sang et avec de la lymphe. Les entailles guérissent et les cicatrices, en se rétractant, transforment la glande en un produit épithélial insignifiant. L'ignipuncture convient mieux aux régions du nez et des joues ; quant à la méthode de *Vidal*, elle est plutôt indiquée dans les cas de calvitie où *Morel-Lavallée* l'a employée avec succès dans le but de faire repousser les cheveux.

On peut, jusqu'à un certain point, remplacer ces deux méthodes par le massage méthodique, qui est particulièrement efficace au niveau du cuir chevelu, à cause du solide appui qu'offre la boîte cranienne. Voici comment on exécute ce massage. On applique parallèlement le creux voûté des deux mains sur la tête du malade.

On les tient d'abord éloignées l'une de l'autre de 2 à 3 centimètres environ, puis par saccades on les rapproche, et lorsqu'elles se touchent on les éloigne de nouveau en procédant toujours par saccades, ce qui fait vigoureusement déplacer la peau. Après avoir, de la sorte, exécuté de 10 à 20 mouvements de va-et-vient sur une place, on recommence le même massage sur un autre point, jusqu'à ce que toute la surface chauve du crâne, très riche en glandes sébacées, soit entièrement massée. Le résultat du traitement est d'abord l'hyperémie occasionnée par les frictions vigoureuses, ensuite l'accélération des échanges organiques, l'évacuation du contenu glandulaire stagnant, et enfin l'amoindrissement mécanique et périodique des glandes. Nous verrons plus loin que ce traitement convient également pour agir contre l'adiposité du cuir chevelu.

Le développement des glandes sébacées peut encore être influencé indirectement par l'augmentation de l'épithélium superficiel, au moyen d'une acanthoplasie artificielle. Car il existe entre le développement des glandes et celui des cheveux, non seulement un rapport au point de vue des échanges, mais encore un antagonisme entre les accroissements des épithéliums épidermique et glandulaire. De sorte que plus la mitose épidermique sera active et moins la glande se développera et s'accroîtra en profondeur. Nos moyens les plus sûrs pour activer la mitose consistent dans les desquamations obtenues par la résorcine et l'acide salicylique (voy. chap. 25). Ainsi chaque cure exfoliante a, comme conséquence accessoire, une diminution de la masse glandulaire dans la profondeur du derme. En général, on peut considérer tous les acanthoplastiques comme des moyens destinés à mettre obstacle au développement exagéré des glandes sébacées.

32. — MOYENS DESTINÉS A DÉTRUIRE LES CHEVEUX

La destruction radicale des cheveux par anéantissement chirurgical du follicule, a déjà été décrite au chapitre 29. C'est une indication tout à fait cosmétique. La destruction passagère peut, elle aussi, avoir un but cosmétique, mais elle est aussi d'une importance curative réelle.

Tous les moyens employés au point de vue cosmétique pour atteindre ce dernier but, remplissent très bien cette indication. Tels sont : la pince à épiler, les baguettes résineuses, qui, échauffées par la peau y adhèrent, et lorsqu'on les arrache violemment, entraînent avec elles tout le duvet ; le rasoir, la pâte épilatoire formée de sulfate de baryum, d'oxyde de zinc et de farine[1]. Malheureusement tous ces moyens ne sont que passagers. et je ne me rappelle pas un seul cas, où l'épilation périodique d'une barbe de femme n'en ait pas fait pousser une autre bien plus épaisse et bien plus fournie. Dans le dernier chapitre, nous avons fait observer le rapport existant entre la prolifération de l'épithélium superficiel et le développement des tissus profonds. Il est donc indiqué, pour affaiblir la croissance des cheveux, occasionnée par la mitose des follicules pileux, de faire suivre chaque épilation périodique d'un traitement antikératoplastique doux, avec le savon résorciné ou le gélanthe salicylé, qui aura comme résultat un épaississement de l'épiderme.

Tout récemment, on a employé les rayons Rœntgen comme dépilatoires périodiques. Avec ce traitement on constate aussi

1. Monatsh. f. pr. Dermat., 1889, t. IX, p. 541 (communiqué par *Clasen*).

un épaississement de l'épiderme, survenant après la chute des cheveux. Ce phénomène est surtout visible au dos des mains et sur les avant-bras de ceux qui manipulent les rayons X. D'ailleurs les deux symptômes, chute des cheveux et épaississement épidermique, disparaissent rapidement lorsqu'on suspend l'action de ces rayons. On voit alors les cheveux repousser et l'épiderme s'amincir.

C'est surtout dans le traitement des affections cutanées d'origine parasitaire, que l'épilation temporaire joue un rôle vraiment important. Elle est précieuse dans toutes les formes de sycosis, dans la trichophytie, le favus, partout enfin où un champignon aura pu trouver dans l'infundibulum folliculaire, et même plus profondément encore, un refuge commode rendant son extirpation des plus difficiles. Comme l'épilation n'est aucunement nuisible à la croissance ultérieure des cheveux, qu'elle aide à se débarrasser d'une quantité notable de parasites, dont elle permet de faire un examen qui facilite le traitement, il est nécessaire de la pratiquer partout où il sera possible de le faire. Toutefois, il ne faut pas oublier que l'épilation simple, tout en éloignant une grande quantité de parasites, ne provoque pas la désinfection complète du follicule pileux. Elle permet seulement de mettre à découvert les germes qui sont restés dans le follicule, et de combler l'espace antérieurement occupé par le cheveu et ses parasites, avec des substances antiseptiques. L'épilation donne encore de bons résultats dans les cas où, comme dans l'eczéma de la barbe, les parasites sont situés moins profondément que le follicule et n'occasionnent pour ainsi dire pas d'affection pilaire. Ici encore, ce traitement détruit une quantité de nids parasitaires.

Dans les affections des cheveux occasionnées par *des saprophytes*, très difficiles à faire disparaître, l'épilation donne encore de bons résultats. (La piedra, le leptothrix, la trichorrexis nodosa, les lentes, etc.)

Dans le traitement des maladies folliculaires rebelles, on pourrait encore faire intervenir l'influence prolongée des rayons Rœntgen, associés à l'épilation temporaire, et l'acanthoplasie épidermique.

33. — MOYENS DESTINÉS A DÉTRUIRE
LES PARASITES DES FOLLICULES

Nous avons déjà vu que l'épilation, tout en étant un moyen très sérieux, ne suffit pas à elle seule à débarrasser le follicule de tous ses parasites. Mais outre ce traitement, nous possédons encore toute une série d'antiparasitaires directs, plus ou moins précieux, et qui sont d'ordre physique et chimique.

Le plus sûr des antiparasitaires, c'est encore le microcautère. Après épilation préalable, on en introduit la pointe jusqu'au col de chaque follicule suspect, que l'on cautérise rapidement. La suite de ce traitement ne comporte qu'un rétrécissement simple du follicule et non pas sa destruction, ou l'arrêt dans la croissance du cheveu. Dans la majorité des cas, une simple cautérisation superficielle suffit au traitement de l'impétigo folliculaire et du sycosis. Il en est de même pour l'acné, après la destruction des comédons. Pour éviter tout retrécissement de l'orifice folliculaire, il faut bien entendu se servir d'un microcautère à pointe excessivement fine, en platine iridié.

Lorsque les micro-organismes auront pénétré profondément dans le follicule pileux, comme c'est le cas dans la trichophytie noueuse de la barbe et dans les furoncles folliculaires, il faudra enfoncer la pointe du microcautère aussi loin que descendent l'inflammation et la suppuration. Dans la folliculite suppurée de la face, dans l'acné, dans la rosacé séborrhéique et dans la folliculite staphylogène, on est étonné de la rapidité avec laquelle tous les phénomènes inflammatoires, surtout la douleur, la tension et l'œdème, cèdent après une ponction ignée faite jusqu'au centre inflammatoire.

Les moyens chimiques agissent bien moins rapidement et bien moins sûrement. Ainsi les pommades, malgré la facilité avec laquelle elles pénètrent dans l'infundibulum folliculaire, sont d'une efficacité plutôt incertaine. Nous manquons, comme nous l'avons déjà vu précédemment, d'expériences suffisantes pour nous renseigner sur la facilité et la profondeur de pénétration des différentes pommades dans les follicules.

Dans la pratique, les traitements qui ont donné les meilleurs résultats sont les emplâtres, les vernis alcooliques et éthérés et les pommades au savon. Il est évident que nos véhicules doivent, d'une façon quelconque, vaincre et surmonter le courant d'excrétion graisseuse au niveau de l'orifice folliculaire. C'est d'ailleurs cette condition qui rend si difficile, sinon impossible, l'introduction de substances médicamenteuses dans les pores sudoraux.

Les substances volatiles sont supérieures aux autres. On emploie principalement les substances suivantes : l'iode, le mercure, l'acide phénique, le goudron, et l'ichtyol. L'iode, l'acide phénique et le goudron agissent mieux sous forme de pommade savonneuse, ou en solution éthéro-alcoolique. Le mercure a plus d'effet lorsqu'il est incorporé dans un onguent de savon ou dans un emplâtre. Enfin l'ichtyol s'emploie sous les trois formes : pommade, emplâtre ou solution. Le mieux serait de combiner plusieurs médicaments ensemble. Mme Dr *Trachsler* a fait récemment, dans ma clinique et polyclinique, des recherches sur l'action de ces médicaments sur des cultures de champignons obtenues sur des cheveux malades. Ces expériences, cliniquement contrôlées, ont démontré que l'ichtyol possède dans presque toutes les infections folliculaires, sycosis, trichophytie et même favus, une valeur désinfectante bien plus élevée qu'on ne l'avait supposé jusqu'alors.

A côté de ces parasiticides directs, nous en possédons d'indirects, dont l'action consiste dans les modifications profondes qu'ils font subir aux téguments. Il n'est pas encore établi si la propriété parasiticide est uniquement due à ces modifications, ou s'il existe en outre une action parasiticide directe. D'ailleurs, cette dernière hypothèse acquiert de la vraisemblance, lorsque, malgré des modifications légères de la peau, ces médicaments exercent néanmoins leur action destructrice sur les parasites.

Toutes les substances de ce groupe peuvent être distinguées en parasiticides proprement dits, et en parasitifuges, suivant qu'elles provoquent une inflammation plus ou moins violente, ou une desquamation de l'épithélium folliculaire. Les révulsifs, employés contre les trichophyties rebelles, et principalement en Angleterre contre le microsporon *Gruby-Sabouraud*, appartiennent au groupe des parasiticides proprement dits. Ce sont : la cantharidine, l'acide acétique, l'huile de croton, l'huile de térébentine, le biiodure d'hydrargyre, etc. A ces médicaments vient s'ajouter la chrysarobine, la seule substance dont l'action parasiticide, sous forme de pommade, ait été bactériologiquement établie dans les cas de trichophytie[1].

Les desquamations résorcinées ont une influence parasitifuge dans toutes les affections séborrhéiques, dans l'eczéma séborrhéique, l'acné, et l'hyperidrose huileuse de la face. *Beck* a pu récemment démontrer, en examinant dans mon laboratoire des pellicules épidermiques successivement desquamées, que le petit bacille existant partout (vulgo acnébacillus, ou ce qui est peut-être mieux d'après *Sabouraud* : seborrhoé bacillus) ne diminuait pas quantitativement, alors même que les signes cliniques de la maladie ont complètement disparu. La résorcine ne possède, par conséquent, pas de pouvoir parasiticide remarquable contre cet organisme.

---

1. V. Schlen. *Ergebnisse der bakteriologischen Untersuchung bei der Chrysarobinbehandlung der Trichophytie.* Monatsh. f. pr. Dermat. 1889, t. IX. p. 547.

34. — MOYENS DESTINÉS A FAIRE PALIR
LE PIGMENT DES CHEVEUX

Voici encore une indication du domaine de la cosmétique, que
le médecin abandonnait jusqu'ici aux soins du coiffeur. Depuis
quelque temps, par exemple, cette question a gagné en importance au point de vue dermatologique, surtout comme traitement complémentaire à l'épilation radicale, souvent irréalisable.

La décoloration pure et simple donne des résultats très
satisfaisants, lorsqu'il s'agit, chez des femmes, de moustaches
ou de favoris dont les poils isolés, très fins et très duveteux,
ne réclament ni l'électrolyse ni l'ignipuncture. Dans ces cas je
conseille de faire simplement usage de la pommade rafraîchissante à l'eau oxygénée (eau oyygénée 40 parties, vaseline 10,
lanoline 20). Chaque soir on frictionne les cheveux après les
avoir dégraissés avec du savon au peroxyde de sodium, qui
ajoute son action décolorante du pigment pilaire, à celle de
l'eau oxygénée. Il faut avoir soin de prévenir le client que ce
traitement fera d'abord rougir les cheveux noirs. Cette coloration rouge pâlira, deviendra d'un blond de plus en plus clair,
et finira par devenir tout à fait imperceptible. Il est bien
entendu que le traitement doit être poursuivi jusqu'à l'effet
désiré.

On a tout récemment remarqué que les rayons X dépigmen-
taient complètement les cheveux soumis à leur influence pendant un temps assez long. Il est probable que cet effet n'est
que passager, et on se demande si ce traitement serait à utiliser
au point de vue cosmétique.

35. — MOYENS DESTINÉS A EXCITER
LA CROISSANCE DES CHEVEUX

La croissance des cheveux sur des crânes chauves, mais qui antérieurement étaient poilus, n'est pas une chose aussi facile que le ferait croire le flot des réclames. Mais elle n'est pas impossible non plus, comme se le figurent réellement presque tous les profanes et même beaucoup de médecins. C'est une question des plus intéressantes. Physiologiquement il n'y a aucune raison pour que la repousse des cheveux soit impossible. Le cheveu en effet est une production épithéliale simple, non seulement pendant l'état fœtal, mais encore pendant la vie toute entière. D'autre part il est un fait d'observation journalière, que les exanthèmes aigus, la fièvre typhoïde et d'autres affections fébriles, entraînent souvent une chute totale des cheveux. Dans les conditions normales ces cheveux ont vite fait de repousser complètement. Mais lorsqu'à la suite d'une de ces maladies vient s'intaller une affection séborrhéique du cuir chevelu, on constate que la repousse ou bien fait défaut, ou bien est traînante et se prolonge indéfiniment. Ainsi donc ce ne sont pas seulement les conditions nécessaires à la croissance des cheveux qui font défaut, mais il existe encore d'autres circonstances accessoires qui la ralentissent. Nous pouvons par nos moyens thérapeutiques remédier à ces circontances, à condition toutefois que nous les connaissions exactement.

Donc, mieux nous connaîtrons les obstacles qui empêchent

la croissance des cheveux, et plus nous aurons de chances de
pouvoir la provoquer. La restitution des cheveux dans les
deux affections occasionnant principalement la calvitie est
plus sûre, bien que pas toujours facile, dans l'alopécie séborrhéique, qui a été bien étudiée, que dans la pelade moins
bien connue. Les indications thérapeutiques de l'alopécie
séborrhéique se divisent en cinq catégories, qui ne sont pas
toujours isolées, mais qui presque toujours se combinent plus
ou moins entre elles.

a) *Destruction des organismes de l'eczéma et de la séborrhée.*

Ce traitement est applicable dans tous les cas, tant dans les
pityriasis capitis récents, avec début de la chute des cheveux,
que dans les calvities complètes. On rencontre dans presque
tous les cas les trois organismes suivants, associés ensemble :
les morocoques de l'eczéma, les bacilles en bouteille, et les
petits bacilles de la séborrhée. Que l'on accepte le rôle isolé
de ces micro-organismes, ou qu'on les associe, toujours est-il
que leur multiplication suit parallèlement le développement
de l'alopécie séborrhéïque. Ainsi chaque récidive débute par
des éruptions dans lesquelles on rencontre ces organismes en
bien plus grande quantité numérique, qu'au cuir chevelu normal. Pour se débarrasser de ces hôtes gênants il faut d'abord
faire disparaître les squames et les croûtes. On y parvient
en se servant de savons, de corps gras, et autant que possible des substances les plus simples du groupe des réducteurs. Les antiseptiques en pommade ou en solution alcoolique
rendent aussi grand service dans ce cas. Les réducteurs améliorent surtout le fond relâché de l'épiderme, ils remédient à
la parakératose ; tels sont à dose faible l'oxyde de zinc, le
soufre, la résorcine, l'ichtyol, la pyraloxine et la chrysarobine.
Lorsqu'on se sert de ces substances, il faut bien se garder

que leur action ne donne lieu à l'épaississement de l'épiderme,
par la mitose qu'ils pourraient provoquer. Car, *la base d'im-
plantation des cheveux doit toujours posséder un épiderme
mince*. Cette fois encore, il existe une relation d'échanges entre
la croissance des cheveux et l'épaisseur de l'épiderme, analogue
à celle que nous avons étudiée au chapitre 31 et qui existait entre
le développement des glandes sébacées et celui de l'épaisseur de
l'épiderme. L'oxyde de zinc et la chrysarobine auraient donc
dans ces cas la priorité sur tous les autres médicaments, si leur
application à la tête ne présentait pas tant de difficultés[1]. C'est
le soufre et la pyraloxine qui ont la préférence ; la résorcine
provoque à la longue un épaississement de l'épiderme pouvant
devenir un obstacle sérieux aux développement des cheveux.
Une fois qu'on sera parvenu à remédier à la parakératose, on
devra se servir plutôt des antiseptiques ordinaires, comme le
sublimé, l'acide borique, le sulfophénate de zinc et l'alcool. Ici
encore l'alcool et les vaporisations éthéro-alcooliques donnent
de bons résultats.

b) *Moyens destinés à combattre l'épaississement de l'épiderme.*

L'épiderme est épaissi dans presque toutes les alopécies, surtout pendant la jeunesse (on le voit parfaitement caractérisé
dans l'alopécie congénitale) et au niveau des cicatrices pri-
vées de cheveux. Les parties enfoncées de la couche papillaire
s'unissent de nouveau à l'épiderme par suite de la rétraction des
follicules pileux raccourcis, et cette union est d'autant plus
intime, que le follicule sera plus court, ou qu'il aura même
complètement disparu. Si donc nous pouvions amincir l'épiderme, en obtenant son développement en profondeur pour
former des follicules nouveaux, nous aurions rémédié à la disparition des cheveux.

1. Le mieux serait, d'après Leistikow, d'employer l'oxyde de zinc sous forme
de pâtes ; pâte de zinc molle et pâte de zinc sulfureuse.

L'amincissement de l'épiderme n'est pas chose trop difficile
à obtenir (voy. chap. 17). Mais la simple ablation de la couche
épithéliale toute superficielle peut-elle être d'une utilité quelconque pour faire repousser des cheveux ? *A priori*, il semble
que cette légère ablation soit très peu en rapport avec l'amincissement sérieux qui paraît nécessaire à cet effet. Mais en réalité, nous obtenons avec ces cures d'exfoliation, qui constituent
les meilleures méthodes pour l'amincissement épidermique, une
repousse de cheveux assez sérieuse. L'explication de ce phénomène consiste, nous l'avons vu dans les chapitres 17 et 25, dans
ce fait que l'exfoliation, plus que tout autre moyen, provoque
une mitose *tant dans la profondeur que dans son voisinage*.
Elle agit donc par acanthoplasie. La cure d'exfoliation rétablit
ainsi les rapports normaux sur la peau atteinte d'alopécie,
en provoquant en même temps et l'amincisssement de l'épiderme et une excitation mitosique dans le follicule pileux
raccourci. Si cette propriété accessoire de la croissance des
cheveux est plus rare pendant la cure exfoliante de la face,
cela tient à ce que chez presque tout le monde les follicules
pileux de la face sont atrophiés dès l'enfance. Dans ces cas,
l'accroissement de l'épiderme en profondeur, au lieu de profiter
aux cheveux, profite plutôt aux glandes sébacées et aux conduits glomérulaires.

Hodara[1] a tout récemment indiqué un nouveau principe pour
faire pousser des cheveux sur les vieilles cicatrices faviques.
Il conseille de planter des fragments de cheveux entre les
lèvres des incisions faites par le scarificateur. D'après les expériences cliniques et histologiques de cet auteur, il ressort que
ces fragments de cheveux paraissent exercer sur la peau une
excitation qui a pour résultat la croissance de l'épithélium
superficiel, et, en profondeur, la constitution de follicules pileux

____

1. Hodara. *Haarerzeugung auf Favusnarben.* Monatsh. fur pr. Dermatol. 1898,
t. XXVII. p. 53.

nouveaux. Ces expériences très intéressantes méritent d'être vérifiées par des contre-expériences.

c) *Traitement du pannicule adipeux épaissi.*

C'est *Pinkus*, le premier, qui a fait remarquer que la calivie progressive était intimement liée à un fort épaississement du pannicule adipeux. J'ai pu dans l'alopécie séborrhéique vérifier ces deux faits dont la cause est une suractivité des glandes adipeuses et surtout des glandes sudoripares ; car on peut constater que le début de l'épaississement adipeux sous-cutané se fait par de petites traînées graisseuses qui entourent les glomérules. C'est précisément cette augmentation de volume du pannicule graisseux qui fait que la peau glabre se tend de plus en plus sur le crâne, que l'espace réservé au produit accessoire de l'épiderme diminue progressivement et que la peau finit par se souder complètement avec l'aponévrose. Si donc on désire que les jeunes follicules gagnent de l'espace pour pouvoir largement s'épanouir, et donner ainsi naissance à des cheveux nouveaux plus forts, *il faudra leur créer de la place dans l'hypoderme*. L'amincissement du pannicule adipeux s'obtient de la même façon et par les mêmes moyens que ceux que nous avons indiqués (chap. 31) contre l'hypertrophie des glandes sébacées, le massage et la discision. Dans la majorité des cas, le massage seul suffit, à condition qu'on le pratique matin et soir pendant plusieurs minutes, de la manière dont nous l'avons expliqué précédemment. On peut encore faire diminuer le pannicule adipeux par toutes les inflammations artificiellement provoquées, par exemple, avec la chrysarobine.

d) *Traitement de l'hypertrophie des glandes sébacées.*

Nous avons déjà traité cette question au chapitre 31 ; point n'est besoin d'y revenir. L'hypertrophie des glandes sébacées

qui accompagne souvent, sinon toujours, l'alopécie séborrhéique, contribue, elle aussi, pour une large part, à la diminution de l'espace destiné au follicule et produit, elle aussi, la
tension exagérée du cuir chevelu, abstraction faite du détour-
nement épithélial qu'elle opère pour son compte, au détriment
du follicule pileux. Dans ce cas, la scarification est aussi souve-
raine que le massage contre l'hypertrophie adipeuse. Le traitement par le massage ne vient qu'après la scarification. On
peut de même employer les inflammations provoquées, et enfin,
lorsque les orifices glandulaires sont béants, on doit se servir
du microcautère.

e) *Moyens pour provoquer des mitoses dans l'épithélium folliculaire.*

Après ce que nous venons d'étudier jusqu'ici, il ne paraîtra
pas bizarre que nous ayons placé cette indication en dernier
lieu ; et cependant le but principal de tous nos efforts devrait être
la croissance des cheveux. Jusqu'ici, nous ne possédons encore
aucun moyen dont l'application intrafolliculaire donne lieu à
une mitose. Par contre, nous avons vu qu'il existe bien des
moyens qui agissent indirectement sur le cheveu malade, par
une action acanthoplastique. Les principaux parmi ces moyens
sont : l'exfoliation et la scarification. L'électricité, sous la forme
du pinceau électrique, donne parfois de bons résultats, en produisant une acanthoplasie intrafolliculaire directe.

La deuxième espèce de calvitie, la pelade, que nous avons
souvent à soigner, est encore très peu connue, aux points de
vue histologique et étiologique. Aussi les moyens que nous
pouvons lui opposer, sont-ils purement empiriques, faute d'autres plus précis. Ici, ce sont d'autres causes qui déterminent
la chute des cheveux, et nous avons à combattre des obstacles
tous différents qui gênent la croissance des cheveux. Ainsi,

nous ne pouvons pas nous expliquer le rôle que jouent ces
quelques remèdes réellement efficaces, comme la chrysarobine,
la cantharidine, les irritants simples (vératrine, capsicum), le
pinceau électrique et les pâtes desquamantes. Ce qui rend notre
jugement encore plus difficile, c'est la guérison parfois spontanée de la pelade, fait que l'on ne constate jamais dans l'alopécie séborrhéique.

36. — MOYENS DESTINÉS A COMBATTRE
L'HYPERSÉCRÉTION SÉBACÉE

Un fait certain, connu des anatomistes depuis plus de cinquante
ans, consiste en ce que la peau est munie de deux espèces de
glandes sébacées excrétant deux sortes de graisses. Cette particularité déjà connue par *Krause, Meissner,* et *Kölliker*, fut
pendant longtemps oubliée par la jeune génération des anatomistes. La dermatologie, cette science toute récente, l'a aussi
négligée. Ce n'est que tout nouvellement que je l'ai remise
à jour et défendue [1] contre les attaques dirigées contre elle
(*Beatty*) et ceci par les seuls moyens élémentaires des méthodes histologiques. Ce bizarre recul dans la conception des
phénomènes qui nous entourent journellement, qui sautent aux
yeux, n'est explicable que par un certain mépris des lois physiques, fait que nous constatons fréquemment dans la science
médicale actuelle. Ainsi, les médecins qui généralement fai-
saient dériver la séborrhée huileuse des glandes sébacées,
oublièrent de réfléchir qu'il était contraire à toutes les lois physiques qu'un corps gras qui est ferme à la chaleur du corps,
puisse devenir liquide à sa surface, surtout lorsqu'il est exposé
à une température de 10 à 20 degrés centigrades. De même, on
se moquait réellement des enseignements de la physique en
défendant cette doctrine bizarre, que la graisse sébacée était
parfois liquide, mais que parfois aussi elle se solidifiait à la

1. Unna, *Die Function der Knäueldrüsen des Menschen*, Arbeiten der Klinik
von 1895. Eugen Grosser 1896.

surface de la peau (comme la soi-disant séborrhée sèche de la vieille école de *Hebra*). Dans ces cas, la graisse liquide prendrait une consistance ferme par dessiccation. Toutes ces conceptions sont erronées, car un mélange donné de stéarine, de palmitine et d'oléine ne modifie jamais à ce point sa consistance par de simples variations de température. Lors même qu'un changement pareil s'opèrerait, la graisse devrait être liquide dans la peau et solide à sa surface; mais jamais on ne verra le contraire. D'ailleurs, l'examen histologique de coupes de la peau nous montre invariablement que la graisse des glandes sébacées, au moment de leur excrétion et de leur accolement au cheveu, est plutôt molle et plastique, mais ne se présente jamais sous forme de gouttelettes liquides. Il est donc impossible qu'une fois arrivée à la surface de la peau, elle y forme une couche liquide.

A cause de cette double ignorance des lois physiques et des données anatomiques il a donc été possible jusqu'ici de mettre la séborrhée huileuse sur le compte d'une simple hypersécrétion sébacée. Mais on peut facilement voir l'aspect que prend cette dernière affection tantôt au nez et aux joues et tantôt sur le crâne des séborrhéiques. Ainsi on peut, par la simple pression latérale des follicules béants du nez et des joues, exprimer des bouchons sébacés purs et fermes, ayant l'aspect de vers, tandis qu'au niveau du crâne on constate des masses sébacées solides, encore mêlées avec leurs membranes cellulaires et fondues ensemble en squames et en croûtes recouvrant la peau malade. Bouchons et masses sébacées ont toujours été mous et fermes, et se sont solidifiés encore bien plus à la surface de la peau, en abandonnant aux cheveux et aux masses épidermiques leur oléine.

Si donc l'on voulait quand même faire dériver la séborrhée huileuse des glandes sébacées, tout en respectant les données physiques et anatomiques, bien établies, on serait forcé de se rabattre sur l'hypothèse *d'une modification pathologique de la sécrétion sébacée*. On devra, par exemple, accepter que dans cette maladie les glandes sébacées produiraient plus d'oléine par rapport à la stéarine et la palmitine, qu'elles ne le font à l'état normal. Dans ce cas ce ne serait donc plus une hypersécrétion vraie, mais on aurait une « parastéatose » des glandes sébacées. On devrait pouvoir démontrer cette modification pathologique par l'examen histologique du contenu même de l'infundibulum folliculaire. Mais jusqu'à ce que cette démonstration soit faite, je préfère ranger la séborrhée huileuse de la face et la sueur grasse de la paume des mains, parmi les « hyperidroses huileuses » que nous rencontrerons plus loin.

Nous n'avons donc à nous occuper dans ce chapitre que de la graisse ferme de la peau, celle qui obstrue les orifices folliculaires béants. Ce sera bien court, puisque le traitement de cette affection est identique à celui que nous avons étudié aux chapitres 30 et 31 : « des moyens destinés à rétrécir les follicules et à détruire les glandes sébacées. » La sécrétion de ces dernières n'est pas une sécrétion neurogène vraie, mais elle est le résultat de la destruction cellulaire de la couche germinative glandulaire sous l'influence de la production constante de matière sébacée. Donc qui dit hypersécrétion sébacée, dit aussi hypertrophie glandulaire avec dilatation du canal excréteur; de sorte que tous les moyens dirigés contre ces deux lésions atteindront en même temps l'hypersécrétion sébacée.

37. — MOYENS DESTINÉS A COMBATTRE
L'HYPERIDROSE HUILEUSE

Jusqu'ici nous sommes bien impuissants pour combattre
cette affection, qui est une hypersécrétion neurogène vraie des
glandes sudoripares. C'est une maladie qui se rencontre de
préférence à la paume des mains et à la plante des pieds. On
la voit encore à la face, où elle peut exister seule ou associée
à d'autres affections séborrhéiques; elle peut enfin siéger au
cuir chevelu. D'après les moyens innombrables et très énergiques que nous recommandons contre les sueurs des mains,
des pieds et des aisselles, on pourrait supposer que nous sommes
suffisamment armés pour venir à bout de cette affection dans
tous les cas. Malheureusement tous ces traitements sont dirigés,
non contre la maladie elle-même, mais contre les accidents
secondaires qu'elle entraîne comme, par exemple, la macération
de l'épiderme, le développement des saprophytes, la production
de matières putrides et des odeurs nauséabondes. Tous ces
accidents, qui incommodent fort le malade, ne sont pas très
difficiles à écarter, mais ce faisant on ne délivre pas le malheureux patient de sa maladie essentielle.

Les glandes sudoripares sont situées si profondément, elles se
terminent par un canal excréteur tellement fin qui, au surplus, se
contourne en tirebouchon près de son orifice, que nous ne
pouvons pas, comme pour les glandes sébacées, y pénétrer par
la voie naturelle du canal excréteur. De plus, bien souvent la
cause de l'hyperidrose ne réside pas dans la peau, mais dans

le système nerveux. Habituellement cette maladie est liée à de
l'anémie de la peau. Mais ce fait ne contredit pas l'hyperidrose
que nous provoquons artificiellement, et qui s'accompagne
presque toujours d'hyperémie de la peau. Le facteur commun
qui donne lieu à l'hyperidrose et à son anémie régionale, consiste
dans le *renforcement du tonus musculaire lisse*, imputable à une
excitation du sympathique. Il en résulte une hypertension dans
les artérioles cutanées et dans les glomérules sudoripares qui
eux aussi possèdent des muscles lisses. C'est ainsi que l'anémie
est constituée par la vaso-constriction, en même temps que
l'hyperidrose par l'hypertension.

La sécrétion hyperidrosique n'est que l'exagération quantitative de l'état normal. L'augmentation porte en même temps
sur la substance aqueuse et sur la substance huileuse de la
sécrétion normale. Les transpirations aiguës survenant sous
l'influence de la chaleur, des boissons abondantes, du thé chaud,
d'infusions de tilleul ou de sureau, de la pilocarpine et du salicylate de soude, n'ont rien de commun avec l'hyperidrose étudiée dans ce chapitre. Elles se particularisent par l'hyperémie de
la peau; elles sont plus aqueuses, plus alcalines, plus pauvres
en graisses et en acides gras. Bien qu'on les ait prises comme
base de toutes les analyses des sueurs, elles correspondent,
moins que l'hyperidrose huileuse, à la sécrétion normale. Ce
sont plutôt les sueurs nocturnes hectiques des phtisiques qui
s'en rapprochent le plus, parce que chez ces malades, la peau est
anémiée et le tonus des muscles lisses plus élevé.

Pour combattre ces sueurs nocturnes, nous employons l'atropine et l'agaricine qui paralysent le sympathique, et par conséquent les muscles lisses des glomérules. Comme il n'est pas
possible d'administrer, pendant une longue période, ces deux
médicaments dans le traitement des hyperidroses palmaire et
plantaire, nous sommes forcés de recourir à des moyens dont
l'action est périphérique, pour calmer et annihiler l'excitation du

sympathique. Malheureusement nous sommes très pauvres en ce qui concerne ces moyens. Le plus ordinairement, on se contente de provoquer artificiellement une hyperémie cutanée, surtout dans le traitement des sueurs des pieds; ceux-ci sont alors constamment et normalement rafraîchis et même froids. Le traitement consiste en frictions biquotidiennes avec de l'eau glacée, ou bien en marches dans de l'herbe mouillée, ou encore en frictions avec du jus de citron ou de l'alcool formique, ou en applications de poudres composées de farine de moutarde ou d'acide tartrique. L'électricité employée sous forme de courants continus, de bains électriques et de pinceau faradique, donne aussi de bons résultats. C'est encore dans le même sens qu'agissent les badigeonnages à la teinture d'iode, et les autres substances volatiles qui paralysent directement les nerfs périphériques ou les muscles lisses, comme l'acide camphorique, l'éthyléther chloruré dans le remède de *Brandau*.

Malgré cela, la série de ces moyens, ainsi que leurs effets, est très limitée par rapport à celle très longue des antisudorifiques des pieds, qui pourtant ne s'adressent qu'aux conséquences de l'hyperidrose. Je voudrais dans ce chapitre dire quelques mots de ces antisudorifiques plantaires, bien que leur étude soit mieux placée dans le chapitre des desséchants (chap. 23), des pelliculigènes (chap. 9), des desquamants (chap. 17), des désinfectants (chap, 19) et dans bien d'autres chapitres.

Pour réagir contre les hyperidroses, on peut d'abord faire absorber la sueur *par les vêtements*. Il convient ici de différencier deux choses, que les ouvrages traitant la question des sueurs des pieds et ceux qui s'occupent du revêtement de ces derniers, ne distinguent pas suffisamment. Ainsi une peau qui est déjà anormalement refroidie par l'excès de sécrétion sudorale, ne doit pas être directement enveloppée dans un tissu absorbant l'humidité, sous peine de voir ce tissu produire l'effet d'un enveloppement humide et de refroidir la peau davantage.

C'est ce qui se produit lorsqu'on chausse les pieds avec des bas de fil et des bas de coton. En effet ces bas, dès qu'ils sont mouillés, provoquent non seulement un refroidissement, qui par lui-même est déjà fort désagréable, mais encore ils occasionnent par réflexe l'afflux du sang vers la tète. Ce refroidissement des pieds augmente directement l'excitation du sympathique, d'où exagération de l'anémie cutanée et du tonus glandulaire, qui ont pour conséquence l'hypersécrétion sudorale. Avec ces sortes de bas nous tournons donc constamment dans un cercle vicieux. Les bas de laine, au contraire, surtout si on les change souvent, n'occasionnent pas ces désagréments ; ils n'absorbent l'humidité que très lentement, et conservent mieux la chaleur. Mais le mieux serait de chausser deux paires de bas ; ceux en laine touchant directement la peau, les bas de coton recouvrant les précédents. De cette façon, le coton qui absorbe avidement l'humidité sudorale, la soutire aux bas de laine, qui restent ainsi relativement secs. Tous ceux qui souffrent du froid aux pieds peuvent essayer ce traitement, et ils verront facilement que tandis que le bas de coton, qui est superficiel, est complètement mouillé, ceux de laine, qui se trouvent directement en contact avec la peau, sont presque secs. C'est sur ce fait qu'est basé l'usage de porter, en cas d'hyperidrose plantaire, entre les bas et les souliers, des feuilles de papier, du buvard, du papier d'emballage, et des semelles de Beiersdorf qui sont faites en amiante.

Pour lutter contre l'hyperidrose, nous possédons encore, en seconde ligne, les *desséchants*, c'est-à-dire les poudres minérales : le talc, la terre siliceuse, le carbonate de magnésie, l'oxyde de zinc, le carbonate de zinc, le sous-nitrate de bismuth, l'oxychlorure de bismuth. Ces substances sont employées tantôt seules, tantôt mélangées avec des antiseptiques tels que l'acide borique, l'acide salicylique. Les savons, les alcalins et l'alcool peuvent aussi rendre service.

Lorsque la peau a été longuement macérée, on utilise, en troisième lieu, les *astringents :* les bains à l'alun, la terre argileuse acidulée, le tanin, la décoction d'écorce de chêne, l'acide picrique, le permanganate de potasse, l'ichtyol, le formol, les poudres au paraforme et au tannoforme.

Enfin lorsque la maladie est invétérée, que sous l'influence de la flore micro-organique de la peau les masses épidermiques sont décomposées et répandent une odeur très désagréable, on fera bien de soigner d'abord les érosions à l'emplâtre au zinc ichtyolé, et lorsque celles-ci seront guéries, on procédera seulement à une *cure* complète d'*exfoliation* de la plante des pieds. Les médicaments qui dans ce cas conviennent le mieux sont, en quatrième lieu, le perchlorure de fer en badigeonnages, l'acide chlorhydrique, l'acide nitrique, la pierre infernale, l'acide chromique, le formol, l'iode ; les bains à l'acide chlorhydrique, la liqueur de *Brandau*, les pâtes lépismatiques et les emplâtres salicylés ou résorcinés.

Quand, avec ces remèdes on aura détruit la mauvaise odeur, et qu'on aura amélioré et renouvelé l'épiderme, on remarquera que la maladie essentielle, l'hyperidrose, persiste quand même, à moins que la maladie fondamentale se soit elle-même améliorée, ce qui peut quelquefois s'observer après l'usage de certaines substances volatiles. On peut se faire une idée de la rareté de cette dernière éventualité, en pensant à ces malheureux violonistes, désespérés, qui étant atteints d'hyperidrose des mains (sans les conséquences accessoires que l'on constate aux pieds) ont essayé tous les traitements possibles pour se guérir et, malgré cela, traînent pendant toute leur vie cette affection si gênante au point de vue professionnel.

Le dermatologiste peut, par l'étude de cette question, gagner bien des lauriers.

L'hyperidrose huileuse de la face est d'un pronostic bien plus favorable, que cette maladie soit occasionnée par le liquide huileux provenant principalement des glandes glomérulaires, comme c'est le cas dans l'acné punctata diffuse, où une grande quantité de follicules pileux sont obstrués, ou bien que cette huile, s'écoulant en partie par les follicules béants, soit fournie par les glandes sébacées, dans le cas ou l'hypothèse d'une para-stéatose huileuse serait réelle (voy. chap. précéd.). Le pronostic est surtout favorable à cause du peu de persistance de l'excitation sympathique à la face. Cette excitation ne peut pas être d'une longue durée, car la peau de la face est normalement et physiologiquement douée d'une légère parésie sympathique. Lorsque nous aurons réussi, par les moyens lépismatiques, kératolytiques et autres, à renouveler l'épiderme de la face et à y détruire tous les autres symptômes accessoires de la sébor-rhée, nous aurons du même coup, et presque toujours, guéri l'hyperidrose huileuse et l'anémie qui l'accompagne. Jusqu'ici les substances employées à cet effet sont : les savons, les alcalins, l'alcool et les poudres.

38. — MOYENS EMPLOYÉS POUR PROVOQUER UNE HYPERIDROSE HUILEUSE

Lorsque l'enduit gras du à la sécrétion glomérulaire de la peau fait défaut, on est souvent obligé de la provoquer artificiellement dans un but thérapeutique. C'est ainsi que nous devons intervenir dans l'ichtyose, dans les eczémas secs et prurigineux généralisés, dans le prurigo vrai, de même dans les hyperkératoses localisées, où le graissage normal de la peau n'a pas lieu, ou se trouve insuffisant en proportion de la masse et de la dureté de l'épiderme, comme c'est le cas dans les eczémas kératoïdes.

Les hydrotiques de toutes espèces sont bons pour provoquer l'hyperidrose. Parmi ces substances, seuls la pilocarpine et le salicylate de soude ne nécessitent jamais qu'on réchauffe en même temps la peau et qu'on y provoque une hyperémie, tandis que si l'on veut obtenir une hyperidrose par les fleurs de sureau, de tilleul, par l'alcool ou la liqueur à l'acétate d'ammoniaque il faut, pour qu'ils produisent leur effet, boire une grande quantité de liquide et réchauffer en même temps la peau par des enveloppements très chauds. Les bains chauds, les bains de vapeur, les bains d'air chaud, les bains de sable chaud, produisent le même effet ; les enveloppements chauds, secs ou humides faits au lit, agissent aussi dans le même sens. Quand on prolonge pendant assez longtemps ces procédés de sudation, on constate que la graisse cutanée s'amoindrit aux dépens de la sueur, dont la réaction, d'acide qu'elle était au début de la cure, devient alcaline. Pour maintenir les bons effets de la transpiration, il faut, après avoir attendu que celle-ci soit bien terminée et la peau bien séchée, enduire cette dernière avec des corps gras.

Si nous possédons quelques moyens pour obtenir des hyperidroses généralisées, nous sommes, par contre, bien pauvres en médicaments destinés à provoquer des hyperidroses locales. Le traitement électrique ne nous est ici d'aucune utilité. Les pommades à la pilocarpine, en application locale, donneraient, d'après *Kobert*, de bons effets. Les substances qui ont fourni les meilleurs résultats, sont principalement les sels, comme le sel ammoniac, le sel de cuisine, le chlorure de calcium, surtout si on les utilise sous forme de frictions cutanées, en solution concentrée (eau mère) ou encore sous forme de bains chauds concentrés additionnés de sel gemme, selon l'indication de *Piffard*. Le sel excite l'activité glandulaire de la peau comme si on l'appliquait sur les muqueuses. Si l'on veut se rendre compte de l'action directement émolliente que ces sels exercent sur l'épiderme, on fera bien de se reporter au chapitre 15.

III

DERME ET HYPODERME

---

39. — TRAITEMENT DE L'ANÉMIE CUTANÉE

Tant que l'anémie cutanée est une manifestation partielle d'une anémie générale, nous devons chercher à y remédier par une médication interne influençant la circulation générale. Une anémie de ce genre comporte des suites fâcheuses pour la peau déjà malade. Elle y favorise d'une part la kératinisation et d'autre part elle nuit à la remise en équilibre des troubles circulatoires. La première de ces conséquences se fait surtout sentir, d'une façon désavantageuse, dans les eczémas généralisés. Ces dermatoses, sous l'influence de l'anémie générale, prennent facilement le caractère prurigineux et opiniâtre. Il en est de même pour le prurigo vrai et pour l'acné. La seconde conséquence s'observe principalement dans les cas d'urticaire chronique et de strophulus, c'est-à-dire dans les affections dont le symptôme capital consiste dans un œdème spasmodique de la peau. Celui-ci est proche parent de l'anémie. Tous deux, en effet, s'accompagnent d'un tonus vasculaire prononcé ; dans le premier cas ce tonus est veineux, dans l'autre il est artériel. Il est donc facile à concevoir que ces deux dernières affections, qui déjà par elles-mêmes sont caractérisées par une tonicité vasculaire exagérée, se développent plus facilement chez les anémiques et soient aussi très difficiles à guérir.

Toutefois, le médecin qui voudra traiter ce genre d'anémie, comme une chloro-anémie, rencontrera de nombreuses désillusions. Abstraction faite de quelques cas exceptionnels où l'affection cutanée complique une chlorose vraie, les préparations ferrugineuses amélioreront rarement l'anémie qui apparaît pendant le cours d'une des dermatoses que nous avons énumérées. Avec ce traitement on n'aura de bons résultats que lorsque la néoformation des hématies aura souffert, c'est-à-dire, la chlorose excepté, dans les cas d'hémorragie, d'épuisement, par conséquent dans des cas assez rares.

Dans la majorité des cas l'anémie n'est pas due au manque absolu d'hémoglobine, mais bien à l'*exagération du tonus des artérioles cutanées*. Le remède de choix, dans ces cas, n'est donc pas le fer, mais c'est surtout et principalement *l'ichtyol*. Ce médicament aux doses quotidiennes de 0,50 centigrammes à 2 grammes, pris par la voie buccale, est certainement le meilleur *tonique vasculaire* de la peau (comme il l'est des vaisseaux en général, par exemple des vaisseaux intestinaux). Il agit en levant les obstacles qui gênent la circulation du sang, et en régularisant les centres vaso-moteurs. Nous aurons à parler plus loin de ce même médicament, mais là il agira dans un sens tout à fait contraire; ce sera un décongestionnant de l'hyperémie par stase. Ce sont ces qualités de l'ichtyol (de l'ichtyolate d'ammoniaque) qui font que ce médicament exerce une influence si heureuse dans des maladies pourtant si dissemblables, comme l'eczéma prurigineux et l'urticaire. Ce bon résultat n'est probablement pas uniquement dû à son action directe sur les vaisseaux cutanés. Car les malades atteints de ces dermatoses souffrent encore très souvent d'anémie et de paresse intestinale. Tous ces symptômes complexes sont améliorés sous l'influence de l'ichtyol, de sorte qu'avec l'amélioration de la dermatose on constate une recrudescence des échanges organiques et un relèvement de la nutrition. Nous ferons encore une fois observer ici que l'ichtyol n'agit pas du tout comme un simple réservoir de soufre, mais qu'il possède des indications qui lui sont propres.

En seconde ligne nous signalerons pour soigner l'anémie, cette complication aggravante des dermatoses hyperkératosiques, les bains chauds, les frictions, les douches, les procédés hydriatiques frais ou même froids avec frictions cutanées, simultanées ou consécutives, les bains additionnés de sel et les bains à l'eau salée, enfin tous les moyens réchauffants (voy. chap. 5), y compris le massage. Celui-ci doit être pratiqué, sous peine de résultats absolument contraires, avec de très grandes précautions, en se servant des pommades destinées aux affections cutanées. L'acné seule supporte admirablement bien le massage. Les dermatoses angiospasmodiques, comme l'urticaire, ne réclament, parmi tous ces agents physiques, que les procédés hydrothérapiques les plus doux, les enveloppements et les bains.

Les agents chimiques pouvant agir sur l'anémie des dermatoses précitées doivent, de crainte de produire facilement des effets trop violents, être toujours choisis parmi ceux qui exercent en même temps une influence favorable sur les dermatoses. Ainsi la chrysarobine sera employée de préférence dans l'eczéma, le vinaigre dans l'acné, et le camphre dans l'urticaire. Il faut toujours se souvenir qu'un certain degré d'anémie est l'apanage du tonus réel de la peau saine, en tant que celle-ci reste couverte. Une hyperémie provoquée d'une façon inopportune par un épispastique, dans le seul but de guérir uniquement l'anémie, peut être bien plus nuisible au malade et étendre l'affection bien plus qu'une médication ayant pour but d'influencer la maladie de peau seule sans guérir l'anémie, comme le ferait par exemple l'oxyde de zinc. Il n'en est pas moins vrai, qu'en choisissant convenablement un médicament, en prenant en considération l'anémie cutanée concomitante, on arrive à guérir la dermatose.

Nous pouvons être bien moins circonspects dans le choix du médicament lorsqu'il s'agit de soigner une anémie locale de la peau. Car celle-ci se caractérise par une hypertonicité vasculaire extrême, et réclame par conséquent des traitements très énergiques, que d'ailleurs elle supporte très bien. Dans ces anémies, les dégâts causés par les épispastiques ne sont pas à considérer, vu l'influence délétère du manque total de sang. Les anémies de ce genre appartiennent au groupe des vasonévroses angiospasmodiques des extrémités, telle l'asphyxie locale de *Raynaud*, quand elle a un caractère anémique, comme la sensation de « doigt mort », et les nécroses progressives qui se produisent dans les cas graves. Il est très difficile de vaincre la constriction des artères. On est ordinairement obligé de recourir à toute une série d' « excitants », qui occasionnent une hyperémie congestive ; on se sert de la chaleur en application externe, du courant continu, du pinceau faradique, du massage et d'une foule de substances chimiques ayant la propriété d'exciter la peau et d'y provoquer l'hyperémie, comme les bains formiques, acétiques, nitriques, les bains à l'alcool camphré, à l'alcool sinapisé, les opodeldochs qui contiennent du camphre, les pommades camphrées, les emplâtres camphrés, les préparations au garou, au poivre d'Espagne, le thapsia, l'arnica, l'huile de térébenthine et l'emplâtre térébenthiné. Rappelons encore les anciennes pommades tombées dans l'oubli, et qui contiennent de l'acide nitrique, tel l'onguent oxygéné ; citons enfin le médicament hyperémiant moderne, la chrysarobine. Toutes ces substances chimiques sont infidèles, et manqueraient très facilement leur effet sur la peau atteinte d'angiospasme, si l'on n'avait pas le soin de la réchauffer à l'aide de cataplasmes chauds, ou par des bains locaux chauds souvent répétés. Nous voyons encore une fois ici que la chaleur est et reste toujours le meilleur moyen pour combattre l'anémie. C'est elle qui agit aussi favorablement sur le pouls en préservant les doigts et les orteils.

Quand on prend l'ichtyol par la voie gastrique, il faut y

joindre des moyens locaux, car sans eux son action est nulle. Les boissons alcoolisées chaudes exercent, elles aussi, une très bonne influence ; elle n'est malheureusement que passagère.

40. — TRAITEMENT DE L'HYPERÉMIE CONGESTIVE DE LA PEAU

Il existe une hyperémie par congestion, lorsque dans un point donné on constate une dilatation vasculaire occasionnant la diminution des résistances dans le domaine circulatoire, l'accélération du courant sanguin, et l'exagération de la chaleur et de la rougeur locale. La cause d'une hyperémie de ce genre réside dans une *paralysie vaso-motrice*; la dénomination d' « hyperémie active » est donc impropre et prête à la confusion, en suggérant l'idée d'une intervention active des vasomoteurs. Toutes les hyperémies congestives, qu'elles soient provoquées par des influences physiques, par des maladies internes, par l'absorption de médicaments nervins (atropine, nitrite d'amyle, chloral), ou qu'elles soient occasionnées par des excitants externes d'ordre physique ou chimique, comme la chaleur, la compression prolongée, les sécrétions muqueuses et les médicaments, sont le résultat *d'une faiblesse et d'une inactivité des muscles vasculaires*, durant plus ou moins longtemps et se montrant après une exagération du tonus normal des vaisseaux.

Il est inutile de traiter les hyperémies congestives, lorsque l'excitation, cause de la paralysie, est fugace. Dans ce cas, la nature se charge, à elle seule, de remettre tout en ordre, de sorte que cette hyperémie est suivie rapidement d'une anémie normale de la peau.

Nous avons principalement à intervenir dans deux circonstances; d'abord lorsque l'excitation de la peau favorise le développement de processus inflammatoires, que nous devons tâcher d'empêcher, ensuite lorsque la faiblesse vaso-motrice prend exceptionnellement un caractère durable, pouvant devenir, dans le cours d'une affection cutanée, considérée jusque-là comme bénigne, un facteur excessivement sérieux, voire même un danger de mort.

Les inflammations peuvent se développer, pendant le cours d'une hyperémie, de trois façons différentes, dans lesquelles nous sommes obligés d'intervenir. Premièrement, l'infection se fait par la voie sanguine, en provoquant une paralysie vasculaire, et en déversant ses toxines dans tous les téguments jusqu'à l'épiderme. C'est ce qui a lieu dans la fièvre scarlatine. Deuxièmement, une hyperémie congestive, d'origine réflexe, peut elle-même modifier le terrain cutané et le rendre plus apte à recevoir les agents infectieux venus du dehors. Comme exemple typique nous citerons la rosacée séborrhéique, dans laquelle l'hyperémie réflexe, tout en ayant pour points de départ l'estomac, l'intestin, ou encore chez la femme, les organes génitaux, envahit le nez et les joues, en favorisant à la face le développement des germes séborrhéiques provenant du cuir chevelu. Enfin, en troisième lieu, des excitants externes peuvent provoquer des hyperémies congestives et aider à l'extension rapide de dermatoses parasitaires déjà excitantes. Comme exemple nous citerons certaines substances médicamenteuses, la chaleur et les rayons chimiques du soleil.

Nous pouvons encore, par nos moyens thérapeutiques, ramener assez facilement le tonus vasculaire à l'état normal. Nous possédons, à cet effet, outre quelques rares médicaments internes, d'autres substances, qui selon leur action se rangent en trois catégories, sans compter les agents physiques en application externe, tels que les rafraîchissants, qui soutirent la graisse et apportent de l'eau, les réducteurs et l'hydrothérapie.

Le seul médicament interne ayant une action réelle, c'est l'ichtyol. Il rend surtout service dans les paralysies vasculaires d'origine réflexe, ayant leur point de départ dans les organes internes, comme par exemple la rosacée séborrhéique avec congestion de la face. L'absorption de l'ichtyol par la voie buccale produit dans ces cas, dès la fin de la seconde semaine du traitement, une rémission de la congestion. Pour achever la guérison on n'a qu'à employer, à ce moment, des substances à usage externe, à action très douce et très légère : (par exemple, la pâte de zinc sulfurée, le gélanthe ichtyolé, la poudre d'oxyde de zinc, le soufre, l'ichtyol, la résorcine, etc.). Il est assez difficile d'expliquer comment l'ichtyol agit dans ces cas. Il influence à peine directement l'hyperémie du nez et des joues; c'est surtout sur l'estomac et l'intestin qu'il exerce son action, et c'est indirectement, en améliorant les fonctions digestives, qu'il agit sur les affections de la face. On constate d'ailleurs d'une façon éclatante qu'avec l'ichtyol toutes les anomalies fonctionnelles de ces organes, comme l'anorexie, la sensibilité de l'estomac après les repas, la sensibilité particulière de cet organe pour certains aliments, les tendances au tympanisme, l'irrégularité des selles etc., sont guéries en même temps que l'affection cutanée qu'elles occasionnent. L'ichtyol, dans ces cas, agit donc comme un médicament stomachique et intestinal de premier ordre, et devrait, en dehors du domaine de la dermatologie, être d'un usage plus répandu. Il endurcit les nerfs stomacaux et intestinaux par trop enclins aux transmissions réflexes. Il est possible que cette dernière action soit due à ce qu'il écarte les stases sanguines de ces organes, congestions ayant pour résultat l'excitabilité exagérée des nerfs stomacaux et intestinaux.

L'action réflexe de l'ichtyol est souvent facilitée par l'usage périodique de médicaments cardio-vasculaires, comme la mixture à l'acide sulfurique de Haller et la teinture de digitale mélangée avec la teinture de valériane. De même l'ergotine, pouvant être administrée sans danger à fortes doses chez l'homme, la caféine et le salicylate de soude, ont donné de bons résultats à certains cliniciens. Nous mentionnerons enfin les purgatifs, dont on a par trop abusé, et ceci sans but déterminé, dans les affections cutanées. Ils peuvent, dans certains cas, lorsqu'ils sont administrés avec précaution, provoquer une hyperémie congestive de l'intestin et soulager d'autant la peau hyperémiée ; mais cet effet des purgatifs est encore douteux.

Les procédés de réfrigération physiques s'emploient dans la scarlatine, sous forme de bains et d'enveloppements humides. Dans la rosacée, la réfrigération s'utilise sous la forme d'affusions chaudes, qui consistent en ce que périodiquement, par exemple après les repas, pendant que sous l'influence de la digestion des rougeurs se manifestent, on applique rapidement sur la face une éponge trempée dans de l'eau chaude (à 40° environ) ; on laisse spontanément se produire la contraction vasculaire qui ne manque pas de remplacer la dilatation morbide. Il ne faut pas empêcher les effets de la réfrigération, ni par des frictions consécutives, ni en essuyant la peau mouillée : il est tout au plus permis de poudrer la peau humide. En cas d'hyperémies généralisées, avec menace d'éruptions parasitaires, on se sert avantageusement de douches tièdes, rafraîchissantes ; cette fois encore, il ne faut ni essuyer, ni frotter la peau, sous peine du retour de la paralysie vasculaire. Seules, les poudres et les pâtes spécialement indiquées dans ces dermatoses peuvent, lorsqu'elles sont convenablement appliquées après la réfrigération, rendre des services réels.

Les réfrigérants ont déjà été amplement décrits au chapitre 4. Mentionnons ici les substances destinées à absorber la graisse, surtout les poudres minérales, ensuite la colle de zinc simple et la colle de zinc ichtyolée, les gélanthes à l'oxyde de zinc, au soufre et à l'ichtyol ; les pâtes qui contiennent ces substances, principalement la pâte molle au zinc, très riche en chaux, la pâte de zinc soufrée ; les alcalins qui saponifient les corps gras de la peau, le liniment oléo-calcaire et les savons qu'on emploie en lavages et dans les bains.

Les réfrigérants qui n'agissent que par l'évaporation rapide de l'eau qu'on leur adjoint, ont été indiqués au chapitre 4, lorsque nous avons étudié les pommades rafraîchissantes et les lotions avec de l'eau contenant une poudre médicinale, qui reste sur la peau après l'avoir appliquée avec un linge (Wischwasser), ainsi que les poudres humides d'origine végétale.

Les médicaments réducteurs, administrés à faible dose, constituent un groupe très important de médicaments anémiants et augmentant le tonus vasculaire. Ceux qui conviennent le mieux dans ce but, ce sont les substances qui par elles-mêmes exercent une action douce et légère, comme par exemple le soufre combiné à l'oxyde de zinc (contre la dermite chrysarobinée), l'ichtyol et ses succédanés, le thiol, le tuménol (contre les dermites pyrogalliques); l'acétate de plomb basique, l'oxyde de zinc, et la résorcine à faible dose, peuvent aussi se ranger dans ce groupe.

Mentionnons, pour terminer, la diète, dont la réglementation, consistant dans la restriction des aliments carnés en faveur des hydrates de carbone, influence très favorablement les hyperémies d'origine réflexe.

Il existe une considération très importante qu'on ne doit pas perdre de vue dans les maladies générales où l'épidermie atteint s'exfolie et se desquame. Dans ces cas, on constate une faiblesse, une paralysie vaso-motrice générale, autrement dit une *vasoplégie*, survenant tantôt spontanément, tantôt, et c'est le cas le plus fréquent, à la suite de l'usage de certaines substances médicamenteuses. C'est par ce dernier processus que les psoriasis et les eczémas généralisés se transforment en dermites exfoliatives graves, et que le pemphigus vulgaire devient le pemphigus foliacé, affection autrement sérieuse. La difficulté extraordinaire que l'on éprouve pour traiter ces sortes de maladies, c'est que les remèdes légers ne les modifient pas, tandis que l'usage des substances énergiques augmente au contraire

la vasoplégie et transforme l'affection en une dermatose incurable. On est donc forcé de se servir de médicaments et de
véhicules à action très douce ; tels sont : la colle de zinc, la colle
de zinc ichtyolée, les poudres desséchantes, la pâte de zinc
molle, les pâtes de zinc ichtyolées, le gélanthe ichtyolé, le thiol,
le tuménol, les fomentations avec de légères solutions d'ichtyol
ou de résorcine, les bains d'encre, etc. Mais il faut aider l'action
de ces remèdes, en essayant d'améliorer la paralysie vasculaire
par la médication interne. Malheureusement, celle-ci est très
restreinte et a besoin de bien des recherches nouvelles et
d'études sérieuses. Parmi les médicaments dont nous disposons, nous citerons en premier lieu le perchlorure de fer, sous
forme de pilules kératinisées, et l'ergotine ; viennent ensuite les
réducteurs, comme le soufre, l'ichtyol, la pyraloxine et le gaïac,
qui ne sont utilisés que dans certains cas isolés, et comme
indication accessoire. J'ai, depuis plusieurs années déjà, tiré le
gaïac de l'oubli où il était tombé. Je l'emploie avec succès,
associé au séné, comme purgatif dans tous les cas où antérieurement on prescrivait la décoction de Zittmann. On peut bien
mieux se rendre compte de l'action réductrice du gaïac sur les
vaisseaux, qu'on ne le ferait avec d'autres décoctions végétales
à action analogue. Je fais boire au malade, le matin, au lit, une
forte décoction de gaïac additionnée d'autant de séné (1/2 à
1 1/2 pour 100), pour obtenir dans l'après-midi 2 à 4 selles
liquides. Il en résulte un soulagement notable pour les vaisseaux
cutanés que la résine de gaïac semble tonifier en même temps.

Dans les recherches à faire pour découvrir des moyens de
traitement nouveaux, on devra prendre en considération les
autres nervins vasculaires, y compris l'électricité. Il faut espérer
que par l'union des efforts, on arrivera à améliorer le pronostic
par trop sombre des vasoplégies compliquant les affections
chroniques de la peau.

41. — TRAITEMENT DE L'HYPERÉMIE PASSIVE
DE LA PEAU

L'hyperémie congestive, tant qu'elle n'est pas transformée en vasoplégie, n'endommage pas la peau ; si par hasard cela arrivait, les lésions qu'elle provoque ne seraient jamais de longue durée. L'hyperémie passive, au contraire, développe localement des lésions sérieuses par l'obstacle qu'elle crée à la nutrition de la peau. Ainsi là où elle existe, on constate le ralentissement de la circulation par suite de nombreux obstacles qu'elle rencontre : le sang s'y amasse en plus grande quantité, ce qui donne à la peau une coloration rouge violacé. Au toucher, la peau donne une sensation de froid. On constate encore très souvent, outre l'hypertonicité vasculaire, une augmentation de la tonicité musculaire des glandes sébacées ; d'où humidité permanente de la peau et son refroidissement plus rapide qu'à l'état normal.

Deux sortes d'hyperémies passives nécessitent principalement notre intervention : *les hyperémies hypostatiques* et les *acrocyanoses*. Toutes deux conduisent progressivement, par gradations imperceptibles, à la mortification des tissus, à la nécrose. L'hypostase donne lieu à l'ulcus cruris et aux escarres par décubitus, et l'acrocyanose entraîne la perte partielle des doigts, des orteils et des oreilles.

Les hyperémies par stase des membres inférieurs s'observent chez les malades qui, par leur profession, sont forcés de se tenir longtemps debout. La gravidité est très favorable à leur développement, d'où leur plus grande fréquence chez la femme. On distingue quatre périodes pour le développement complet de ces hyperémies. D'abord l'insuffisance musculaire, ensuite la compensation musculaire, puis l'hyperémie par stase, avec formation de varices et enfin l'insuffisance totale avec stase dans les capillaires. La première période n'est visible que chez les jeunes gens, chez lesquels la pesanteur met obstacle à la circulation en retour, et élève la pression sanguine dans les artères à paroi musculaire faible. Dans ces cas, les jambes sont violacées, elles ont l'air gonflées, comme si elles avaient été ventousées légèrement dans leur totalité. On peut, à cette période, soit par des bandes élastiques, soit par un appareil à la colle de zinc, obtenir la restitution à l'état normal.

Habituellement, les malades ne viennent pas consulter le médecin, leurs souffrances étant insignifiantes. Leur état reste provisoirement stationnaire, parce que la tonicité artérielle, en se fortifiant par l'exercice, compense le trouble occasionné par la pesanteur. Mais cette guérison spontanée est très limitée, et même incomplète ; elle est même nuisible dans ses conséquences ultérieures. Car pour surmonter en même temps et la pression sanguine et la pesanteur, les artères, en exagérant leur tonicité, augmentent aussi considérablement les résistances dans le réseau circulatoire du membre inférieur. Cette circonstance seule n'est pas trop importante, parce que la peau, comme nous l'avons vu, s'accommode admirablement avec un degré élevé d'anémie. Mais par cette seule compensation artérielle, la lutte que la colonne sanguine doit soutenir contre la pesanteur n'est pas écartée, et les veines qui, de par leur structure, sont déjà peu musclées, se trouvent incapables, même en élevant la tonicité, de faire progresser dans la même mesure cette colonne sanguine qui s'affaisse. Il en résulte donc, malgré l'élévation du tonus artériel et l'anémie consécutive, une stase sanguine causée d'une part par la pesanteur et d'autre part par l'absence complète de la vis a tergo, absolument comme si la pression sanguine d'origine cardiaque avait été complètement abolie. Cette stase sanguine est donc réellement une hyperémie de déclivité ; on peut s'en assurer en plaçant sur la jambe une ligature élastique circulaire, qui permet de constater que le gonflement veineux se fait d'abord au-dessus de la ligature. A la longue, les veines se dilatent et donnent lieu aux varices, ces paquets veineux informes, qui se développent du haut en bas du membre, en partant des gros troncs veineux sous-cutanés, et qui courent sous la peau grâce à l'hyperémie par stase. Elles soulèvent la peau en y dessinant des lignes vermiformes, en tire-bouchons, et finissent par s'y creuser un lit. Tout ce travail est encore un effort que fait la nature pour corriger l'affection à ce troisième stade de son évolution. Il faut croire qu'elle ne s'en acquitte pas mal, puisqu'il existe de nombreux individus atteints de varices et qui l'ignorent eux-mêmes. Le moyen qu'emploie la nature pour la guérison des varices, consiste dans l'hypertrophie des tissus élastique et conjonctif ; cette hypertrophie se continue dans le tissu cutané et au dépens de ses tissus normaux, lorsque les varices ont pénétré dans la peau.

Pour remédier aux varices à ce stade, nous ne pouvons qu'imiter la nature, c'est-à-dire en luttant constamment contre l'affaissement de la colonne sanguine et en diminuant l'hyperémie par stase. Les bas élastiques, les appareils faits avec des bandes enduites de colle de zinc, ou les appplications de collodion ichtyolé en couches, répondent assez bien au but. Il est assez facile de comprendre pourquoi on peut extirper des varices sans danger, selon la méthode de *Trendelenburg*, ou encore en les séparant de la circulation au moyen de pelotes compressives d'après la méthode de *Landerer*. Les varices n'étant pas constituées pour faciliter l'écoulement d'un afflux trop considérable de sang artériel, servent uniquement de réservoirs hypertrophiques chargés de recueillir provisoirement le trop-plein du sang de la colonne veineuse des gros troncs veineux ; elles garantissent aussi la peau de cette influence nocive.

Nous possédons encore dans l'ichtyol un excellent médicament interne pour le traitement des varices. Il est absolument indispensable pour calmer les douleurs souvent provoquées par la compression nerveuse. Nous ne savons pas encore de quelle façon cette substance peut arriver à régulariser les rapports circulatoires si profondément modifiés et arrivés à un stade si avancé. Il est possible qu'elle agisse à la fois sur les deux parties de l'arbre vasculaire, en diminuant d'une part le tonus artériel, et d'autre part en augmentant celui des veines ; nous manquons toutefois d'explication compréhensible sur cette double action de l'ichtyol. Néanmoins, il est un fait incontestable, c'est que l'ichtyol employé pendant de longues années provoque la disparition des varices assez importantes et de toutes leurs complications.

Lorsque l'hyperémie par stase aura surmonté la barrière formée par les parois veineuses hypertrophiées et par les valvules, lorsqu'elle aura vaincu l'hypertrophie de la substance intercellulaire de la peau, qui, elle aussi, forme obstacle, alors seulement on verra se produire le cortège des complications locales si dangereuses, c'est-à-dire l'œdème, les hémorragies, les nécroses, les ulcérations et les suppurations chroniques, les lymphangites, l'érysipèle, la phlébite, les lésions septiques et les hémorragies. Il ne faut jamais oublier, quand on traite ces complications, de traiter en même temps l'hyperémie par stase. D'ailleurs, celle-ci est, à toutes ses périodes, justiciable du même traitement, à savoir, la compression élastique, de préférence avec la colle de zinc, associée à l'ichtyol absorbé par la voie buccale.

La pesanteur joue un grand rôle dans les hyperémies par

stase. C'est elle qui occasionne les escarres, surtout chez les personnes longtemps alitées. Le siège de ces escarres se produit toujours au niveau des parties déclives du corps, telles que le dos, les reins, le sacrum, les fesses, et les talons. Mais pour que ces escarres se produisent, il faut l'intervention de deux facteurs importants, la faiblesse cardiaque d'une part et d'autre part la compression prolongée des parties déclives du corps. Ce deuxième facteur est tellement important, qu'il occasionne des escarres même au niveau des articulations du genou, qui pourtant ne sont pas en position déclive lorsque le corps est en repos. Chez une personne saine on constate, au saut du lit, que les régions cutanées sur lesquelles elle était couchée pendant la nuit, sont anémiées par suite de la compression à laquelle elles ont été soumises. Ces régions ont été mal irrigées. Mais aussitôt que la personne est levée, il survient une hyperémie congestive qui rapidement entraîne les déchets accumulés par les échanges, et au bout de peu de temps, tout rentre dans l'ordre. Ainsi c'est la compression elle-même qui provoque la parésie, qui entraîne l'hyperémie par stase. Mais lorsqu'il s'agit de malades chroniques alités, dont le système vasculaire est sain, le phénomène précité s'affaiblit graduellement parce que les artères cutanées déclives gagnant en tonicité, ne souffrent plus autant de la compression, et si celle-ci vient à disparaître, elle ne présente plus qu'une congestion très faible. Même chez ces malades, malgré l'abolition de tous les excitants du courant veineux, tels que l'aspiration pulmonaire et les contractions musculaires, on ne constate pas d'escarres, parce qu'ils se trouvent encore à la période de compensation. Comme cette compensation est obtenue par une élévation du tonus artériel, qui augmente notablement les résistances intravasculaires du domaine cutané comprimé, il en résulte que si à ce moment l'impulsion cardiaque venait à faire défaut, la vis a tergo manquerait totalement dans les vaisseaux. Lorsqu'on lève les malades de cette dernière catégorie, on constate que les endroits comprimés n'ont pas une coloration rouge vif, mais rouge bleu, car les capillaires sont gorgés aussi bien de sang veineux que de sang artériel. Dans ces conditions, au lieu d'une hyperémie congestive bienfaisante, on voit survenir une hyperémie néfaste par stase.

Aux endroits comprimés, cette dernière n'est plus compensée par la formation de varices, comme cela a lieu aux membres inférieurs ; ici ce troisième stade fait complètement défaut. La peau est donc forcément vouée à la nécrose, puisqu'elle est toujours très mal nourrie, qu'elle soit comprimée par le décubitus ou qu'elle ne le soit plus lorsque le malade est levé. D'ailleurs l'escarre s'y forme très facilement, parce que, habituellement, par suite de la malpropreté concomitante, l'épiderme est atteint d'affections intertrigineuses.

La thérapeutique a encore, comme on le voit, bien des progrès à réaliser; elle peut cependant rendre de réels et grands services dans certains cas isolés.

Quoi qu'il en soit, la première indication à remplir dans tous les cas, c'est de diminuer la compression. On y arrive en faisant changer souvent la position des malades alités, pour que la compression ne s'exerce pas toujours sur les mêmes régions cutanées. Les matelas à eau rendent aussi de grands services, parce qu'ils répandent la compression sur une large surface. Enfin les coussins à air, en forme d'anneau, sont aussi fort utiles, parce qu'ils s'opposent à toute compression. A part l'indication que nous venons de voir, il faut encore en considérer trois autres. Il faut tonifier l'énergie cardiaque, calmer le tonus artériel au niveau de la peau comprimée, et diminuer l'hyperémie par stase. Nous sommes en mesure de répondre à chacune de ces trois indications. Nous remédions à la première en prescrivant les toni-cardiaques internes (alcool, caféine, digitale) ; contre la seconde, nous employons les frictions douces à l'eau chaude, au vinaigre, au jus de citron, à l'alcool camphré, qui occasionnent une hyperémie congestive. Enfin, pour la dernière indication nous ferons usage de badigeonnages à la colle de zinc, à la colle de zinc ichtyolée, ou bien au collodion ichtyolé, qui est particulièrement indiqué lorsque la région comprimée, atteinte par l'hyperémie par stase, repose librement sur un coussin à air de forme annulaire. Si des affections intertrigineuses se sont développées en ces endroits, on fera bien de les soigner avec la pâte de zinc soufrée, additionnée d'une petite quantité d'ichtyol ou de chrysarobine. Lorsque par ces moyens l'affection intertrigineuse sera guérie, il faudra, par prophylaxie, pratiquer des lavages avec du savon ichtyolé. Un moyen simple, pour soigner ces cas, consiste à nettoyer quotidiennement, après chaque selle, la région anale, en y pratiquant des lavages chauds, prolongés, avec du savon ichtyolé, lavages qu'on fera suivre de badigeonnages à la colle de zinc ichtyolée additionnée de camphre.

Le froid joue dans l'acrocyanose le même rôle que joue la pesanteur dans l'hyperémie par stase. Il élève la résistance intravasculaire. Les doigts, les orteils, le nez et les oreilles sont particulièrement le siège de ce genre d'hyperémie. Le froid a pleine action sur ces extrémités effilées, formées surtout par le doublement de deux épaisseurs de peau. Dans ces régions, la compensation par les vaisseaux collatéraux n'est guère possible, puisque tous les vaisseaux sont influencés à la fois par le même facteur. L'effet sera donc bien plus sensible dans ces endroits que partout ailleurs. Il ne faut pas, par conséquent, une grande réfrigération, une congélation pour occasionner une acrocyanose. Il suffit d'un abaissement de la température assez notable pour augmenter les résistances intravasculaires.

La coloration bleuâtre, que le froid communique au nez et aux doigts, n'est pas à considérer comme un phénomène morbide tant que sa transformation en une hyperémie par congestion est possible. Les acrocyanoses variées se distinguent de cet état normal, parce que cette transformation n'est plus possible, et qu'un nouvel abaissement de la température, au lieu d'écarter les résistances, les exagère au contraire. A ce groupe d'hyperémies appartiennent les pélioses (engelures des doigts, des orteils, des oreilles, œdèmes sanguinolents de la peau, au centre desquels on peut toujours déceler une hémorragie par diapédèse) : la rosacée angioneurotique du nez et enfin la forme cyanotique de la « maladie de *Raynaud* » (ou « asphyxie locale » de *Raynaud* ou encore la « cyanose régionale » de *Weiss*). On peut considérer cette dernière maladie comme tenant le milieu entre la forme anémique de la maladie de *Raynaud*, la syncope locale (chap. 39) et la perniose. Parmi toutes les acrocyanoses, c'est elle qui conduit le plus rapidement et le plus violemment à la nécrose de la peau.

Le traitement de ces acrocyanoses, pour lesquelles il existe une foule de remèdes isolés, peut se baser sur deux principes fondamentaux. Il faut, d'une part, pour faire disparaître la stase, arriver à provoquer une hyperémie par congestion, et d'autre part, s'efforcer à dissiper l'œdème de stase et empêcher que ce dernier n'augmente sous l'influence de l'hyperémie congestive artificielle. Les rubéfiants (voy. chap. 39), l'acide chlorhydrique, l'acide nitrique, l'acide acétique, l'acide citrique, l'iode, le camphre, l'huile de térébenthine, le massage, le pinceau faradique et surtout la chaleur sous toutes ses formes, même celle des climats chauds, provoquent l'hyperémie. La seconde indication est remplie par l'usage des réducteurs, principalement par l'ichtyol, le soufre, la résorcine ; puis viennent le tanin, l'acétate de plomb, les poudres desséchantes, l'alcool, les saignées par application de sangsues ; mais le moyen le plus simple, c'est la compression mécanique obtenue par le badigeonnage au collodion. D'ailleurs presque tous les bons traitements sont fournis par la combinaison de ces deux séries de moyens. Ainsi, par exemple, l'eau sulfureuse camphrée s'emploie pour soigner la rosacée angioneurotique, le collodion térébenthiné et ichtyolé est utilisé contre les engelures des orteils, la pâte de plomb cuite avec du vinaigre se prescrit contre les gelures des oreilles, et l'alcool camphré pour combattre la maladie de *Raynaud*. On peut d'ailleurs composer une foule de bons médicaments actifs, par la combinaison heureuse d'un épispastique avec un véhicule à propriétés desséchantes, anémiantes, compressives et réductives. La rosacée angioneurotique a été particulièrement l'objet de traitements énergiques, comme par exemple le traitement chirurgical par scarifications (*Vidal*), par mouchetures (*Lassar*) et enfin par le microcautère. Tous tendent à détruire les vaisseaux et les capillaires, tandis que les moyens chimiques ne cherchent qu'à influencer favorablement la tonicité vasculaire. Comme médication interne dans le traitement des acrocyanoses, nous citerons l'ichtyol, l'ergotine, la digitale et le fer.

42. — TRAITEMENT DES ANGIONÉVROSES

Toute affection cutanée, accompagnée d'une modification du
tonus vasculaire, n'est pas forcément une angionévrose. Si cela
était, il faudrait élargir la signification de ce mot et ranger sous
cette rubrique toutes les anomalies circulatoires décrites dans
les chapitres précédents, y compris les inflammations. Pour
que la constitution d'une catégorie distincte d'angionévroses
puisse avoir un sens, il faudra que les dermatoses qui la forment soient douées d'un *tonus vasculaire anormalement exci-
table*. Il faudra encore considérer le genre d'excitation qui
la provoque, voir si l'affection cutanée présente un caractère
local ou si elle est généralisée, si elle est stable, ou si elle est
fugace. Ainsi les acrocyanoses, dans lesquelles l'abaissement
de la température est l'excitant primordial, et qui se distinguent
par leur stabilité, par leur développement constant dans des
régions déterminées, sont à classer parmi les hyperémies par
stase. Il n'en est pas de même pour les angionévroses au
sens propre du terme, et qui font l'objet de ce chapitre; elles
présentent une grande variabilité dans leurs manifestations
externes, dans leur marche et dans leur durée. On ne peut
donc pas les ranger parmi les anomalies circulatoires étudiées
dans les autres chapitres. Il s'agit habituellement, dans ces cas,
d'exanthèmes généralisés, à efflorescences symétriquement dis-
posées, prenant la forme de roséoles, de pomphi, de papules
simples, de vésicules, de bulles, de taches et de papules figu-
rées, et enfin d'anomalies pigmentaires. Souvent leur étiologie
est totalement inconnue ; mais on peut parfois leur attribuer

une cause toxique permanente ou passagère, puisqu'on les observe quelquefois à la suite d'une décomposition anormale du contenu intestinal, ou bien après l'ingestion de certaines substances médicamenteuses, ou de certains aliments (fraises, homard). La plus connue de toutes les angionévroses, c'est l'urticaire. Il existe pourtant une longue série d'exanthèmes, à éruptions variées, (taches, papules, pustules), qui au point de vue clinique et étiologique se comportent comme l'urticaire, c'est-à-dire procèdent tantôt par des poussées aiguës, tantôt par l'éruption d'efflorescences isolées qui, en se répétant fréquemment, constituent ainsi une dermatose chronique[1]. L'urticaire, ainsi que beaucoup d'autres angionévroses, surtout les roséoliformes et les papuleuses, constituent le sous-groupe important des *érythanthèmes*[1], qui se caractérisent par la localisation des efflorescences aux éléments circulatoires superficiels de la peau. Il est absolument nécessaire de bien les définir, afin d'empêcher leur confusion avec certaines affections toutes différentes. Ainsi il faut en exclure, une fois pour toutes, l'érythème exsudatif multiforme de Hebra, l'érythème noueux, ainsi que certaines affections infectieuses spéciales, qui n'ont de commun, avec l'érythanthème, que l'érythème seulement. Au point de vue étiologique les érythanthèmes peuvent être rangés sous trois groupes : les toxiques, les réflexes et les idiopathiques ou essentiels, dont l'étiologie est inconnue. Il existe encore, outre les érythanthèmes, d'autres angionévroses, dont la forme exanthématique ne se produit pas dans les éléments circulatoires superficiels ; telles sont l'œdème de *Quincke* et la fausse urticaire.

D'après ce que nous venons de voir, il n'est pas étonnant que les différentes angionévroses réclament un traitement causal très variable. Ainsi nous devons, dans les angionévroses toxiques, tâcher de provoquer l'élimination des ingesta nuisibles, inter-

---

1. Unna. *Histopathologie der Haut*. Chapitre : angionévroses, p. 21.

dire certains aliments et éviter certains médicaments ayant une action certaine sur l'excitabilité des muscles vasculaires. Ici, la diète triomphera plus que jamais. En cas d'angionévroses réflexes, il faudra soigneusement examiner les différents organes du corps, principalement le tube digestif, les organes uro-poiëtiques de l'homme et les organes génitaux de la femme, et le système nerveux. Bien souvent le dermatologiste sera obligé, dans ces cas, de recourir à une médication interne, et à l'intervention de médecins spécialistes.

Le traitement symptomatique, le seul applicable dans les angionévroses essentielles, est identique dans toutes les formes. Comme médicaments externes, on emploiera tantôt les anémiants et les anti-inflammatoires, comme les rafraîchissants (voy. chap. 4) et les desséchants (voy. chap. 23), poudres et pâtes desséchantes et réductrices, lotions, spray éthero-alcoolique, pommades rafraîchissantes. Tantôt on utilisera les substances qui calment les nerfs cutanés, les isolants (voy. chap. 1), les médicaments compressifs (voy. chap. 3), les anodins (chap. 6) et les antiprurigineux (chap. 7), la colle de zinc, la colle de zinc ichtyolée, les pommades correspondant au gélanthe et à la caséine, le collodion ichtyolé, l'acide phénique, la créosote, le menthol, la cocaïne en vernis, les vernis et les réducteurs sous forme de pansements humides, d'enveloppements et de bains.

Pendant longtemps nous ne possédions comme médicaments internes que les trois remèdes vasculaires suivants : l'ichtyolate d'ammoniaque, le salicylate de soude, et l'atropine, qu'on pouvait, dans les cas rebelles, combiner ensemble. Ainsi par exemple, on faisait prendre au malade, pendant la journée, de l'ichtyol et du salicylate de soude, ensuite une pilule d'atropine pour la nuit. Nous avons tout récemment acquis de précieux succédanés du salicylate de soude, tels que l'antipyrine et la phénacétine. Tous ces médicaments tendent vers le même but; parésier la couche musculaire des vaisseaux trop excités, pour guérir l'œdème spasmodique de la peau, et provoquer une hyperémie congestive pour dissiper les conséquences locales et fâcheuses de la stase sanguine et lymphatique.

Les autres médicaments internes, comme la quinine, l'iodure de potassium, l'iodure de sodium peuvent bien rendre service dans certains cas isolés, mais ils ne sont pas d'une application aussi générale que les médicaments précités, et leur indication est moins précise.

43. — TRAITEMENT DES ŒDÈMES NON INFLAMMATOIRES DE LA PEAU

Dans le chapitre précédent nous avons passé en revue tous les cas d'*œdèmes élastiques* de la peau, occasionnés par les résistances intravasculaires locales et le plus souvent par l'exagération du tonus veineux, d'origine réflexe. Nous allons étudier les *œdèmes plastiques*, qui, eux aussi, ne sont pas inflammatoires, et qu'on rencontre dans les affections cardiaques et rénales, dans les dégénérescences amyloïdes, les cachexies généralisées des phtisiques et des cancéreux. Ces œdèmes ne sont pas élastiques et se dépriment aisément; ils suivent une direction ascendante, insidieuse, et progressent constamment; ils s'étendent d'une façon diffuse et obéissent entièrement à la pesanteur. Leur cause déterminante réside probablement dans les modifications du tonus veineux, modifications entretenues par des toxines cardio-rénales, etc.

Leur traitement est tantôt causal, s'adressant aux affections qui les ont occasionnés; dans ces cas, il se confond avec le traitement de ces affections; tantôt il est symptomatique, s'adressant au tonus vasculaire, et alors il est le même pour tous les cas. Cette fois encore, nous sommes bien pauvres en ce qui concerne la médication interne. Les nervins les plus énergiques (atropine, phénacétine, antipyrine) manquent leur effet, parce que nous ne pouvons pas continuer leur usage aussi longtemps que le nécessite cette forme d'œdème. Par contre, l'ichtyolate d'ammoniaque est très efficace et se montre supérieur au salicylate de soude. Il paraît agir, en outre, grâce à sa propriété dépressive du tonus vasculaire, par une action directe antitoxique, puisque chez les cancéreux, il relève les forces et l'appétit. Les diaphorétiques (voy. chap. 38) jouent aussi un rôle dans le traitement interne. Les diarrhées spontanées ou provoquées agissent aussi momentanément, sur l'œdème, par surprise ; on les provoque par le calomel ou par la cure combinée de gaïac et de séné.

Parmi les traitements externes nous mentionnerons les ponctions et les scarifications, qu'il ne faut appliquer que dans les périodes terminales. Habituellement, il suffit de placer les bras et les jambes dans une position élevée, de faire changer de place le bassin, de pratiquer le massage et d'appliquer méthodiquement des appareils à la colle de zinc. On peut encore obtenir des résultats surprenants, qui malheureusement sont purement palliatifs, en enduisant énergiquement la peau œdématiée avec de fortes pommades à l'ichtyol ou à l'iode vasogène (*Leistikow*). Pour combattre les œdèmes articulaires circonscrits, on peut employer des badigeonnages au collodion ichtyolé.

44. — TRAITEMENT DES HÉMORRAGIES CUTANÉES

Jusqu'ici la découverte de micro-organismes, probablement spécifiques, dans les affections purpuriques, n'a aucunement profité au traitement de ces maladies. Dans le scorbut des navigateurs seul, les circonstances sont plus favorables, parce que dans cette affection le point de départ réside dans l'intestin, et provient d'une nourriture trop exclusive. Le changement de nourriture constitue donc à lui seul un vrai traitement causal. Il en est de même pour la suppression de l'iodure de potassium et d'autres substances médicamenteuses, lorsqu'elles occasionnent des hémorragies cutanées. Toutes les autres formes d'hémorragies, le purpura simple, la maladie de Werlhof et la péliose rhumatismale, bien qu'elles soient, comme le scorbut, provoquées par des parasites du sang, ne peuvent être traitées que symptomatiquement. D'ailleurs, ce dernier traitement n'est fondé sur aucune base théorique, et c'est plûtôt en tâtonnant et en obéissant à des données empiriques que nous parvenons à inscrire quelques rares succès. Nous manquons complètement de spécifiques internes. On prescrit bien par-ci, par-là, la quinine, les acides, le fer, l'ergotine et, dans les affections articulaires, le salicylate de soude; mais ces médicaments ne produisent aucune modification réelle dans la marche et l'évolution typique des affections purpuriques. Les réducteurs, l'ichtyolate d'ammoniaque, la résorcine et la pyraloxine paraissent dignes d'être recommandés.

Le traitement symptomatique parait être plus favorable, lorsque le sang est déjà extravasé, comme c'est le cas pour les taches purpuriques. Nous possédons, à cet effet, au moins un remède sûr dans les fleurs d'arnica qui provoquent rapidement l'absorption du sang, par un mécanisme que nous ignorons encore. On les prescrit en poudre, en pilules ou en teinture, cette dernière à raison de 5 gouttes toutes les deux heures. Que l'hémorragie purpurique soit occasionnée par une rupture vasculaire ou par diapédèse, qu'elle soit traumatique ou médicamenteuse, cette curieuse propriété résorbante de l'arnica est toujours identique et se manifeste également d'une façon favorable dans tous les cas. Son action la plus merveilleuse s'observe dans les grandes suffusions hémorragiques qui suivent les écrasements dans lesquels on redoute les dangers de l'infection septicémique, L'arnica, en application externe, produit le même effet; seulement il faut dans ce cas se méfier d'une inflammation cutanée possible, chose qui n'est pas à redouter lorsque ce médicament est administré par la voie buccale. L'arnica n'a, dans les affections purpuriques, aucune influence sur les hémorragies à venir. Celles-ci se montrent dans toute leur évolution typique, malgré ce médicament, seulement elles se résorbent bien plus rapidement. Il serait très méritoire d'étudier cette propriété remarquable de l'arnica, tant au point de vue expérimental que pharmaceutique et ceci non seulement sur les téguments, mais encore sur l'œil et le cerveau. Les hémorragies cérébrales sont d'ailleurs aussi heureusement influencées par l'arnica, que les hémorragies de la peau. Il ne faut pas oublier pourtant que la compression et, pour les membres inférieurs, la position élevée, sont des adjuvants précieux au traitement. La compression est prescrite dans la cure ambulatoire et se pratique par l'appareil à la colle de zinc.

45. — TRAITEMENT DES PERTES DE SUBSTANCE
DU DERME

Nous avons indiqué au chapitre 25 comment on pouvait répa
rer, dans la mesure du possible, l'épiderme détruit. La réparation
des pertes de substances du derme, causées par des processus
ulcéreux, ou par des nécroses ayant une origine interne ou un
point de départ externe, présente elle aussi une grande importance.

Au derme, la réparation a l'air d'être un phénomène plus
facile, puisque toutes les parties du tissu conjonctif possèdent
la propriété de produire indéfiniment du tissu conjonctif nouveau. On ne devrait donc pas se préoccuper, comme on le fait
pour l'épiderme, si dans la profondeur de la perte de substance,
il existe ou non, des parcelles du derme, puisque la réparation
par du tissu conjonctif ordinaire est tout à fait indépendante
de l'espèce de tissu conjonctif qui reste au fond de la plaie. Que
la superficie du derme soit détruite, comme c'est le cas dans
le chancre mou, ou que ce soit sa partie profonde, comme
dans le furoncle, que le bourgeonnement débute à la surface.
ou dans le fond de la plaie, il n'existe aucune différence dans
le processus de la guérison.

Mais si la réparation du derme est facile, le processus réparateur est bien plus compliqué que pour l'épiderme. Ainsi la réparation de la perte de substance se fait ici par un tissu conjonctif
tout particulier, tissu cicatriciel très différent de celui du derme.
De plus, le derme à l'état normal possède des follicules pileux
et des glandes sudoripares, il produit du tissu adipeux, toutes

propriétés qui manquent au tissu cicatriciel. Une autre différence consiste dans la propriété physique que possède ce dernier tissu, de provoquer la rétraction secondaire du corps papillaire. Ainsi, il est reconnu que lorsqu'une cicatrisation doit avoir lieu, il se forme d'abord un corps papillaire, provenant du développement de l'épithélium jeune au-dessus des granulations ; mais ce corps papillaire néoformé ne dure guère longtemps et disparaît rapidement, à cause de la rétraction du tissu cicatriciel. Si donc nous pouvions empêcher cette formation cicatricielle, nous obtiendrions une réparation au moyen d'un corps papillaire nouveau.

Nous devons essayer de produire, au lieu du tissu cicatricie qui se rétracte, un tissu conjonctif aussi analogue que possible à celui du derme, Jusqu'ici, on n'a pas encore fait de recherches exactes pour connaître quelle serait l'influence de nos remèdes sur le tissu de granulation et sur le processus cicatriciel. Mais, chose curieuse, nous pouvons quand même résoudre une grande partie de ce problème, et il est probable qu'on arrivera à le faire totalement, dans l'avenir. Les remarques qui vont suivre serviront à éclaircir tant soit peu ces résultats acquis par l'empirisme.

Le tissu de granulation jeune est un tissu conjonctif très œdémateux. Il provient tantôt du gonflement, tantôt des néoformations cellulaires et du bourgeonnement des capillaires des parois de la plaie. Les capillaires néoformés, à parois très minces, tendent toujours, tout en conservant leur parallélisme, à se diriger verticalement vers la surface, point de moindre résistance. Ils s'entourent d'un large manteau de cellules plasmatiques et de cellules fusiformes hypertrophiées. Le tissu de granulation constitue, à l'apogée de cette évolution, une formation nouvelle, qui de cette façon n'est que passagère. Car la substance intercellulaire est éminemment riche en eau ; elle est semi-liquide ; de même tous les capillaires sont anormalement perméables et toutes les cellules sont suralimentées. C'est ce

tissu suralimenté, baigné de liquide, qui deviendra le tissu cicatriciel ferme et définitif, par suite d'une inclusion concentrique
de plaques conjonctives épaisses autour des capillaires ascen-
dants. Pendant que ces plaques s'étagent par couches horizontales, les cellules plasmatiques et les cellules fusiformes hypertrophiées, qui se trouvent entre ces plaques, s'atrophient graduellement. Ces grosses plaques collagènes présentent toutes
les qualités nécessaires pour combler provisoirement la perte de
substance. Elles se différencient du tissu conjonctif normal, en
ce qu'elles n'en ont, ni la structure fibrillaire, ni la disposition
réticulée, ni la texture feutrée, sans compter les vaisseaux
lymphatiques et les fibres élastiques que possède encore le derme
et dont elles manquent. Le sort ultérieur de la région cutanée
dépend du perfectionnement du tissu cicatriciel au premier stade
de la cicatrisation. Mais la cicatrice peut encore, par déshydratation, se rétracter au summum de son développement, et des
années peuvent s'écouler avant que l'action lente, mais certaine
de la traction et de la tension élastiques de la peau environnante, provoque une transformation élémentaire du tissu collagène, transformation lente et presque toujours insuffisante, qui
fait ressembler la cicatrice à du tissu dermique.

La comparaison entre le développement du tissu réparateur
et celui du derme, même à l'état fœtal, peut nous démontrer plus
clairement encore que la formation cicatricielle n'est pas un
moyen réparateur idéal du derme. Ainsi, le tissu dermique est,
chez le fœtus, d'abord très riche en eau, autrement dit, il est
gélatineux, et la première disposition du tissu collagène s'y fait
par couches horizontales, parallèlement à la surface de la peau.
Pendant ce temps, le protoplasma cellulaire se résorbe pour faire
place à une formation abondante de noyaux (point caractéristique
capital du tissu de granulation). Ce tissu collagène fœtal a d'ores
et déjà une structure fibrillaire, et ce n'est que très lentement,
sous l'influence de la croissance d'abord et des mouvements du

corps ensuite, qu'il acquiert la forme et la structure définitives des faisceaux dermiques. Malgré cette ressemblance frappante du tissu collagène fœtal et du tissu cicatriciel, il persiste néanmoins deux différences capitales entre eux. D'abord la structure de ce dernier tissu est, dès le début, plus grossière et plus massive, ensuite, sa formation, de même que sa transformation, s'accomplissent avec une bien plus grande lenteur que dans le tissu collagène fœtal. La structure grossière est due, d'une part, au développement précoce et rapide d'une substance intercellulaire semi-liquide, et de vastes espaces, relativement vides, situés entre les capillaires qui supportent les granulations comme des piliers; d'autre part, elle est encore la conséquence de la suralimentation de ces derniers. Si donc nous voulons prévenir la formation du tissu conjonctif cicatriciel et étouffer ainsi le mal dans sa racine, nous devons surtout empêcher le développement rapide des granulations, restreindre leur richesse en eau, et limiter leur hypernutrition. Pour y arriver, nous procéderons de la même manière que pour le traitement des granulomes (chap. 51), en nous servant des réducteurs et surtout des phénols. Si par ces moyens, nous réussissons à rendre les granulations plus sèches et plus maigres, et à ralentir leur développement, nous aurons en partie prévenu la formation du tissu cicatriciel.

Je ne veux pas aller plus loin, sans citer ici le nom d'*Andeer*, qui le premier recommanda l'usage étendu de la résorcine dans le traitement des plaies. Sa thèse que la résorcine était capable d'empêcher les cicatrices, était en contradiction formelle avec toutes les traditions de l'époque. Malgré cela, ses observations donnèrent le premier élan au problème de la préservation des cicatrices, ou du moins elles firent admettre ce problème.

Toutes les substances employées pour empêcher l'infiltration cellulaire dans les granulomes, surtout la résorcine, le salicylate de soude, le mercure et l'ichtyol agissent favorablement sur la

cicatrisation, en ce sens qu'elles amoindrissent la formation du
tissu conjonctif cicatriciel, rendant ainsi la cicatrice plus semblable au derme. C'est à l'analyse histologique à nous faire connaître si ces substances exercent leur influence réductrice
uniquement sur la granulation, ou si elles agissent encore sur
le tissu conjonctif cicatriciel lui-même. En nous basant sur les
observations cliniques, le salicylate de soude paraît posséder une
action favorable, même sur le tissu collagène cicatriciel complètement formé; autrement dit, il le diminue. Détail important à
retenir, il faut appliquer ces remèdes sous un tissu imperméable,
dans la forme très pratique de l'emplâtre-mousseline ou encore
sous forme d'enveloppements humides (voy. chap. 14 et 15).

Supposons que par ce traitement nous ayons réussi à retarder la formation du tissu cicatriciel; la ressemblance du tissu
réparateur avec le derme dépendra encore, en second lieu,
de l'existence de restes folliculaires et glomérulaires, après la
destruction du derme. Nous avons déjà vu au chapitre 25, que
la rapidité du développement de l'épiderme dépendait aussi de
ces mêmes conditions. Mais nous pouvons ajouter que dans le
cas où ces formations épidermiques sont totalement anéanties,
le derme ne sera plus jamais recouvert par un épithélium aussi
ferme, aussi résistant et aussi bien doublé de graisse qu'avant la
perte de substance. L'anéantissement complet des glandes sudoripares est de même très préjudiciable à la reproduction adipeuse, car elle a des rapports très étroits avec la fonction glandulaire. Jusqu'à quel point le tissu cicatriciel peut-il reconstituer
les follicules et les glandes sudoripares? C'est ce que des
recherches expérimentales ultérieures vont nous enseigner.
Ainsi, nous avons déjà vu au chapitre 35 qu'il était possible
d'obtenir une réparation du follicule en se servant d'un traitement
rationnel, surtout par les desquamants. Dans les cas d'alopécie
séborrhéique, il ne s'agit pas de destruction complète des follicules, mais de leur diminution et de leur atrophie continuelle

et c'est cela qu'on cherchait à pouvoir retarder. Toutefois, il n'est pas impossible de faire régénérer des follicules pilifères sur des cicatrices, comme par exemple celles du favus, surtout depuis les essais pleins de promesses faits par *Hodara*. Cette possibilité a d'autant plus de chance d'aboutir, que le tissu collagène cicatriciel est tant soit peu semblable à celui du derme. L'espoir est moins grand lorsqu'on veut faire régénérer les glandes sudoripares par la surface, car nous ne connaissons pas encore ce processus physiologique chez l'adulte. Des recherches pharmaco-histologiques sont nécessaires, par exemple sur la plante des pieds des animaux.

Nous sommes bien plus heureux en ce qui concerne la reconstitution des tissus élastique et musculaire. Celle-ci se fait toute seule, bien que très lentement, sous l'effort naturel du mouvement de la peau. Les mouvements passifs quotidiens, sous forme de massage bien exécuté, paraissent exercer dans ces cas une influence favorable. Mais cette indication thérapeutique a besoin, elle aussi, d'être vérifiée par des recherches expérimentales.

Après cette courte explication du problème de la réparation du derme, nous allons, en quelque mots, passer en revue le traitement des plaies par seconde intention, telles que nous les rencontrons ordinairement dans la pratique courante. Jusqu'ici, nous acceptions comme suffisantes la formation des granulations et la kératinisation, ces conditions principales, nécessaires à la guérison des plaies. Mais il existe ici une grosse lacune ; nous sommes bien plus souvent consultés pour provoquer une cicatrisation qui se fait attendre, que pour procurer, au lieu de la cicatrice ordinaire, une cicatrice idéale, et à peine visible.

Nous pouvons en effet établir, pour le traitement des plaies, certaines règles générales, basées d'une part sur les rivalités qui existent entre la formation des granulations et le développement d'un recouvrement corné solide, entre la réparation d'une perte

de substance et la cicatrisation de cette dernière, enfin entre
la formation mitosique et le bourgeonnement des capillaires, et
d'autre part la dessiccation et la kératinisation. L'expérience
nous a prouvé que les deux processus sont nécessaires à la
cicatrisation des plaies. C'est ainsi qu'à la première période ce
sont surtout la granulation, le bourgeonnement des capillaires
et les mitoses des cellules conjonctives et épithéliales qui pré-
dominent; après, et en second lieu, ce sera la kératinisation qui
entrera en jeu. Ces deux processsus se succèdent et se remplacent en des temps et des lieux déterminés. Ainsi, lorsque la
kératinisation du rebord épidermique fait des progrès par trop
rapides, la granulation s'arrête et l'épidermisation recouvre
la plaie non encore comblée, c'est-à-dire à un niveau plus profond. Il en résulte une cicatrice profonde déprimée, indélébile.
Si au contraire c'est la granulation qui se développe trop vite, on
constate, ou bien un arrêt complet de la formation définitive du
derme ou bien la cicatrice se fait, mais à un niveau plus élevé que
la surface de la peau. On aura dans ces cas une cicatrice exubé-
rante. Les écarts pathologiques très importants qui peuvent
se rencontrer dans la cicatrisation se manifesteront donc, ou
bien par une kératoplasie trop forte, ou encore par une dermatoplasie trop prononcée. La cicatrisation normale doit tenir le juste
milieu entre ces deux extrêmes [1].

Au début, quand on voudra combler une perte de substance,
on aura recours, de préférence, aux dermatoplastiques, tels que
les oxydants et les médicaments chlorurés, employés à faibles
doses et non caustiques; l'eau oxygénée, l'acide nitrique, l'eau
chlorée, le sublimé, le chlorate de potasse sont les meilleurs. A
ces remèdes il faut joindre l'iodoforme, qui provoque aussi la
formation d'un tissu de granulation très abondant, bien que
légèrement hyperémique. Une fois que la perte de substance

---

1. Unna. *Ueberhäutung und Ueberhornung. Keratoplasie et Dermatoplasie.* Berlin. klinische Wochens, 1883, p. 533.

sera comblée, et si, dans la suite, on désire achever le processus cicatriciel, on ne fera plus usage des substances précédentes, qui le feraient traîner en longueur, mais on se servira des kératoplastiques (chap. 24) qui amèneront rapidement la reconstitution du derme. Comme kératoplastiques à conseiller dans ce cas, nous citerons l'oxyde de zinc, le soufre, l'ichtyol et la résorcine sous forme de pâtes.

Nous venons de voir que la cicatrice, non pas *normale*, mais *idéale*, celle qui se rapproche le plus du derme, exige dès le début l'emploi des réducteurs, afin que la cicatrice soit retardée et que la plaie soit comblée le moins rapidement possible. On fera donc bien, en se rappelant ce fait, d'employer les réducteurs bien plus vite qu'il n'est nécessaire pour la kératinisation de la surface, et de réserver les oxydants et les substances chlorurées pour les cas où, pour une cause quelconque (kératinisation trop rapide des lèvres de la plaie, irrigation sanguine insuffisante, hyperémie passive), le tissu de granulation normale ne se produit pas, ou lorsqu'une trop grande quantité de tissu nécrosé, ou une plaie trop profonde réclame une production granuleuse particulièrement intense.

Dans tous les autres cas, et principalement à la face ou au niveau des points où l'on désire une réparation convenable, au point de vue esthétique, on peut commencer, dès l'apparition des granulations, l'application des réducteurs, sous forme d'emplâtres et d'épithèmes. Parmi les réducteurs, on donnera la préférence *aux moyens qui possèdent en même temps une action exfoliante sur l'épiderme*, comme la résorcine et l'acide salicylique. Ces substances excitent, d'une part, le derme à la mitose et au bourgeonnement des capillaires, tout en maintenant l'épiderme très aminci, ce qui permet aux granulations de combler, facilement, la perte de substance, et d'autre part elles entretiennent encore les mitoses dans les couches germinatives de l'épiderme aminci. Si donc l'on désire réparer une plaie d'une façon idéale, tout en ne se servant que d'une seule substance, on fera bien de recommander en premier lieu l'acide salicylique, et en second lieu seulement, la résorcine. Ces médicaments, incorporés à fortes doses dans un emplâtre, ou dans un pansement imperméable, provoquent un fort développement de tissu de granulation, assez sec, et donnent lieu à des mitoses, tant dans la profondeur que dans le voisinage des restes épidermiques; ils assurent ainsi une kératinisation irréprochable. Quand on redoute la formation d'un tissu de granulation trop faible, on pourra saupoudrer en même temps la plaie avec de l'iodoforme.

46. — TRAITEMENT DE L'HYPERÉMIE INFLAMMATOIRE AIGUE ET DE L'ŒDÈME

L'hyperémie inflammatoire se différencie de l'hyperémie congestive, par l'apparition d'un exsudat. L'inflammation d'aucun organe ne démontre clairement que les exsudats dépendent de substances étrangères qui auraient pénétré dans le tissu. Ni la théorie de la prolifération cellulaire, ni celle des modifications moléculaires des parois vasculaires, ni les deux théories combinées, ne font comprendre aussi nettement le mécanisme et la marche de l'exsudation, que la théorie chimiotactique. Elle seule explique la présence de l'exsudat là où il se présente sans les autres phénomènes inflammatoires (rougeur, chaleur), comme c'est le cas dans l'impétigo-staphylogène. Elle seule nous donne l'explication, et cela le plus simplement possible, de ce phénomène paradoxal du ralentissement du courant circulatoire (signe de stase) qui se fait malgré la dilatation vasculaire (signe de congestion). C'est l'action chimiotactique du corps par le tissu, action semblable à celle des ventouses, qui tend à fixer la colonne sanguine entière dans le tissu, en soustrayant au sang certaines substances albuminoïdes. Seule cette théorie est capable d'expliquer la présence de l'exsudat qui apparaît sans les autres manifestations inflammatoires (rougeur, chaleur), par exemple dans beaucoup de cas d'impetigo staphylogène ; elle seule peut faire comprendre, et d'une façon très simple, l'apparition paradoxale d'un ralentissement de la circulation (signes de stase), malgré la dilatation vasculaire (saillie) sous l'influence de l'action chimiotactique d'une substance qui agit comme une ventouse sur les tissus ; cette substance en retirant du sang certains éléments albuminoïdes tend à fixer toute la colonne sanguine dans les tissus ; cette théorie peut seule expliquer par un phénomène mécanique, l'exsudation qui se produit dans une zone déterminée.

Enfin cette théorie seule fait comprendre à l'histologiste, quand il ne trouve aucune exsudation dans un tissu, et qu'il y constate, par contre, des phénomènes inflammatoires le long des vaisseaux, que dans ce cas aucun agent nocif, à action chimiotactique, n'a pénétré de la surface dans l'intérieur de la peau, mais que c'est bien par la voie sanguine que cet agent s'est propagé à la peau, comme c'est le cas pour l'érythème multiforme, l'érythème noueux, la neurolépride et la neurosyphilide.

C'est donc l'exsudat et ses caractères particuliers, qui doivent principalement occuper notre attention dans le processus inflammatoire. Avant d'entreprendre le traitement de toute hyperémie inflammatoire, nous devons toujours nous demander s'il existe déjà une exsudation, ou si nous devons seulement en attendre une, et dans quel point elle se fera. Cette différenciation est très importante quand on a affaire à une inflammation à évolution irrégulière, comme dans les exanthèmes médicamenteux généralisés, car dans ce cas on pourrait, par une intervention malencontreuse, transformer un érythème simple en une dermite vésiculeuse.

On peut, en général, admettre que toutes les hyperémies avec exsudation guérissent par les rafraîchissants (chap. 4) et les compresseurs (chap. 3), à condition toutefois qu'elles n'aient pas de tendance à déposer leurs exsudats sous ou dans l'épiderme, comme cela a lieu dans les brûlures, dans beaucoup d'éruptions médicamenteuses, dans le zona, l'herpès, le pemphigus, l'hydroa (dermatite herpétiforme) et dans l'eczéma. Dans ces derniers cas, les exsudations augmentent sous l'influence des rafraîchissants et principalement sous l'influence des compresseurs, (colle, collodion), qui retardent la guérison. Mais nous pouvons très bien traiter ces inflammations par deux moyens différents, les desséchants (chap. 23) et les émollients (chap. 15).

Le traitement par les rafraîchissants, les lavages, les bains, les eaux alcalines, les pommades rafraichissantes, et les poudres végétales, convient aux érythèmes provoqués par la chaleur, les rayons solaires, le frottement, les brulûres légères et en général par des causes physiques légères.

Les compresseurs et les moyens de protection sont plus usités dans le traitement des érythèmes d'origine chimique, et qui ont une tendance à s'étendre, comme les érythèmes causés par la chrysarobine, le sublimé, l'iodoforme. Ils conviennent encore dans les érythèmes inflammatoires par propagation vasculaire, n'ayant pas de tendance à exsuder vers la surface de la peau, comme par exemple l'érythème multiforme et le strophulus. Les colles de zinc simple ou ichtyolée, les gélanthes, les pommades à la caséine, et le colodion ichtyolé sont les moyens de choix.

On aura recours aux desséchants, chaque fois qu'on s'attendra à une abondante exsudation, principalement dans les fortes brulûres et les cautérisations, le zona et l'herpès, même lorsque ceux-ci paraissent encore insignifiants et enfin dans l'hydroa et le pemphigus. Si l'on soignait toutes ces affections par la compression ou les moyens de protection, on verrait les vésicules augmenter de volume, l'exanthème se décomposer et se transformer en une nappe purulente sous l'influence des émollients, et c'est tout le contraire de ce que l'on cherche à obtenir. Seule la dessiccation peut donner de bons résultats; les moyens qui aident à y parvenir le plus rapidement sont les poudres et les pâtés desséchantes, principalement la pâte de zinc molle, et la pâte de zinc sulfurée. Quand l'exsudat est par trop abondant, on peut associer les deux remèdes. On peut parfois remplacer la dessiccation physique, par des agents chimiques, comme par exemple les réducteurs, dont le meilleur est l'ichtyol, employé sous forme d'enveloppements humides.

Les émollients ne conviennent que là où l'on désire ramollir l'épiderme, et favoriser l'exsudation vers la surface de la peau, comme c'est le cas pour l'eczéma ; ils sont encore indiqués dans les inflammations qui ont été négligées et se sont transformées en affections secondaires. Mais on devra toujours corriger la macération de la peau qu'occasionnent les émollients et faire usage d'une substance astringente ou desséchante. On emploiera par exemple les épithèmes à l'eau blanche, à l'argile vinaigré, le tanin, les mousselines-pommades à l'oxyde de zinc, l'ichtyol et la céruse.

Une fois l'exsudat tari, on remplacera les émollients par les desséchants. C'est ainsi que l'on remplacera dans l'eczéma, la mousseline-pommade au zinc ichtyolée, par la pâte de zinc soufrée. Les compresseurs simples peuvent aussi remplacer les émollients. Ce changement ménage mieux l'épiderme que si l'on employait constamment le même médicament. Dans ce dernier cas on est presque toujours obligé, après la guérison de l'inflammation, de soigner l'épiderme endommagé. C'est le cas pour la pâte à l'oxyde de zinc dont l'usage prolongé entraine une forte dessiccation de la peau.

47. — TRAITEMENT DE LA SUPPURATION

Il n'y a pas longtemps on considérait la suppuration comme
un stade nécessaire dans le processus de la guérison des
plaies. Ce n'est que depuis l'usage des pansements de Lister
que l'on a commencé à comprendre que la suppuration était
nuisible à la guérison. Il en est absolument de même pour
les dermatoses à tendance suppurative. Ainsi, il n'est nullement nécessaire de laisser se constituer la suppuration ou de
l'attendre ou même de la renforcer, ni dans le chancre mou,
ni dans les nodosités acnéiques et les pustules varioliques, ni
encore dans les affections polymorphes s'accompagnant d'une
irruption staphylococcique dans les téguments (comme c'est le
cas pour l'impétigo, les folliculites, les furoncles, le panaris,
les abcès et les phlegmons). Il sera toujours avantageux
d'étouffer la suppuration dans son germe, soit en anéantissant
rapidement les parasites, ou bien en se servant de substances
qui ont la propriété d'en arrêter le développement. A part les
affections où nous sommes obligés de renoncer à la destruction
des parasites et à l'action abortive des médicaments, comme
c'est le cas dans la forme kérion des variétés de trichophyties,
nous devons tâcher d'accélérer la suppuration en faisant usage
d'emplâtres émollients ou de cataplasmes.

Le traitement causal des affections staphylococciques nécessite l'enlèvement méticuleux du pus ; on sait que les amas
staphylococciques occupent toujours le centre du foyer purulent. Il ne faut pas se contenter de pratiquer une simple incision
dans ce foyer, mais il faut encore procéder à un nettoyage

sérieux de la cavité dont les parois sont farcies de nids parasitaires. Le traitement du chancre mou consiste dans l'abrasion
au rasoir d'une couche malade de un a deux millimètres. C'est
dans cette pellicule abrasée que se trouve la majeure partie
des streptobacilles. Dans l'acné pustuleuse on devra se débarrasser des comédons, et pour soigner le sycosis, on procédera,
avant tout, à l'épilation.

Dans tous les cas, il est utile de ne pas se borner à la simple
et grossière destruction des parasites. Il faudra toujours, immédiatement après, faire usage des substances que nous connaissons par expérience pour leur action favorable sur la suppuration, et qui en même temps détruisent les parasites. Ainsi les
emplâtres mercuriels, phéniqués, au mercure ichtyolé, conviennent parfaitement dans les dermites staphylococciques. Le
mercure agit par sa chimiotaxie ; il attire à la surface les
globules de pus, qui entraînent avec eux les staphylocoques
restants. L'acide phénique et l'ichtyol tuent ces derniers ; ils
tarissent en outre la suppuration et produisent une surface
granuleuse sèche. Dans le chancre mou, l'iodoforme, non
seulement détruit les parasites, mais il arrête en outre la suppuration. Le soufre en poudre et en pâte produira de bons
effets dans l'acné. Le sycosis sera amélioré par l'ichtyol, employé principalement sous la forme de pommade savonneuse.

On peut encore, pour combattre la suppuration des surfaces
granuleuses, utiliser, outre les réducteurs déjà indiqués, les
substances oxydantes et chlorurantes, l'eau oxygénée, l'eau
chlorée, le sublimé. On s'en sert surtout pour traiter de vastes
espaces ulcérés, les abcès et les fistules. Ils agissent probablement en détruisant la flore saprophytique concomitante. Pourtant, ils sont bien moins utilisables que les réducteurs lorsqu'on veut détruire des parasites spécifiques pyogènes.

On peut quelquefois, par une cautérisation unique, faire
avorter une suppuration à son début. Ainsi la pustule acnéique

peut être guérie par l'application d'une seule goutte d'acide phénique liquide ; un furoncle peut avorter par une cautérisation à la potasse ou à l'ammoniaque. L'acide phénique a été aussi employé avec succès dans le traitement abortif des suppurations, surtout sous la forme de pulvérisations phéniquées liquides (*Verneuil*), et en injections sous-cutanées. Cet acide agit généralement par sa leucotactie négative sur toutes les surfaces ulcérées. L'iodoforme, et beaucoup d'antiseptiques nouvellement préconisés, agissent de la même manière.

48. — TRAITEMENT DE L'INFLAMMATION FIBRINEUSE

Le streptocoque est à l'inflammation fibrineuse, ce que le staphylocoque est à l'inflammation purulente. Parmi les dermatoses appartenant à ce chapitre, outre l'érysipèle, nous citerons, le pseudo-érysipèle, bien plus redouté, la pustule maligne, la gelure de la peau. Les staphylocoques ont une tendance à s'encapsuler par une paroi purulente, tandis que les streptocoques et les bacilles de la pustule maligne s'efforcent, au contraire, à se généraliser et à se propager par les lymphatiques, ce qui les rend d'autant plus dangereux. En outre, ils occasionnent des coagulations dans les vaisseaux lymphatiques et sanguins, causant ainsi, non seulement un arrêt de la circulation dont le résultat est une nécrose, mais encore pouvant donner naissance à des thromboses et à des embolies fort étendues. L'inflammation de la peau par gelure agit de la même façon. Les lésions occasionnées par la gelure sont moins profondes que celles produites par les brûlures ; par contre, elles se trouvent dans des conditions meilleures pour être atteintes par des gangrènes étendues.

Les inflammations fibrineuses sont donc, en général, bien plus redoutables que les inflammations suppuratives. La défense relative de la paroi suppurée est donc une théorie bien justifiée, qui se traduit par la qualification du pus par les anciens : « pus bonum et laudabile. »

Pourtant, il faut l'avouer, nous sommes bien pauvres en remèdes contre l'inflammation fibrineuse. L'ichtyolate d'ammoniaque s'est montré parfois efficace pour combattre l'érysi-

pèle. Ce médicament est un poison direct du streptocoque ;
mais il peut, comme sel ammoniacal facilement dissociable,
diminuer la tendance à la coagulation fibrineuse, lorsqu'on
l'emploie intérieurement ou extérieurement. Cette dernière
hypothèse est d'autant plus plausible, que nous possédons dans
un autre sel ammoniacal, le carbonate d'ammoniaque (sous-
carbonate d'ammoniaque huileux concret (Hirschhornsalz)), un
bon moyen pour soigner l'érysipèle. Sur la chaude recomman-
dation de *Roth*[1] j'ai, depuis plusieurs années, employé cette
substance, toujours avec succès, dans le traitement de l'érysipèle, sans le secours d'aucun autre moyen externe. On dirait
que sous son influence, l'alcalinité du sang devient dangereuse,
tant pour le streptocoque que pour les générateurs de fibrine.

En tous cas, il faut recommander pour le traitement des
streptococcies, de la pustule maligne et des gelures, de prêter
à l'avenir une plus grande attention à tout le groupe des sels
ammoniacaux, principalement à ceux où l'ammonium se trouve
en combinaison instable avec des acides faibles et non toxiques ;
nous citerons le citrate, le lactate, le tartrate et le salicylate
d'ammonium.

Ajoutons enfin aux ammoniacaux, les antidotes physiologiques de la coagulation sanguine : l'histone (substance qui
se trouve dans tous les noyaux de cellules), la peptone, l'extrait
de sangsues (Blutegelextract), qui doivent être recommandés à
l'étude des observateurs, puisque notre trésor médicamenteux
a besoin d'être augmenté de remèdes de cette catégorie.

1. Monats. f. pr. Dermat. 1882, vol. I, p. 256.

49. — TRAITEMENT DES NÉCROSES

Le traitement prophylactique de la nécrose cutanée se confond
parfois avec celui de la diminution de la coagulabilité du sang
dans les tissus. On s'en rappellera à l'occasion, quand on aura
à circonscrire rapidement un processus gangréneux. Il ne
faudrait pas, dans ce cas, chercher de préférence parmi les
acides coagulants [1] l'épispastique nécessaire pour provoquer un
afflux sanguin bienfaisant. On se servira plutôt dans ce but du
camphre inoffensif, de l'eau oxygénée, du chlorate de potasse,
des sels ammoniacaux. On les combinera entre eux, sous forme
de lotions, de fomentations et de bains, comme on le fait pour la
gangrène progressive occasionnée par le décubitus, pour le
noma, et pour l'anthrax.

Un deuxième point important dans la prophylaxie des
nécroses, consiste à maintenir constamment humide la surface
de la peau privée de son épiderme. Car la dessiccation favorise
la stase dans les capillaires superficiels, et cette stase, en se
propageant constamment, prépare la dessiccation de nouvelles
couches de tissu. Ce cercle vicieux peut être évité, en recouvrant les surfaces ulcérées et érodées au moyen des épithèmes,
des emplâtres, et des mousselines-pommades. Remarque
curieuse, le danger de la nécrose par dessiccation est bien plus
imminent dans les érosions simples, comme celles du tibia, occasionnées par un choc, que dans les vastes ulcérations granuleuses. Cela tient à ce que dans les granulations, les capillaires,

1. A l'exception de la gangrène diabétique pour laquelle les acides sont indiqués.

par suite de leur direction verticale vers la surface, sont moins accessibles à la dessiccation, tandis que ceux de la peau, siégeant dans le corps papillaire très mince et peu developpé, y occupent une position horizontale, parallèle à la surface de la peau.

Une autre cause de gangrène est la présence du sucre dans le sang, dans le diabète. Nous pouvons comparer l'action du sucre à celle des réducteurs, qui eux aussi provoquent la nécrose, notamment le pyrogallol. Le sucre soutire aux tissus leur oxygène indispensable, en intervenant dans de bonnes conditions réductrices, justement au niveau des points où ce gaz doit être abandonné aux tissus. Cette condition favorable, c'est la dissolution du sucre dans un liquide alcalin. Le traitement de cette sorte de gangrène doit donc viser, d'une part, à faire disparaître le sucre dans le sang, et d'autre part à amoindrir l'alcalinité du sang et de la lymphe au moyen des acides (principalement l'acide chlorhydrique). Il faut encore, en troisième lieu, aux endroits menacés ou touchés par la gangrène, appliquer des acides et des oxydants, donner des bains vinaigrés, faire des pansements avec du vinaigre, de l'eau oxygénée, de l'eau chlorée, du chlorate de potasse combiné au camphre. Quelques maladies constitutionnelles, comme l'hydrargyrisme, la goutte et la néphrite chronique agissent, elles aussi, comme le diabète.

Le traitement des gangrènes occasionnées par un spasme des vaisseaux (syncope locale, ergotisme), par une hyperémie, par stase et par une stase capillaire (asphyxie locale, zona gangréneux, asphyxie réticulaire), a déjà été étudié dans les chapitres 39 et 41.

La nécrose par compression, par un appareil trop serré par exemple, demande, comme prophylaxie, la suppression de la cause déterminante, au moyen de dispositions mécaniques appropriées ; l'introduction entre la peau et l'appareil compresseur, des mousselines-pommades et des mousselines-emplâtres aura pour but de maintenir l'épiderme en bon état (de l'oxyde de zinc, de l'ichtyol, et du camphre).

Le traitement symptomatique de la partie de la peau nécrosée, vise la chute rapide de l'escarre et s'efforce, par des kérato-plastiques et des dermatoplastiques, à combler et à réparer la perte de substance.

La chute de l'escarre est hâtée par deux catégories de remèdes, les émollients (chap. 14 et 15) et les dermatoplastiques (chap. 45). Les premiers agissent sur la substance intercellulaire située entre l'escarre et le tissu sain. C'est ainsi que les pansements humides, les applications chaudes, les emplâtres et certains autres moyens provoquent, dans le voisinage de la croûte, une hyperémie et une exsudation (surtout le mercure sous forme d'emplâtre) qui entraînent la chute de l'escarre à l'état humide. Mais on peut aussi obtenir une escarre sèche, en traitant la peau environnante par les dermatoplastiques (lorsque sur une surface ulcérée, il existe une nécrose partielle, ces derniers agissent sur le tissu de granulation environnant). Les dermatoplastiques qui conviennent le mieux sont l'iodoforme et l'acide salicylique. La chute de l'escarre est accompagnée, dans ces cas, par la formation immédiate de granulations à son pourtour. Il est bien entendu qu'on peut faire usage, en même temps, des médicaments qui provoquent la formation du tissu de granulation, comme les pansements humides et les mousselines-emplâtres. On aura ainsi combiné deux modes de traitement. Après la chute de l'escarre, le traitement de la perte de substances qui en résulte sera institué selon les principes du chapitre 45.

50. — TRAITEMENT DES PARASITES CUTANÉS

En parlant des parasites végétaux de l'épiderme, nous avons
vu que, malgré leur situation favorable, nous n'arrivions à les
combattre avantageusement, qu'en combinant les moyens chimiques avec les moyens physiques et kératolytiques.

Nous sommes encore bien plus embarrassés pour lutter contre
les parasites du derme. Nous pouvons rarement pratiquer une
intervention mécanique, c'est-à-dire chirurgicale, sans en même
temps extirper toute la région cutanée. Dans ce cas, le traitement devenant purement chirurgical, sort du domaine de la
dermatologie. C'est le cas du traitement de la gangrène progressive, du noma et de l'anthrax. Ici il s'agit de parasites qui,
venus du dehors, ont pénétré peu profondément dans les tissus,
en y provoquant une suppuration qui disparaît spontanément,
bien qu'incomplètement. C'est ainsi que nous pouvons débarrasser le chancre mou de ses streptocoques, en l'abrasant au
rasoir par une coupe parallèle à sa surface. Nous transformons
ainsi le chancre mou en une ulcération banale [1]. L'ulcère serpigineux peut être traité de la même façon en abrasant tous les
rebords minés par le mal. Par l'incision et les lavages, nous
hâtons l'évacuation des masses mycosiques de l'actinomycose
et du mycétome, nous balayons les foyers streptococciques des
furoncles, des abcès et des phlegmons; enfin nous détruisons les
bacilles tuberculeux dans les nodosités lupiques, en les traitant

---

1. Unna. *Die flache Abtragung des weichen Geschwures als Behandlungs-
methode,* Monats. f. pr. Dermatol., 1898, vol. 36, p. 295.

avec le microcautère ou au moyen d'aiguilles de bois enduites
de substances chlorurées (xylopuncture-Spickmethode) [1]. Dans
toutes ces interventions dermato-chirurgicales, la structure de
la peau a été conservée, et la trace de nos instruments peut,
ou bien persister sous forme de cicatrice très fine, ou bien
disparaître complètement, comme celle que l'on aurait produite
avec un rasoir.

Mais déjà dans ces cas favorables, il ne faut pas se contenter
du seul traitement par les instruments. Ainsi nous aurons toujours profit de faire suivre l'abrasion du chancre mou par un
traitement complémentaire à l'iodoforme, de soigner le furoncle
débarrassé du bourbillon par la mousseline-emplâtre mercurielle
et phéniquée, d'aider la cicatrisation des cavités actinomyco-
siques par l'iodure de potassium à l'intérieur. Ce serait même
commettre une faute professionnelle si, après le traitement chirurgical du lupus, on ne poursuivait pas les bacilles tuberculeux restants par l'acide salicylique, la créosote et les substances chlorurantes.

Le traitement chirurgical, même dans les cas favorables,
n'est donc qu'un traitement précieux, parce qu'il abrège la
cure, mais seul, il n'est jamais suffisant. La cause de cette
insuffisance réside dans la structure du derme, qui est un tissu
ferme, très feutré, dans les mailles duquel les germes parasitaires ont pénétré très profondément, jusque dans le tissu sain,
où ils sont bien à l'abri. Nous ne pouvons les en déloger mécaniquement, qu'en détruisant la peau ; il nous est impossible
d'y provoquer une mue rapide, analogue à la desquamation
épidermique.

Bien moins favorables sont les affections comme la lèpre et
la morve, dont les parasites sont répandus d'une façon diffuse.

---

1. Voy. Monatsh. f. pr. Dermat., 1888, p. 195. Voyez la description détaillée de
ma « *Spickmethode* » in *Scharff, Beitrag fur Behandhung des Gesichtslupus*
Monatsh. f. pr. Derm. 1895. vol. 21, p. 281.

Dans ces maladies, l'intervention chirurgicale, en renonçant à la destruction complète des parasites, se propose de créer d'avance, au moyen d'incisions et de cautérisations, des conditions plus avantageuses au traitement chimique complémentaire.

Par contre, il est indiqué d'intervenir chirurgicalement dans les régions cutanées atteintes de syphilis et d'anthrax. Ce serait puéril de vouloir discuter si l'on doit inciser une gomme ou amener sa résorption par le traitement mercuriel. Mais je tiens à faire observer qu'il faut bien se garder de soigner les dermatoses syphilitiques et même tuberculeuses par la curette, surtout lorsque ces lésions siègent dans des régions à peau tendre, ou dans des régions où la peau est doublée, comme au niveau des ailes du nez, les paupières et les oreilles. Cette méthode est bien trop rude en comparaison de nos moyens chimiques bien choisis ; ses résultats sont d'ailleurs très peu satisfaisants, au point de vue esthétique. On a même conclu tout récemment que, même dans le traitement de la pustule maligne, on ferait mieux de ne pas inciser, ni d'extirper, car on pourrait assister, assez rapidement, au développement de l'œdème malin, bien plus grave (*Kurt Müller*).

Nous sommes donc, malgré la position apparemment peu favorable des parasites, obligés, pour les attaquer, de nous rabattre sur l'emploi de substances chimiques. Heureusement elles sont nombreuses. Pour comprendre comment elles peuvent agir, il suffira de savoir que les substances volatiles et celles qui attaquent les albuminoïdes peuvent facilement pénétrer dans le derme et y exercer leur action. Nous les avons déjà étudiées dans les chapitres précédents.

Parmi les médicaments volatiles, l'iodoforme tient la première place. Il pénètre dans le chancre mou, qui n'a pas encore été traité chirurgicalement, et y tue, comme le démontre l'examen histologique, les streptobacilles dans le tissu même. L'ichtyol agit de même sur le streptocoque dans l'érysipèle ; le camphre sur les streptobacilles des gangrènes, et le chlore, dans toutes ses combinaisons, sur le bacille de la tuberculose.

L'acide salicylique est ici, comme pour l'épiderme, le meilleur des remèdes agissant sur l'albumine. Il réunit en même temps deux qualités : sa propriété antiparasitaire très puissante et son influence peu nocive sur le tissu dermique, comme on le voit pour le traitement du lupus. Lorsqu'on voudra détruire localement des parasites cutanés, on fera toujours bien de lui donner la préférence. Ainsi dans les cas peu favorables de chancre mou, surtout chez des malades inopérables, atteints d'ulcération du frein, de l'entrée de l'urèthre, il est recommandé d'employer simultanément l'iodoforme et l'acide salycilique. Pour traiter l'ulcère serpigineux rebelle, on devra toujours se servir de ces deux substances. L'addition d'acide salicylique aux pommades ichtyolées, au collodion ichtyolé, est d'une grande utilité pour le traitement de l'érysipèle.

En second lieu, nous mentionnerons la pyraloxine, qui agit favorablement dans la lèpre et le lupus. On peut augmenter sa puissance bactéricide en l'additionnant d'acide salicylique ou de savon gras.

Le formol et le paraforme sont moins bons pour la destruction des parasites cutanés. Pourtant, par leur volatilité et leur action sur l'albumine, ils appartiennent aux deux groupes en même temps et devraient être, par conséquent, tout indiqués dans les cas qui nous occupent. Malheureusement, ces substances détruisent, en même temps que les parasites, aussi bien la peau saine que la peau malade. Leur action est donc plutôt escarrotique ou analogue à l'abrasion par le rasoir.

Citons parmi les antiparasitaires nouveaux les Rayons X, au moyen desquels *Schiff* et *Kümmel* ont, dans le lupus, obtenu de bons résultats.

51. — TRAITEMENT DES INFILTRATIONS CELLULAIRES CHRONIQUES DU DERME

Les infiltrations cellulaires chroniques, (je ne veux pas parler des amas leucocytaires, mais de l'hyperplasie et de l'hypertrophie cellulaires accompagnant toutes les affections chroniques du derme), sont combattues d'une façon très rationnelle par la destruction des germes morbides qui les ont occasionnées. Lorsque nous aurons annihilé les bacilles tuberculeux siégeant au centre des foyers lupiques, nous verrons graduellement disparaître, et cela spontanément, le bourrelet qui s'est formé dans leur voisinage ; nous pouvons constater ce fait, assez fréquemment, par des examens diascopiques. Le plasmome épais situé au fond du chancre mou, disparaît de la même façon, lorsque, par une incision au bistouri, on se sera débarrassé des streptobacilles. Nous pouvons en dire autant de l'infiltration de la paroi furonculeuse, après expulsion du bourbillon purulent central.

Mais l'agent infectieux n'est pas toujours aussi accessible à nos moyens, que cet agent soit inconnu, comme celui du mycosis fongoïde, de la leucémie ou du lichen, ou qu'il soit connu, comme celui de la tuberculose et de la lèpre. Dans d'autres cas (syphilis), il reste dans la zone de réaction cellulaire du derme une infiltration cellulaire, même après la disparition de l'agent infectieux (*Neumann*, *Unna*). Nous sommes donc obligés d'appliquer contre les infiltrations cellulaires, non seulement un traitement causal, mais encore un traitement symptomatique, principalement lorsque ces infiltrations occasionnent des difformités, ou qu'elles menacent des organes importants (gommes perforantes), ou bien encore lorsqu'elles constituent l'unique symptôme, jusqu'ici seul accessible, d'une affection, telle que le mycosis fongoïde, auprès duquel nous pouvons ranger les sarcomes.

Parmi les remèdes physiques, l'électrolyse convient surtout aux grosses infiltrations, ayant le volume d'une tumeur. Le microcautère s'emploie contre les tumeurs de moindre importance. La simple compression produite par les vernis au collodion amène parfois la résorption des cellules, ou l'accélération de cette résorption. Les rayons X, d'après les quelques observations recueillies sur le lupus, paraissent être particulièrement efficaces.

L'iodure de potassium pris intérieurement contre la syphilis et l'actinomycose, l'arsenic contre la leucémie et le sarcome, la tuberculine contre la tuberculose, et surtout le mercure contre la syphilis et la frambœsia, sont des résorbants cellulaires très précieux. De quelle façon ces remèdes influencent-ils directement les cellules conjonctives malades hypertrophiées et proliférées, et comment arrêtent-ils indirectement la cause morbide déterminante ? C'est aux recherches futures à nous l'expliquer. En tous cas, cette question ne pourra être élucidée d'une façon certaine, que lorsque nous connaîtrons mieux les particularités vitales des agents infectieux. En ce qui concerne le mercure, il est dès maintenant établi qu'il exerce une action nocive sur les parasites syphilitiques ; mais il a, en outre, une influence résorbante sur les infiltrations cellulaires. Quant à la tuberculine, elle s'adresse uniquement à ces dernières.

L'iode et le mercure tiennent encore le premier rang parmi les médicaments externes ; viennent ensuite l'acide salicylique, la pyraloxine, la chrysarobine, la résorcine et l'ichtyol, à doses fortes ; toutes ces substances se sont montrées, à faibles doses, efficaces, contre les affections de l'épiderme. Leur meilleur mode d'emploi se fait sous forme de pommades, surtout de vasogènes et de pommades savonneuses et de mousselines-emplâtres ou d'enveloppements humides. Cette fois encore, l'addition de l'acide salicylique (surtout à la chrysarobine et à l'ichtyol) et du savon gras (à la pyraloxine et au mercure), renforce notablement la puissance active de ces médicaments.

Jusqu'ici on n'a étudié que sur les syphilides [1] la façon dont se comporte le mercure absorbé par la voie buccale sur les infiltrations cellulaires. Il est vrai que cette lacune est la plus grande parmi toutes celles de nos connaissances pharmacologiques. Les recherches faites pour connaître l'influence de ces médicaments sur la peau saine de l'homme ou des animaux, sont encore bien insuffisantes, bien qu'elles constituent la base nécessaire à la compréhension ultérieure de la question qui nous intéresse. Les recherches expérimentales sur les remèdes ne se rapprocheront de la vérité, que lorsqu'on pourra, pas à pas, suivre au microscope les modifications que ces substances font subir à la peau malade. Malheureusement, nous ne sommes pas suffisamment outillés, et le meilleur moyen serait de faire des études comparées entre les infiltrations cellulaires du derme traitées et celles qui ne l'ont pas été. C'est à l'histopathologie à étudier cette question d'avenir.

Nous pouvons toutefois poser la question, sans espérer de la résoudre d'avance. Ainsi faisons-nous bien de nous occuper du traitement de l'infiltration cellulaire, là où celle-ci ne provoque pas par elle-même des troubles mais où, néanmoins, nous sommes obligés de détruire les agents infectieux.

Peut-être ces cellules infiltrées contiennent-elles des antitoxines et des éléments immunisants, qui, tant qu'ils existent, sont pour

---

1. Unna. *Ueber den Einfluss des Queeksilbers auf das papulöse Syphilid*. Clinique du Dr Unna, 1892-93 ; Hirschwald, 1894.

l'homme d'un grand secours et d'une grande utilité. Dans ce cas, les cellules infiltrées joueraient un rôle important, en défendant la peau saine contre l'agent infectieux. *A priori*, cette question n'est pas à dédaigner.

52. — DESTRUCTION DE L'HYPERTROPHIE DU TISSU COLLAGÈNE

L'hypertrophie du tissu collagène, au sens vaste du terme,
comprend, outre l'éléphantiasis streptogène et filarieux, le rhinosclérome, les chéloïdes, le fibrome lupique, la sclérose initiale
et la sclérose cicatricielle infectieuse, le groupe des affections
semblables à la sclérodermie (sclérodermie diffuse et linéaire,
morphée, sclérodermie en plaque de carton, l'aïnhum) dans le
groupe des fibromes proprement dits (le fibrome, les cicatrices
hypertrophiques, les chéloïdes) et enfin les hypertrophies congénitales ou acquises du derme dans leur ensemble. Les différentes variétés d'éléphantiasis congénital régional, depuis le
simple épaississement unilatéral de la peau, analogue au nævus,
jusqu'à ces difformités énormes, comme l'éléphantiasis lobulaire,
les fibromatoses par stase, le gigantisme, l'acromégalie, sont
encore à classer dans cette catégorie, en tant que l'hypertrophie
atteint la peau. Enfin, citons encore dans la lèpre et la syphilis,
certains troubles trophiques de la peau, intéressants au plus
haut degré, et résultant de l'atteinte secondaire des nerfs par
ces maladies. Ces neuroléprides et neurosyphilides, malgré leur
début par une hypertrophie tantôt cellulaire, tantôt fibreuse de
leur parois vasculaires, se terminent toujours par une hypertrophie réelle de la peau, contrairement à ce qui a lieu pour les
lépromes et les syphilomes.

Pour tant de sortes d'affections d'intensité si variables, nous
sommes obligés de nous servir d'une foule de traitements variés.
En outre, comme nous nous adressons à des tumeurs très

fermes, nous devrons employer de préférence les moyens mécaniques et physiques. En premier lieu et en tête des moyens
physiques, nous citerons l'électrolyse. Partout, dans le domaine
de la dermatologie, on a pu remplacer l'électrolyse par des
moyens plus simples ; mais ici son action émolliente, s'étendant
au loin, est si pratique, qu'on aurait réellement bien du mal à
lui substituer un autre mode de traitement. L'électrolyse est
surtout à recommander contre l'éléphantiasis et les tumeurs
éléphantiasiques congénitales. On l'emploie encore contre la
chéloïde cicatricielle, le rhinosclérome, les chéloïdes et les
fibromes.

Un genre de traitement très efficace consiste dans l'associa-
tion de l'électrolyse à des injections sous-cutanées. On utilise
l'aiguille d'une seringue Pravaz comme pôle négatif et l'on
injecte dans le tissu fibreux de la peau une solution émolliente
comme la soude et le savon gras, aussitôt que l'électrolyse aura
ramolli les téguments hypertrophiés.

La destruction du tissu fibreux au moyen du thermocautère
de Paquelin et du microcautère, ne donne guère de beaux résultats ; car chaque cautérisation entraîne forcément l'induration
du tissu conjonctif ambiant, et celle du conjonctif néoformé. Si
donc on veut faire usage du thermocautère pour détruire, par
exemple, une chéloïde ou une nodosité lupique, on n'oubliera
pas de faire suivre la cautérisation immédiatement par un traitement émollient du tissu collagène, comme le pyrogallol ou
l'acide salicylique employés en pommades ou en mousselines-
emplâtres, afin d'éviter cette conséquence menaçante.

La compression se montre très utile dans bien des cas,
principalement contre l'éléphantiasis des membres, où elle est
employée sous forme de bandes élastiques ou de bandes à la
colle de zinc. Ne voyons-nous pas l'éléphantiasis de la jambe
s'arrêter aux chevilles, lorsqu'on porte de bonnes chaussures
solides, bien ferrées ? La compression est encore obtenue par le

collodion pour soigner les cicatrices hypertrophiques, les chéloïdes. On fera bien, dans ces cas, d'y faire dissoudre de l'ichtyol
ou de l'acide salicylique. La cure exfoliante à la résorcine
peut aussi compter comme traitement compressif. Elle aplanit
les cicatrices de la face, par la compression qu'exerce la squame
épidermique soulevée, et par l'action de la résorcine comme
médicament.

Dans certains cas, la compression est avantageusement
remplacée par le massage; mais ce qui est encore mieux, c'est
d'associer ces deux modes de traitement, principalement pour
soigner l'éléphantiasis acquis, la fibromatose par stase et les
affections sclérodermiques. On ferait bien de remplacer l'huile
nécessaire à lubréfier la peau pour le massage, par une substance émolliente convenable, par exemple, l'acide salicylique et
le savon gras. Tout récemment, j'ai eu à me louer d'avoir fait
usage d'huile au sublimé et de pommade au sublimé (à 0,5 p. 100)
au lieu du massage salicylé, dans le traitement de la sclérodermie; je puis donc recommander ce genre de massage pour des
essais nouveaux.

Les meilleures substances chimiques, sont toujours les
quatre substances que nous avons déjà rencontrées. L'acide
salicylique, sous les formes suivantes : en pommades, en
mousselines-emplâtres, en pommade savonneuse salicylée,
en pâte exfoliante salicylée, il s'est toujours montré efficace
dans les affections indiquées. Le pyrogallol, sous forme de
pommade, exerce ses bons effets dans le traitement de la
chéloïde, de la neurolépride et de la neurosyphilide. Le sublimé,
en préparation huileuse et en pommade, est utilisé en massage dans la sclérodermie, et l'éléphantiasis. Enfin, l'escarrification à la potasse, suivie de pansements humides ou d'enveloppements avec des mousselines-pommades, ont eu des
succès dans les hypertrophies circonscrites de la peau, dans
les nævi, et dans les neuroléprides fortement hypertrophiées.

Comme médication interne, outre le salicylate de soude (dans la sclérodermie), on a systématiquement employé la thiosinamine (allylsulfurée). D'abord recommandée par *Hebra* dans le lupus, cette substance donna des résultats esthétiques satisfaisants, en provoquant la disparition du tissu fibreux lupique. Elle fut ensuite employée dans le fibrome par stase, la sclérodermie, la sclérodactylie, les cicatrices et les chéloïdes (*Sinclair*, *Tousey*). L'injection de la solution alcoolique est un peu douloureuse, ce qui m'engagea à essayer le traitement local par le savon à la thiosinamine (onguent de savon 10, thiosinamine de 0,5 à 2 p. 100) et la mousseline-emplâtre à la thiosinamine (10 à 30, p. 100) qui me donna des résultats très satisfaisants [1].

La série des substances chimiques réellement actives est, comme on le voit, assez courte, et aurait besoin, par conséquent, d'être étendue. Il ne faut pas perdre de vue que le fibrome lupique réagit aussi fortement à l'injection de tuberculine, que le plasmome et le lupus. Il est donc possible que nous trouvions dans certaines substances albuminoïdes, des remèdes capables d'agir sur les hypertrophies conjonctives. J'ai dirigé mes recherches dans ce sens, en pratiquant dans les membres scléreux des lépreux couverts d'ulcérations des injections faites avec une infusion de farine de pois, c'est-à-dire une solution contenant des albumoses. Les résultats encourageants que j'en ai obtenus, (ramollissement du tissu fibreux, guérison des ulcérations) m'engagent à conseiller de renouveler ultérieurement ces essais ou à les diriger dans ce sens.

1. Unna. *Thiosinaminseife u. Thiosinaminpftastermull*. Monats. f. pr. Dermat. 1899, t. 29. p. 560.

53. — DESTRUCTION DES PETITES TUMEURS

Pour le traitement des tumeurs, la dermatologie confine à la
chirurgie. Les grosses tumeurs, profondément situées, resteront
toujours dans le domaine de la chirurgie, tandis qu'on rangera
dans la dermatologie les tumeurs de petit volume, celles pour
lesquelles on désire un résultat esthétique autant que possible
satisfaisant; ou encore les petites tumeurs dans lesquelles la peau
présente un état anormal, comme c'est le cas dans les verrues
séborrhéiques multiples. Cette délimitation présente un intérêt
théorique et pratique important, parce qu'elle permet de faire sur
un seul et même cas des expériences multiples et de discuter
des explications variées. Si les dermatologistes ont appris des
chirurgiens l'utilité de l'asepsie et de l'antisepsie, les chirurgiens
ont pu, de leur côté, recevoir des dermatologistes des rensei-
gnements pathologiques nombreux et l'explication de l'action
de certains médicaments sur les petites tumeurs.

L'extirpation classique au bistouri, après anesthésie, n'est à
pratiquer par les chirurgiens dermatologistes que dans les cas
suivants : petits carcinomes, plaques lupiques bien circonscrites, petits nævi pilaires, angiomes, lymphangiomes et neuromes circonscrits. On peut guérir l'ulcère rodens vrai, à son
début, par des mousselines-emplâtres résorcinées. Il en est de
même des plaques lupiques traitées par l'application combinée
d'acide salicylique et de chlorure d'antimoine, sous pansement
imperméable; les nævi pilaires cèdent au microcautère ; les
angiomes, les lymphangiomes et les neuromes, disparaissent
lorsqu'on les traite au thermocautère. L'excision en tissu sain

a toujours l'avantage d'offrir plus de garanties de succès et permet, en outre, de faire un examen histologique.

L'énucléation et la discision au moyen des grands instruments tels que les ciseaux, le petit crochet servant à l'opération du strabisme, est à recommander pour l'extirpation totale des athéromes, des kystes dermoïdes, des kystes sébacés, des grands kystes épidermiques, des lipomes, des chondromes, des concrétions cutanées, tandis que l'épithéliome contagieux et le milium s'opèrent avec des instruments bien plus petits (scarifications épidermiques et curette de *Daviel*).

Les ciseaux courbes sont peu pratiques. On s'en sert pour enlever les tumeurs pédiculées, pour extirper quelques petits xanthomes des paupières et l'épithéliome contagieux. On les remplacera, presque toujours avantageusement, par le rasoir ou la curette.

La curette est l'instrument de prédilection pour les condylomes des régions génitales et du cuir chevelu. L'extirpation doit être suivie de cautérisation au crayon de nitrate d'argent. La curette sert encore à enlever les cornes épidermiques. Elle est moins pratique pour traiter les verrues, l'épithéliome contagieux et les nævi séborrhéiques, mais on l'emploie quand même.

Le rasoir est un instrument dermatologique très sérieux; malheureusement il n'est pas assez apprécié, malgré les résultats esthétiques satisfaisants qu'il permet d'atteindre [1]. Tous les nævi mous *proéminant sur la surface de la peau*, les nævi kystiques, les nævi pigmentaires, les nævi séborrhéiques, les glandes sébacées hypertrophiées et adénomateuses, sont en premier lieu justiciables du rasoir. On insensibilise d'abord au chlorure d'éthyle, puis on coupe au rasoir exactement au niveau de la peau environnante; ensuite, pour hâter la cicatrisation, on

---

1. Unna. *Die flache Abtragung des weichen Geschwüres als Behandlungmethode.* Monast. f. pr. Derm. 1898. t. 26, p. 295.

applique selon le besoin, soit une poudre desséchante (iodoforme, airol), soit un hémostatique; aussitôt l'hémorragie arrêtée, on applique un pansement avec une mousseline-emplâtre, par exemple, la mousseline-emplâtre salicyl créosotée, ou salicyl-cannabis, ou encore au mercure ichtyolé, ou enfin au mercure phéniqué. On traite de la même façon tous les fragments de peau qu'on a extirpés pour être soumis à l'examen histologique. Lorsque la peau ne proémine pas d'elle-même, on en saisit un pli, on l'insensibilise et on le coupe à plat. Ce n'est que lorsque l'examen histologique doit porter sur le tissu sous-cutané et sur les glandes sudoripares qu'on est obligé d'enlever le fragment de peau par une incision lenticulaire, suivie de suture. Les fragments ainsi obtenus sont incomparablement meilleurs pour l'examen, parce que d'abord ils ne sont pas écrasés; ensuite ils ne présentent pas les déchirures ni les hémorragies occasionnées par les pinces. Ils conservent souvent le contenu normal du sang et sont entourés d'une plus ou moins grande quantité de peau saine. Le rasoir, associé aux escarrotiques, est encore utilisé pour le traitement des verrues dures et des nævi fermes. Voici comment on procède : chaque jour on enlève une rondelle cornée horizontale, jusqu'à l'apparition d'une gouttelette de sang; on cautérise ensuite la surface avivée au crayon de nitrate d'argent, et l'on continue ainsi jusqu'à ce qu'on arrive à un niveau tant soit peu inférieur à celui de la peau saine environnante.

On peut faire usage des escarrotiques dans les kératomes de toutes sortes, mais il faut, dans ces cas, employer l'acide nitrique fumant, l'acide trichloroacétique et l'éthylate de soude. Avec quelques précautions, ces mêmes escarrotiques peuvent servir pour traiter les verrues, les nævi mous, les verrues séborrhéiques et les angiomes. Le traitement combiné de la compression et de l'escarrification, représenté par le collodion au sublimé, donne de bons résultats dans la cure des verrues séborrhéiques, des xanthomes des paupières et des nævi angiomateux. L'ulcus rodens au début, n'a été influencé jusqu'ici que par l'escarrification avec l'emplâtre résorciné. On peut guérir de petits lipomes, en liquéfiant leur contenu par une injection de quelques gouttes d'ichtyol pur. Enfin, nous savons par expérience, que les nævi linéaires n'ont pas besoin d'être extirpés ; ils disparaissent très facilement par l'emploi d'escarrotiques (iode, acide nitrique fumant) ; quelquefois même, ils disparaissent spontanément, sans aucune médication.

Il faut bien se garder de traiter chirurgicalement les lymphangiomes profonds, que ce soit par l'extirpation ou par l'escarrification, car ce traitement n'a aucun effet curatif radical et aggrave, bien au contraire, l'affection. Ce qui est encore le mieux dans ces cas, c'est la compression continue et faite soigneusement.

L'instrument que le dermatologiste utilise le mieux, c'est le microcautère. Pendant ces dernières années, bien des méthodes médico-chirurgicales ont dû lui céder une part de leur domaine.

La possibilité de doser minutieusement l'action destructive de la chaleur, de se passer de toute anesthésie, de toute assistance et d'obtenir une prompte guérison sans cicatrice, a fait que cet instrument a été employé là même où il n'était nullement de mise, par exemple aux surfaces très étendues. Il est surtout indiqué pour le traitement des tumeurs, pour lesquelles on craint des hémorragies, et là où la tuméfaction du tissu conjonctif, occasionnée par la brûlure, pourrait être d'une certaine utilité, comme par exemple dans les télangiectasies, les varices des capillaires de la couche papillaire chez les vieillards, les angiomes simples ou caverneux peu étendus, les lymphangiomes circonscrits superficiels liés à l'abrasion au rasoir de la substance cornée, enfin l'angiokératome. Le microcautère, en liquéfiant les graisses par la chaleur, est d'un bon emploi dans les petites tumeurs adipeuses, principalement dans le xanthome palpébral, le xanthome généralisé, les verrues séborrhéiques, et dans quelques hypertrophies isolées des glandes sébacées. Cet instrument est encore à recommander partout où l'on a besoin de ponctionner, pour traiter de petites tumeurs kystiques et des nævi, comme les spiradénomes, les syringadénomes, les akantomes adénoïdes kystiques, et les hydrocystomes. On l'emploie encore assez souvent contre les nævi pigmentaires du cuir chevelu, car (voyez chap. 29) il sert à la destruction du follicule pileux, tout en conservant sa propriété d'effacer en même temps le pigment (voyez chap. 54). On comprend très bien qu'on puisse couramment employer le microcautère pour abraser, sans effusion de sang, les petites tumeurs pédiculées, les verrues, les condylomes, l'épithéliome contagieux, en un mot, presque toutes espèces de tumeurs de petit volume. Lorsqu'elles sont plus volumineuses, surtout dans les gros angiomes, les bourrelets hémorroïdaires, etc., le microcautère doit céder le pas au thermocautère de Paquelin.

Malgré tous ces moyens nombreux et en grande partie très énergiques, nous sommes néanmoins très pauvres en méthodes actives pour combattre certaines tumeurs comme, par exemple, les nombreux naevi congénitaux, depuis les hypertrophies cutanées simplement angiomateuses, jusqu'à celles qui ressemblent à la peau de certains animaux, pour peu qu'elles recouvrent une surface cutanée assez étendue. D'ailleurs la simple hypertrophie, sans aucune autre modification des éléments, suffit, à elle seule, à causer l'opiniâtreté de l'affection. On peut, par exemple, comprendre très facilement, qu'il est bien plus facile de guérir un angiome vrai gloméruliforme, s'accroissant par bourgeonnement des capillaires et situé sur une peau saine, que de faire regresser une hypertrophie angiomateuse, remplie de vaisseaux excentriques hypertrophiés et située dans un tissu tout à fait normal, à vaisseaux de calibre plus petit. Dans ces anomalies de développement, nous n'avons pas simplement à détruire certaines parties isolées, mais nous devons tâcher de ramener les tissus à l'état normal, sans occasionner de difformité cicatricielle. Les anciens médecins se servaient à cet effet de moyens assez bizarres, comme par exemple la vaccination, le développement de pustules par l'huile de croton et les nécroses par le tartre stibié ; ils obtenaient par ces manœuvres des résultats remarquables. Tous ces traitements avaient ceci de commun, c'est qu'ils provoquaient dans les tissus hypertrophiés des inflammations violentes, dont la régression comprenait les tissus pathologiques. L'ancienne médecine poursuivait donc une logique assez plausible. Avec l'avènement de l'antisepsie, toutes ces méthodes un peu « malpropres » ont été abandonnées ; mais il serait bon de les faire revivre à nouveau, en les modernisant et en les améliorant. Les effets puissants, réglables à volonté, de nos escarrotiques et de nos emplâtres, répondent assez bien à ces conditions.

54. — DESTRUCTION DU PIGMENT DU DERME

Si nous séparons l'étude du traitement du pigment dermique de celle du pigment épidermique, ce n'est pas à cause
de la difficulté plus grande que nous éprouvons pour détruire le premier, ce qui, soit dit en passant, réclame des
remèdes énergiques, mais c'est parce qu'il s'agit d'un nouveau
pigment, chimiquement tout différent du dernier. Nous avons
bien dans le derme un pigment épidermique noir, à grains
très fins, contenant du soufre, mais pas de fer, qu'on rencontre dans toute pigmentation prononcée de l'épiderme, comme
chez le nègre. Dans le xeroderma pigmentosum ce pigment est
visible dans les couches superficielles du derme. Dans les naevi
et les cancers mélaniques, il traverse tout, même toute l'épaisseur du derme. Dans tous les cas, le pigment se tient toujours à
proximité des épithéliums riches en protoplasma. La masse principale du pigment du derme est formée par un pigment hémati-
que (*Schmidt*), ayant une coloration qui va du jaune d'or jusqu'au brun ; il est grumeleux ou en motte, et donne à un moment
donné de son évolution la réaction du fer de *Perl* et de *Quincke*.
E. Neumann lui a donné le nom de « hémosidérine ». *Van der
Vegt*[1] a trouvé dans mon laboratoire, que le pigment du derme
est entièrement soluble dans une solution forte d'acide chlorhydrique, après que le fer lui a été soutiré (c'est ce que
démontre la réaction du fer). Il est insoluble dans les dissolvants du pigment épidermique, dans l'eau oxygénée alcalinisée

1. Voy. *Histopathologie de la peau*, p. 973.

avec de la potasse, où, au contraire, il devient encore bien plus foncé. D'ailleurs, en examinant des fragments de peau mélanique fortement pigmentés, comme dans les cas de stase (thromboses variqueuses à cristaux d'hématoïdine), on constate que le pigment mélanique épidermique est absolument indifférent à l'action de l'acide chlorhydrique.

Ces différences extrêmes entre l'hémosidérine et la mélanine, constatées sur une même tranche de peau, s'expliquent assez facilement si l'on admet la théorie de *Neumann*. D'après cet auteur, le pigment localement formé dépend du terrain sur lequel il se développe, bien qu'il provienne également du pigment sanguin ; c'est pour cela que les gouttelettes d'hémoglobine qui se détachent des hématies, subissent dans le derme une métamorphose toute autre que dans l'épiderme. C'est ainsi que dans le derme ces gouttelettes étant en contact constant avec une lymphe à réaction alcaline, riche en oxygène, il se formera un pigment privé de ses éléments acides, parce que probablement ils y auront été oxydés ou qu'ils n'ont pas subi une réduction sérieuse. C'est ce qui fait que ce pigment est attaquable par l'acide chlorhydrique, tandis qu'il ne l'est pas par les alcalins ou les oxydants. Dans l'épiderme, au contraire, la substance fondamentale du pigment est entourée dans la couche villeuse par des masses protoplasmatiques fortement acides, dans lesquelles des processus réducteurs préparent la kératinisation. Le pigment y sera donc privé de ses éléments basiques, autrement dit, il sera réduit ; on comprend, qu'ainsi modifié, il sera facilement dissout par les alcalins et les oxydants.

Malheureusement il n'existe pas encore, entre ces réactions histo-chimiques du pigment dermique et les remèdes servant à les traiter, une cohérence et un accord aussi semblable que nous le constatons entre le pigment épidermique et les médicaments efficacement employés pour s'en débarraser. Nous ne pouvons pas, sans occasionner des dégâts sérieux, injecter dans le derme une solution d'acide chlorhydrique, à un titre aussi fort qu'il le faudrait pour y dissoudre l'hémosidérine. Il faut espérer qu'à l'avenir, grâce à des études histo-chimiques et à des recherches de thérapeutique expérimentale, on réussira à créer également ici une connexité scientifique. Nous pouvons d'ores et déjà prédire que pour ces expériences, il ne faudra pas se borner aux alcalins et aux oxydants, qui ont été expérimentés pour l'épiderme ; la nature chimique toute autre du pigment dermique, réclame forcément des destructeurs tout différents.

Si nous jetons un regard sur la série des moyens empiriques, nous constatons qu'elle est surtout formée par des substances destinées à déplacer le pigment dans le derme. Mais nous savons que la substance mère du pigment, une fois qu'elle est dans l'épiderme, acquiert des propriétés chimiques (celles de la mélanine) la rendant facilement décomposable. Il n'est donc pas déraisonnable d'admettre que l'hémosidérine, située profondément dans le derme, mobilisée et entraînée par le courant lymphatique vers l'épiderme, puisse y être bien plus facilement détruite. En tout cas, elle l'est sûrement par nos moyens mécaniques. D'autre part, nous pouvons encore supposer que de grandes masses protoplasmatiques modifient l'hémosidérine dans la profondeur du derme de la même façon que le font les cellules basales de l'épiderme. De sorte que la constitution d'une inflammation, en s'accompagnant de multiplication et d'augmentation cellulaire, pourra avoir une influence favorable sur la destruction de l'hémosidérine. C'est sur cette hypothèse que sont basées la plupart des méthodes curatives, qui tendent à créer un œdème inflammatoire ou une inflammation proliférante.

D'après ces considérations, nous pouvons donc diviser les destructeurs du pigment, en mobilisateurs du pigment, et en

médicaments destinés à favoriser la destruction pigmentaire.
Ceux-ci ont d'ailleurs, en même temps, une action mobilisatrice,
à cause de l'exsudation vers la surface que produisent les
médicaments externes à action inflammatoire.

Le traitement exfoliant à la résorcine, même simple, mobilise
le pigment. Ce médicament détruit le pigment en même temps
que l'épiderme, et attire, comme nous l'avons vu au chapitre 28,
très nettement le pigment, depuis la couche basale la plus profonde de l'épiderme, jusqu'à la surface. D'ailleurs, lorsque par
une cure d'exfoliation on a déterminé une desquamation de la
peau fortement pigmentée de la face, on retrouve dans la membrane résorcinée presque tout le pigment occupant l'épiderme ;
celui du derme, plus profondément situé, occupe toujours la
même place, mais il est fortement amoindri. Ainsi, en pratiquant
des exfoliations répétées, on peut, à force de diminuer le pigment dermique, finir par l'amoindrir considérablement.

La chrysarobine possède une action chimiotactique négative
pour le pigment dermique, et d'autant plus prononcée, que
l'érythème qu'elle provoque est plus violent. On l'utilisera donc
pour soigner les rebords du vitiligo et le chloasma, en ayant
soin de bien surveiller les yeux.

Après la chrysarobine, nous passons aux destructeurs pigmentaires par inflammation provoquée. Les plus sûrs parmi ceux-
ci, sont les agents physiques, dont le microcautère est le principal. Il nous permet d'atteindre des amas pigmentaires profonds
et de les détruire sans occasionner aucune cicatrice. Un agent
physique nouveau, qui paraît, depuis peu, lui disputer le terrain, ce sont les rayons Rœntgen. L'usage varié des courants
électriques a produit, dans quelques cas de vitiligo, des effets
antipigmentaires.

Le sublimé tient la première place parmi les substances
chimiques ; on l'a essayé surtout contre le vitiligo si rebelle.
Il est probable que pendant son application, le sublimé met

en liberté du chlore actif ou de l'acide chlorhydrique. Le sublimé s'emploie sous forme de vernis incorporé au collodion; on l'applique encore en solution alcoolique, en mousseline-pommade ou en mousseline-emplâtre, en savon surgras, en pâte et en crayon-pommade. On fera bien d'essayer aussi les injections sous-cutanées de sublimé, comme dans le traitement de la syphilis.

Nous citerons, en seconde ligne, parmi les remèdes chimiques, les substances qui ont une forte tendance à occasionner des érythèmes, telles que la teinture de vératrum album, la cantharidine, l'acide phénique concentré et l'acide acétique. Presque tous ces médicaments sont recommandés pour combattre les bords du vitiligo, et méritent d'être vérifiés scientifiquement.

L'arsenic est à prescrire comme médication interne. On le recommande dans les carcinomes et les nævi pigmentaires; le point capital n'est pas seulement la destruction du pigment, mais encore et surtout celle des épithéliums. L'arsenic, nous le savons, est un médicament dont l'usage interne prolongé, provoque déjà, par lui-même, une pigmentation cutanée. Cette pigmentation médicamenteuse peut être une mélanose arsenicale généralisée, ou un simple halo pigmentaire, comme cela se voit après la guérison du psoriasis, de l'eczéma et du lichen ruber. Il faudra donc être très prudent, lorsqu'on prescrira l'arsenic dans les cas de pigmentation non accompagnée de végétations épithéliales. Besnier emploie la pilocarpine pour combattre la pigmentation. Il est possible que cette substance ait une action antipigmentaire.

Dans quelques cas de chloasma, on a obtenu des guérisons assez rapides en traitant les maladies causales, comme les affections utérines et les maladies intestinales. Cette guérison, par action réflexe, ne s'obtient pas pour le vitiligo ni pour la *maladie d'Addison.*

55. — DESTRUCTION DU TISSU ADIPEUX SOUS-CUTANÉ

La destruction du tissu adipeux sous-cutané intéresse assez
sérieusement le dermatologiste, surtout dans les affections à
caractère séborrhéique. On a vu en effet, remarque sur laquelle,
parmi les auteurs allemands, seuls *Schweninger* et *Buzzi* ont
attiré l'attention, que chez des personnes grasses, on pouvait,
dans une large mesure, diminuer la ténacité et les chances de
récidive de l'eczéma et du psoriasis, en faisant disparaître le
pannicule adipeux. La cure d'amaigrissement faite simultanément avec celle de l'affection cutanée doit être instituée dans
les cliniques, plutôt qu'à domicile.

Le massage tient la tête des traitements dirigés contre l'adiposité sous-cutanée. Il doit être appliqué avec les pommades
prescrites contre l'eczéma et le psoriasis, dans le cas de
catarrhes cutanés généralisés, secs et indolents. Naturellement,
ce traitement ne peut pas être appliqué lorsque la peau est
irritable ou lorsqu'il existe un eczéma suintant. D'ailleurs, les
pommades elles-mêmes doivent être délayées avec de l'huile,
sous peine de produire une action trop violente.

Lorsque le massage ne pourra pas être fait pour provoquer
l'amaigrissement, on aura recours à la médication interne. J'ai
expérimenté deux méthodes pour obtenir l'amaigrissement. On
peut, par exemple, prescrire une sorte de combinaison de la
cure *Banting-Ebstein*, qui, par principe, n'autorise que la viande
et les graisses avec un minimum de substances hydrocarbonées.
Ensuite, et cette méthode m'a paru se vérifier surtout avec le
traitement clinique — on fait chaque matin boire au malade,

dans son lit, un demi-litre à un litre de la décoction tiède de gaïac et de séné, que nous avons déjà indiquée précédemment. On pourrait encore en plus régler soigneusement le régime.

L'amaigrissement diminue la congestion et restreint les fonctions sudorales de la peau.

56. — RENFORCEMENT DU PANNICULE ADIPEUX
SOUS-CUTANÉ

Les affections séborrhéiques s'accompagnent de fortes congestions de la peau, de l'affaiblissement de la tension artérielle cutanée et d'une grande activité de l'appareil sudoripare. Les affections prurigineuses, au contraire (prurigo, eczéma prurigineux) s'accompagnent d'anémie de la peau, de l'élévation de la tension vasculaire et d'une diminution de la fonction sudorale. Chez les malades maigres, anémiques, souvent affaiblis, sans force et sans appétit, la guérison d'une dermatose ne sera complète et certaine, que lorsqu'on aura modifié la constitution de leur peau. Le signe le plus important de cette modification heureuse, c'est l'apparition d'un pannicule adipeux sous-cutané, alors même que l'amincissement de l'épiderme et la diminution de la pigmentation, nous auront déjà très bien renseigné sur la production de ce phénomène.

Il y a quelque temps, on se contentait de prescrire l'huile de foie de morue, pour engraisser les malades. Mais je crois que cette alimentation directe par les graisses a sur l'épiderme des résultats plutôt douteux au point de vue théorique, et ils sont même insuffisants, au point de vue pratique. Car la formation du pannicule est directement influencée par la fonction adipeuse des glandes sudoripares, et l'est tout au plus indirectement par une alimentation grasse. Nous savons, en effet, qu'avec une alimentation grasse forcée (par exemple la cure *d'Ebstein*) la graisse sous-cutanée diminue, au contraire, et finit par disparaître.

L'arsenic et l'ichtyol possèdent, par contre, une influence indiscutable sur l'augmentation du pannicule adipeux et partant sur la marche favorable de la dermatose prurigineuse. J'ai déjà fait remarquer au chapitre 11, que l'arsenic exerçait une action directe sur l'activité des glandes sébacées de la peau. Nous pouvons donc ainsi comprendre facilement comment la médication arsenicale peut occasionner l'accroissement de la couche graisseuse sous-cutanée.

L'ichtyol agit d'une autre façon. Tantôt c'est un médicament vasculaire, et alors il diminue les résistances intra-artérielles de la peau ainsi que la congestion, tantôt, et ceci me paraît être encore plus important, il agit comme stomachique. Il excite l'appétit dans presque tous les cas ; cette excitation peut aller jusqu'à la fringale. L'alimentation étant donc améliorée, une des conditions essentielles à la réserve graisseuse se trouve ainsi remplie.

J'ai pour habitude, lorsque l'appétit est diminué, de prescrire l'ichtyol seul, ou de le donner en même temps que l'arsenic. D'ailleurs la combinaison de ces deux médicaments est mieux supportée par le malade, que l'administration de l'arsenic seul. Celui-ci, tout en exerçant une bonne influence sur le pannicule adipeux, agit d'un autre côté défavorablement sur la peau prurigineuse, car il augmente encore davantage l'épaisseur de de l'épiderme déjà fortement hyperkératosique. Il faut donc employer l'arsenic dans les cas où l'appétit est conservé et où l'épiderme n'est pas par trop épaissi.

APPENDICE

RADIOTHÉRAPIE DES MALADIES DE LA PEAU

Par A. Doyon et P. Spillmann

Nous n'avons pas à parler ici des origines de la radiothérapie, de l'étude des sources de l'électricité, ni de la description
des appareils. Il nous suffira, au point de vue de la thérapeutique générale, d'indiquer les différentes applications de ce nouveau mode de traitement, du reste encore à l'étude, sur un
certain nombre de maladies de la peau.

Si, au début de la radiothérapie, on a observé des lésions
graves et étendues de la peau, à marche plus ou moins lente
mais progressive, il n'en est plus ainsi aujourd'hui. Les radiodermites qui surviennent chez quelques malades en traitement,
ou même chez des opérateurs, sont des modifications superficielles, des ulcérations légères et souvent voulues par le médecin pour favoriser la guérison de la maladie. L'exposition aux
rayons X n'est jamais douloureuse.

Radiodermites. — Kienböck et Oudin en distinguent deux
sortes : l'une aiguë et l'autre chronique ; mais pour ce dernier
auteur « ces termes sont absolument faux, s'ils entendent signi-
fier, comme c'est l'habitude en clinique, la marche de l'affection
et sa durée ; c'est aux causes des radiodermites et non à leur
évolution que doivent s'appliquer ces dénominations ». Belot,

auquel nous empruntons cette citation, fait avec raison remarquer qu' « il n'y a pas deux espèces de réactions ; ce qui varie, c'est l'intensité des phénomènes et la forme spéciale qu'ils affectent suivant les régions atteintes. Il est évident que la radiodermite consécutive à un traitement intempestif ne pourra se comparer à celle occasionnée par une irradiation modérée ».

C. Beck indique trois degrés de radiodermites. « Le premier est caractérisé par l'hyperémie et l'infiltration de la peau, l'exfoliation en petites écailles associée à de fortes démangeaisons. On dirait qu'il se fait une atrophie des différents éléments de la peau : poils et ongles.

« Le deuxième degré a pour caractère la formation de vésicules et de phlyctènes. Les signes d'inflammation sont très prononcés, la tension est considérable et les douleurs sont intenses. Sous les phlyctènes, le chorion est rouge et suintant.

« Au troisième degré appartient la destruction escarrotique des tissus irradiés. Ceux-ci présentent les signes de la gangrène sèche et s'éliminent en laissant un ulcère, dont la guérison demande parfois des années. »

A côté de ces radiodermites qui surviennent peu après l'exposition aux rayons X, il en est d'autres qui apparaissent plus ou moins longtemps après, particulièrement quand les doses absorbées, tout en étant faibles, ont été très souvent répétées.

Les radiodermites des opérateurs ont en général une allure chronique ; elles sont habituellement localisées aux mains. Nous avons vu dans le texte courant les moyens de protection indiqués par Unna.

Il y a de grandes divergences dans les opinions des auteurs relativement à l'action des rayons X sur les bactéries. Il résulte de l'exposé de Belot, des recherches des différents auteurs, que « dans telles conditions de technique, les rayons X sont bactéricides, dans telles autres ils ne le sont pas. Il est en effet certain que les rayons X occasionnent la mort des cultures ;

mais il faut, pour atteindre ce but, dépasser de beaucoup la dose thérapeutique maxima. »

En ce qui concerne le processus pathologique, voici les conclusions de Scholtz :

« I. — Les rayons Röntgen influencent surtout les éléments cellulaires de la peau. Ceux-ci sont atteints les premiers et subissent une dégénérescence lente, tandis que les tissus conjonctifs, élastiques, muscles et cartilages, ne sont altérés qu'à un faible degré et secondairement, à la suite de la dégénérescence des cellules et des phénomènes inflammatoires de réaction.

II. — La dégénérescence atteint d'abord et surtout les cellules de l'épiderme, puis à un degré moindre les cellules glandulaires, celles des vaisseaux, des muscles et du tissu conjonctif.

III. — Les phénomènes de dégénérescence sont de nature variable et s'étendent aussi bien au noyau qu'au corps cellulaire.

IV. — Dès que la dégénérescence des éléments cellulaires a atteint un certain degré, des phénomènes de réaction inflammatoire se produisent. Ils se manifestent par une dilatation des vaisseaux, par l'imbibition séreuse des tissus, par une forte migration leucocytaire arrivant à constituer des infiltrats considérables.

Si, à la suite d'une irradiation très forte, la dégénérescence cellulaire est très prononcée, les leucocytes s'y dirigent en masse et aident à la destruction complète du tissu altéré.

V. — Les lésions des grands et des petits vaisseaux jouent probablement un grand rôle dans l'évolution de l'ulcère et dans sa réparation extrêmement lente. »

L'emploi des rayons X n'est pas sans danger, aussi est-ce avec raison que l'Académie de médecine a adopté la proposition du Dr Chauffard, à savoir que cette méthode de traitement doit rester exclusivement entre les mains des seuls médecins.

Une proposition analogue avait déjà été faite au Congrès de Berlin.

Dans tout traitement par les rayons X, il faut tenir compte :

1° De l'individu malade, de sa sensibilité, de la lésion dont il est atteint et de la réaction qu'on désire obtenir. Les modifications qui se produisent sur la région irradiée sont en raison de la quantité de rayons absorbée.

2° De l'agent thérapeutique, de sa production, de son emploi. Deux facteurs sont capitaux, la *quantité des rayons employés* et la *quantité qui est absorbée par la peau*. D'après Belot « en radiothérapie cutanée les tubes employés doivent être des tubes demi-mous et les rayons émis doivent correspondre environ à la 5ᵉ division du radiochromomètre de Benoist avec une variation de 1° en plus ou en moins, suivant les cas. »

La réaction dépend essentiellement de la quantité des rayons qui frappe la peau, de la quantité absorbée par elle (Kienböck). La dose moyenne pour les affections de la peau paraît être de 4 à 6 H. Quant au laps de temps qui doit séparer l'absorption de chaque dose, il serait selon Beclère de sept jours, d'après Belot de dix à quinze jours : il varie évidemment suivant la quantité absorbée.

Les rayons Röntgen constituent un agent thérapeutique puissant mais qui est encore imparfaitement connu. Les indications actuelles les plus précises sont le traitement des teignes en raison de ce que les rayons occasionnent une dépilation rapide et complète. Les épithéliomes cutanés sont également justiciables de cette méthode; il en est de même des leucémies : l'application des rayons X amène très rapidement la diminution des globules blancs et l'augmentation de celui des globules rouges : mais cette amélioration ne paraît être que temporaire. Dans la plupart des affections cutanées, il faut réserver l'emploi des rayons Röntgen aux dermatoses qui ont résisté aux autres méthodes thérapeutiques.

Hypertrichose. — Schiff et Freund ont les premiers utilisé les rayons X pour obtenir la dépilation. On admet que les radiations les plus actives sont celles qui sont peu pénétrantes, parce que seules elles sont plus facilement absorbées par les papilles pilaires. On emploie en général celles d'une pénétration moyenne. Selon Sabouraud, les rayons les plus propres à l'obtention de la dépilation correspondent au numéro 5 ou 6 du radiochromomètre de Benoist.

Le traitement de cette affection est encore des plus discuté en dermatologie. Au début de la découverte des rayons X on avait pu espérer que le mode radical de guérison de cette affection était trouvé. Pour arriver à ce but deux conditions sont indispensables : « l'alopécie définitive et l'absence de modifications cutanées » (Belot).

Or, la radiothérapie serait encore loin de répondre à ces indications. Le docteur Brocq, dont les travaux si remarquables sur l'électrolyse (*Annales de dermatologie, Traité élémentaire de dermatologie, Bulletin médical*, 1906, p. 1131) sont connus de tous les dermatologistes, reste convaincu que cette dernière méthode est la méthode de choix de l'hypertrichose.

Selon Kienböck (Radiotherapie der Haarerkrankungen, *Archiv f. Dermatologie, u. syphilis*, t. LXXXIII, p. 77) on ne doit employer la radioépilation que dans les cas de barbe noire épaisse, et en prévenant les personnes de la possibilité de télangiectasies, d'atrophies cutanées à échéance lointaine.

S'il s'agit de poils blonds, surtout chez des sujets jeunes, on devra renoncer à toute intervention, en raison de la difficulté du traitement, de sa longue durée et du risque d'inflammations violentes.

Enfin MM. Leredde et Martial, dans une étude critique très complète (*Revue pratique des maladies cutanées, syphilitiques et vénériennes*, février 1907, p. 35), se demandent si les mauvais résultats qu'on a observés ne tiendraient pas, « d'une part, à

ce que la technique de la radiothérapie de l'hypertrichose n'a
pas été réglée avec une précision suffisante, et de l'autre à ce
que les indications exactes n'en ont pas été bien déterminées. »

Pelade. — Dans *la pelade* la radiothérapie favorise incontestablement la pousse des cheveux. On doit se servir de rayons
moyennement pénétrants et régler la quantité de manière à ne
provoquer qu'une légère hyperémie (2 ou 3 H). C'est Kienböck
qui le premier aurait appliqué les rayons X au traitement de
cette affection.

Pigmentation des cheveux et de la barbe. — Le professeur
Imbert (Montpellier) a ajouté à la liste des effets d'ordre médical
dus aux rayons X une nouvelle action « la repigmentation des
poils (cheveux et barbe) par les rayons X ». Cette trouvaille, due
au hasard, est relatée dans une note présentée par le professeur
Bouchard à l'Académie des Sciences le 16 juillet 1906. Un
homme de cinquante-six ans, presque entièrement blanc (cheveux
et barbe) et atteint, depuis douze ans, d'un lupus de la joue
gauche, fut soumis par le professeur Imbert et le docteur Marquès
à un traitement radiothérapique.

Outre la cicatrisation rapide d'une partie des tissus ulcérés,
les cheveux de la région temporale tombèrent et l'épilation
s'étendit tout autour. Or, ces cheveux ont depuis longtemps
repoussé, au moins aussi nombreux et serrés qu'avant leur
chute ; ils sont depuis des mois restés presque noirs ; il en est
à peine quelques-uns dont la repigmentation laisse à désirer.
Le professeur Imbert et ses auxiliaires qui, depuis longtemps,
s'occupent de l'étude des rayons X, ont remarqué que leurs cheveux et leurs barbes ont pris une teinte plus foncée. Le professeur Imbert étudie ensuite le mode d'action des rayons X sur
les poils blanchis (in *Revue scientifique*, 4 août 1906).

Trichophyties. — Si, dans le traitement de l'hypertrichose,
on cherche à obtenir une dépilation totale, définitive, il n'en est
plus de même dans les trichophyties. La découverte de Röntgen

a complètement changé la thérapeutique de ces affections. Si on fait agir les rayons X sur la surface malade, on produit une épilation plus ou moins parfaite, le nettoyage du foyer infecté, puisque les cheveux infectés ont été expulsés. Toutefois, il importe de régler les irradiations de manière à éviter une alo-pécie définitive, car la repousse est une condition essentielle de cette médication.

Tous les médecins qui pratiquent la radiothérapie ont obtenu des résultats plus ou moins satisfaisants : Schiff, Freund, Kienböck, Norman Walker, Scholtz, etc.

En France, Oudin et Barthelémy furent les premiers à s'oc-cuper de cette question, Bisserié et Belot, à la consultation du Dr Brocq à l'hôpital Broca, ont institué une méthode qui leur a donné d'excellents résultats. Mais c'est à Sabouraud que revient le mérite d'avoir fixé, avec sa précision et sa clarté habituelles, les règles pratiques du traitement des teignes par les rayons X.

Voici comment Sabouraud explique la chute du poil : « La papille pilaire est d'une extrême sensibilité ; nombre de causes connues suspendent sa fonction créatrice du cheveu ; toute suspension totale de sa fonction implique la mort et la chute du cheveu. Ainsi il est fréquent de voir tomber autour d'un furoncle, par exemple, une couronne de cheveux, qui d'ailleurs repousseront. On dit que la papille a subi une sidération mo-mentanée. Il est certain que les rayons X produisent une sem-blable sidération des papilles qu'ils ont touchées. Elles cessent progressivement leur fonction. Les cheveux qu'elles créaient enregistrent cette mort lente par un effilement progressif de leur partie radiculaire. Quand la papille cesse tout travail, le cheveu cesse d'être. Ce n'est plus qu'un corps étranger : le doigt de gant épidermique qui le contient s'élimine peu à peu, en s'effaçant au-dessous de lui. Après un certain temps, un bourgeon épithélial en forme de massue se reforme obliquement à la place du follicule atrophié. Son renflement devient une nouvelle papille sécrétant un nouveau cheveu. »

Voici sa formule thérapeutique : « Pour guérir une plaque de teigne, il faut l'exposer à une distance de 15 centimètres de l'ampoule ayant une résistance constante correspondant à la quatrième division du radiochromomètre de Benoist, jusqu'à ce que la source électrique ait fourni une somme de rayons X correspondant à 4 et demi ou 5 unités H. de Holzknecht. »

Les rayons X n'ont pas une action bactéricide ; ils expulsent seulement le cheveu malade, infiltré de parasites. Pour éviter toute réinoculation sur les aires non encore traitées, il faut faire une antisepsie constante du cuir chevelu jusqu'à la déglabration complète : savonnages avec le savon au naphtol ou à l'ichtyol ou encore frictions journalières du cuir chevelu avec la teinture d'iode étendue de 5 fois son volume d'alcool (Sabouraud). La repousse est lente ; elle ne commence en général que dix semaines après le début de l'opération, elle est à peu près complète deux mois après qu'elle a commencé. Grâce à l'action dépilante des rayons X, Sabouraud a pu obtenir la guérison de la teigne tondante en quelques semaines, maladie qui autrefois exigeait des mois de traitement.

Dans le favus presque tous les auteurs sont d'accord pour recommander l'épilation de toute la tête. Ce serait la seule manière d'éviter les récidives. La dose nécessaire pour arriver à l'épilation est de 5 H.

Lupus. — Aux congrès de la tuberculose (octobre 1905) il a été établi dans les trois rapports qui ont été présentés que la photothérapie (méthode de Finsen) donne de très bons résultats ; les cicatrices ne laissent presque pas de traces appréciables.

Le procédé est absolument indolore ; toutefois il est très long et exige un personnel exercé. Au début F. employait presque exclusivement la lumière solaire ; actuellement on utilise de préférence des appareils électriques produisant un rayonnement complexe. La photothérapie convient surtout dans les lupus vulgaires peu étendus, nettement circonscrits ; elle ne met pas à l'abri des récidives. Dans le lupus des muqueuses, elle n'est pas applicable dans toutes les régions ; là où on peut la faire intervenir les résultats sont excellents.

Lupus vulgaire. — Nous empruntons à l'article de MM. Brocq, Bisserié et Lenglet (article entièrement refondu, janvier 1907, de la *Pratique dermatologique*) les considérations suivantes sur le traitement par les rayons X des diverses variétés du lupus : « Le *lupus plan non exedens* est à peine modifié après de nombreuses séances, après 20 à 40 séances. Les nodules persistent, tandis que le tissu voisin se modifie peu à peu et se tranforme en cicatrice parfois chéloïdienne, de mauvaise apparence, avec vascularisations de surface et rétractions du tissu de sclérose. Certains lupus non exedens semblent cependant céder à des doses progressives de 5, 7, 9 et 10 H. Dans d'autres variétés non ulcérées, dans le *lupus tumidus*, dans le *lupus pernio*, l'action n'est que très lentement favorable, et parfois il se produit une fonte du tissu assez exagérée pour déformer désagréablement les parties traitées. Le nez ne doit être traité par ce procédé qu'avec beaucoup de circonspection.

« Dans le *lupus ulcéré, bourgeonnant*, avec papillomatose accentuée, les résultats immédiats sont bien meilleurs. Le fond des ulcérations se régularise, s'aplanit et la guérison peut survenir au cours de séances successives...

« Cela permet de prévoir que les formes verruqueuses du lupus, que le *lupus scléreux papillomateux* de Vidal sont améliorés et même guéris par les rayons X...

« En résumé, on ne doit pas considérer la radiothérapie comme un moyen curateur, ordinairement efficace, dans les formes diverses du lupus plan. Dans le lupus exedens, dans les formes papillomateuses, elle agit, au contraire, plus favorablement. »

D'après Blaschko le traitement par les rayons X donne dans quelques cas des résultats déconcertants (verblüffend) ; en un temps relativement court il fait disparaître complètement ou presque complètement des foyers lupiques étendus. Mais il a vu que des irradiations répétées n'agissaient pas ; dans d'autres cas, si l'action a été très forte et rapide, la cicatrisation se produit et dans la cicatrice on trouve l'ancien lupus.

Mais aussi, dans les cas à évolution favorable, on ne détruit presque jamais complètement le lupus ; il reste presque toujours plus ou moins de nombreux foyers lupiques. La radiothérapie débarasse (freilegt) en un temps relativement court une grande partie des surfaces lupiques et détruit aussi une grande portion du tissu lupique. Selon B... on peut dans bon nombre de cas employer les rayons X comme traitement préparatoire pour d'autres méthodes ou combinés avec d'autres procédés, incision, raclage préalable des nodules lupiques (Blaschko, Was leisten die neueren Behandlungsmethoden des Lupus vulgaris, etc. *Dermatologische Zeitschrift*, janvier 1907, p. 1). Ehrmann les a utilisés combinés avec la résorcine.

Lupus vulgaire. — *Héliothérapie.* — Vidal (d'Hyères), Revillet (Cannes), J. Reboul (Nîmes) traitent depuis plusieurs années les lupiques en exposant les surfaces malades nues, en plein soleil, pendant deux heures par jour, en une ou deux séances, et cela plusieurs mois de suite.

Lupus érythémateux. — Les formes fixes, à prédominance vasculo-conjonctive, et les *formes centrifuges en général* sont mal influencées par la radiation, surtout les *formes centrifuges.*

Dans les variétés à prédominance épithéliale, dans le *lupus érythémateux fixe crétacé*, l'action favorable exercée sur les épithéliums en prolifération ou en transformation se manifeste pleinement. Un grand nombre de séances est nécessaire pour obtenir un résultat favorable, et la radiothérapie n'est pas, dans beaucoup de ces cas, supérieurs aux autres procédés de traitement (Brocq, Bisserié et Lenglet).

Acné. — Les maladies du système sebacéo-pilaire sont en général justiciables des rayons X. Dans l'acné notamment on obtient souvent de très bons résultats. Séances de 4 à 5 H., tous les quinze à vingt jours.

Folliculites, Sycosis. — C'est dans les formes agglomérées suppurées, à parasitisme accentué, qu'on obtient les meilleurs résultats. Après une désinfection soigneuse, on fait une séance de 4 à 6 H. ; vers le vingt ou le vingt-cinquième jour après la séance les poils tombent facilement, cédant à la plus légère traction. En cas de récidive, il faut avoir de nouveau recours à la radiothérapie ; deux séances de 4 H. à trois semaines d'intervalle, suffisent alors pour amener la guérison. Cependant la repousse n'est pas toujours définitivement enrayée.

Ichtyose. — La radiothérapie, ne paraît pas donner de résultat appréciable dans cette dermatose, quoique quelques observateurs aient publié des résultats favorables : il serait nécessaire, avant tout, de s'entendre sur ce qu'on doit désigner sous le nom d'ichtyose.

Lèpre. — Dans cette affection, qui n'est plus actuellement considérée comme incurable, la radiothérapie donne aussi de bons résultats. On doit agir plus énergiquement sur les tubercules que sur les macules ; en général on emploie 5 à 7 H. pour les premiers.

Chéloïdes. — La radiothérapie appliquée au traitement des chéloïdes donne des résultats supérieurs à tous les autres procédés thérapeutiques ; mais il est nécessaire de procéder lentement (dose de 4 à 5 H. tous les quinze jours) : le traitement doit doit donc être prolongé très longtemps. Sous l'influence des rayons X, la chéloïde s'affaisse progressivement et disparaît, ne laissant à sa place qu'une cicatrice d'apparence quelque peu atrophique. Dans les cas de chéloïdes volumineuses, il y a intérêt, pour aller plus vite, à opérer d'abord et à traiter par la radio-thérapie la cicatrice pour éviter la récidive (Belot, Noiré).

A ce propos signalons l'action anodine des rayons X sur l'acné chéloïdienne.

Lichen plan. — Quelques observations favorables ont été publiées, mais cette affection n'est qu'exceptionnellement justiciable de la radiothérapie. Leredde et Martial (*Revue pratique des maladies cutanées, syphilitiques et vénériennes*, mars 1907) rapportent les observations de 19 cas de lichen traités par la radiothérapie. Sur 14 cas de lichen simple, 7 ont été guéris ; sur 4 cas de lichen plan, 3 ont été guéris ; le cas unique de lichen corné a été guéri. Les doses de rayons X appliquées sur les lésions de lichen simple et de lichen plan n'ont jamais dépassé 4 H.

Prurits. — Les rayons X donnent d'excellents résultats dans les cas de prurit localisé, avec ou sans lésions cutanées ; prurit de l'anus, de la vulve. On peut 'appliquer aussi avec succès aux prurits généralisés.

Dermatoses prurigineuses. — La radiothérapie a une action très salutaire sur l'élément prurit et souvent aussi sur les lésions concomitantes. Dans l'eczéma, le psoriaris, elle a également une réelle efficacité, mais qui ne l'emporte pas sur les autres méthodes de traitement.

Sclérodermie. — La radiothérapie ne paraît pas donner de résultats satisfaisants (voir *Pratique dermatologique*, t. II, p. 348).

Eczéma. — Dans l'eczéma aigu, bien circonscrit, le prurit et le suintement cessent dès une première séance de 4 à 5 H. (Brocq). Les rayons X conviennent surtout dans les eczémas prurigineux de l'anus et des organes génitaux, les eczémas rhagadiformes et hyperkératosiques qui ont résisté à d'autres traitements.

Psoriasis. — Le traitement par les rayons X est indiqué dans les cas de placards infiltrés anciens et dans le psoriasis des régions palmaires. Pas plus que les autres méthodes il ne met à l'abri des récidives.

Pemphigus foliacé. — Les docteurs Olivier et Pennéville, de Rouen (*Semaine médicale*, 1907, p. 186), ont obtenu de bons effets des rayons Röntgen chez un malade atteint de pemphigus foliacé typique. L'examen du sang montrait une leucocytose avec 14, 266 globules blancs, dont 58,7 p. 100 de polynucléaires et 19,2 p. 100 d'éosinophiles. Des irradiations d'une durée de 10 minutes, amenèrent une amélioration rapide. Les squames, la rougeur, le prurit avaient presque complètement disparu sur les régions traitées et la leucocytose était tombée à 10,843 globules blancs, etc.

Des biopsies faites avant et après le traitement permirent de constater l'aplatissement des papilles, dont la hauteur était très exagérée, le retour de la couche normale d'éléidine qui avait disparu. L'état du malade est encore excellent trois mois après la cessation du traitement.

Mycosis fongoïde. — Dans un cas, Belot a obtenu une amélioration notable : disparition totale et rapide du prurit, diminution des tumeurs. Dubois-Havenith a constaté les mêmes effets chez un autre malade.

Selon Belot, on peut faire absorber sur les tumeurs 6 à 7 H. par séance ; cette quantité devra être réduite à 4 H. au maximum sur les lésions mycosiques au stade eczématique. Une période de douze à vingt jours de repos devra séparer chaque irradiation.

D'après Belot, la radiothérapie constitue la médication spécifique des leucémies ; plus favorables dans les formes myéloïdes, les résultats sont cependant très encourageants dans la leucémie lymphatique.

L'amélioration est ordinairement plus tardive, moins régulière et moins complète dans les pseudo-leucémies ; parmi ces affections, ce sont celles dont le processus anatomique est un lymphome qui sont le plus favorablement influencées ; quelques-unes paraissent êtres réfractaires, mais devant l'impuissance actuelle de la thérapeutique, il est cependant indiqué d'instituer la radiothérapie comme traitement d'essai. Il faudra pratiquer l'examen du sang comme on pratique l'examen des urines, de façon à soumettre à la radiothérapie, dès le début de leur affection, les malades qui présenteront une modification de leur formule sanguine. En un mot, il faut appliquer aux leucémiques la radiothérapie comme on donne du mercure à un syphilitique (Belot, *Archives d'électr. méd.* n° 193, 10 juillet 1906).

Maladie de Paget. — On a cité des cas de guérison de la maladie de Paget par les rayons X (Fordyce). Brocq a toujours obtenu la guérison apparente par ce procédé appliqué comme dans les épithéliomes. Peut-être l'ablation dès le début reste-t-elle le meilleur traitement.

La radiothérapie appliquée au traitement de la maladie de Paget amène rapidement la modification des lésions, la cessation des douleurs et la cicatrisation de la plaie, suivie elle-même de toutes les apparences d'une guérison durable (Belot, *Archives d'élect. médicale* n° 212, 25 avril 1907).

Epithéliomes cutanés. — Il existe de grandes divergences sur la valeur des rayons X dans le traitement des épithéliomes cutanés et des sarcomes. Ces divergences peuvent tenir à différentes causes, mais surtout à la manière dont ils sont appliqués. Béclère, Belot, Lerrede, Holzknecht, Lassar Schiff, etc., ont rapporté de nombreux cas de guérison.

Nous avons vu des cas très remarquables de guérison dans les services de Beclère, à Saint-Antoine, et de Danlos, à Saint-Louis. Voici à cet égard la conclusion de Belot : « La radiothérapie guérit objectivement et momentanément la plupart des néoplasies cutanées ; les cicatrices qu'elle permet d'obtenir sont très belles et avec elle, théoriquement, les chances de récidive paraissent devoir être moindres qu'avec les autres procédés. »

Quand on traite par la radiothérapie des néoplasmes récidivants, on peut exposer le malade à une généralisation rapide (Oudin).

Rappelons qu'en ce qui concerne les sarcomes cutanés V. Bergmann réservait la radiothérapie pour les seuls cas inopérables.

Nous ne saurions mieux faire, pour compléter ces courtes indications, que de les faire suivre du résumé de la discussion qui a eu lieu à la Société de dermatologie de Paris à propos du traitement des épithéliomes cutanés par la radiothérapie.

Indications et contre-indications de la radiothérapie dans les épithéliomes cutanéo-muqueux. — Tous les épithéliomes cutanéo-muqueux ne peuvent pas être traités par les rayons X.

Il y a des conditions multiples qui influent sur les résultats du traitement radiothérapique :

1° Le siège de la lésion n'est pas indifférent; relativement au siège, les épithéliomes de la peau des membres et de la face guérissent dans la grande majorité des cas, sauf peut-être ceux situés près des orifices du visage, au voisinage des muqueuses. Sur les muqueuses dermopapillaires il n'en est pas de même. Si, à la lèvre supérieure, les épithéliomes guérissent facilement, sur la lèvre inférieure, sur les muqueuses de la vulve ou du gland, les rayons X peuvent aggraver les lésions épithéliomateuses et en faciliter l'extension.

Ces considérations sont vérifiées par les statistiques de Marcel-Penard (Th. 1906, 208 cas), de Bisserié et Mezerette (*Annales de dermatologie et de syphiligraphie*, 186 cas), de Gastou et Decrossas (57 cas).

2° Toutes les formes ne sont pas justiciables des rayons X, et c'est à ce sujet qu'il importe de préciser nettement les indications et les contre-indications du traitement radiothérapique.

A ce propos, Danlos divise les cas observés en quatre groupes :

A. Epithéliome perlé superficiel et acné cancroïdale. — Ce groupe comprend la majorité des cas. Ici l'indication des rayons X est absolument positive, mais beaucoup d'autres moyens pourraient être employés avec le même succès parmi lesquels le radium, les caustiques, l'excision. Cependant la radiothérapie en constitue le traitement de choix, car il donne de belles cicatrices avec le minimum de dégâts et sans complications de radiodermite, et ne détermine aucune douleur.

B. Epithéliomes a induration profonde. — Les indications sont moins précises, car si les rayons X ont parfois donné de bons résultats, ils ont donné souvent aussi des échecs. Il est à craindre qu'ils ne donnent qu'une cicatrisation de surface qui permette une reprise offensive du cancroïde. Aussi, quand l'opération chirurgicale complète est possible, on doit l'adopter comme donnant une plus grande sécurité.

C. Sarcomes épithélioïdes. — Gastou donne ce nom à des tumeurs cutanées de nature épithéliale avec tendance à la production de cellules du type conjonctif. La facilité avec laquelle certains sarcomes cèdent aux rayons explique les succès obtenus dans le traitement de ces formes, alors que la chirurgie aurait été très probablement impuissante.

L'indication des rayons X est ici formelle.

D. Cancers cutanés mélaniques. — Ici on doit être plus réservé, car les résultats de la radiothérapie sont très incertains, mais il n'y a pas de contre-indication formelle car la chirurgie ne donne en pareil cas que des insuccès ; au reste il semble établi que les rayons bien maniés ne peuvent avoir sur ces cas d'action fâcheuse.

3° L'*évolution* fournit aussi des indications précieuses.

Plusieurs hypothèses peuvent être envisagées :

A. Le cancroïde évolue lentement. — Il y a dans ce cas indication formelle à faire l'essai des rayons, quitte à suspendre si, après un nombre raisonnable de séances, il n'y avait pas de modification favorable.

B. L'épithéliome a une évolution très rapide. — Il doit être traité d'abord chirurgicalement si l'intervention est possible; elle sera immédiatement suivie d'irradiations Röntgen.

C. L'évolution est-elle trop avancée, la tumeur inopérable ? — Il est indiqué de recourir aux rayons X qui exercent une action favorable tant sur la lésion locale que sur l'état général.

En dehors de ces indications générales, il existe deux ordres d'accidents que Danlos a vu survenir chez certains individus, accidents qui, s'ils pouvaient être prévus, seraient une contre-indication formelle à l'emploi des rayons X dans ces cas particuliers.

1° En dehors de la radiodermite, dont l'éventualité doit toujours être envisagée, il existe une première série de faits dans lesquels l'épithéliome soumis aux rayons prend une *marche rapidement progressive* après une période d'amélioration.

2° Le second phénomène est marqué par l'apparition de *poussées ganglionnaires* se faisant avec une acuité dont il n'existait pas d'exemple avant la radiothérapie.

Dans tous ces cas le traitement radiothérapique doit être suspendu dès que l'on soupçonne la possibilité de ces complications. On peut se demander, avec Béclère et Belot, si ces complications ne sont pas souvent le fait d'un traitement intempestif ou trop longtemps prolongé.

TECHNIQUE

Lérrede insiste sur la nécessité de ne pas traiter un épithéliome de la peau par des doses de rayons X insuffisantes.

Dans tous ces cas il faut, d'après lui, faire absorber par les surfaces malades 10 H. et reprendre au moins une fois cette application après le temps nécessaire, pour que l'effet des rayons soit éteint (une vingtaine de jours environ).

Il est prudent en principe de faire trois applications successives pour éviter l'infection profonde qui a des chances de se produire quand on laisse des éléments épithéliomateux.

Danlos, pour éviter la radiodermite qui peut se produire avec des doses de 10 unités H. recommande de débuter par une séance de 5 H. ; huit ou dix jours après on en fait une autre et plus tard, quand la régression a débuté, on espace les séances de cinq à dix jours.

Ce procédé moins rapide est plus sûr, en ce sens qu'il permet presque toujours d'éviter la radiodermite.

Du reste, il n'y a pas une méthode de traitement radiothérapique des épithéliomes cutanés, mais chaque cas doit être traité selon sa forme, son type, son évolution et sa sensibilité.

ÉPITHÉLIOME CUTANÉ. — *Héliothérapie.* — Épithéliome de l'oreille droite complètement guéri par l'exposition, plusieurs heures chaque jour, aux radiations solaires, pendant quatre semaines à Caux situé à 1.100 mètres au-dessus de Territet. Depuis huit mois la guérison est complète, pas de récidive (*Heilung eines Hautepithelioms durch direkte Sonnenbestrahlung*, par M. Hirschberger, Berliner klinische Wochenschrift, 1905, p. 1310).

Applications thérapeutiques du radium. — Action physiologique de l'émanation du radium.

Dans une communication faite à l'Académie des Sciences (séance du 6 juin 1904) MM. Ch. Bouchard, P. Curie et V. Balthazard ont démontré par des recherches expérimentales sur les souris et les cobayes que les émanations de radium amènent assez rapidement la mort de ses animaux (au bout de 4 à

9 heures) suivant la quantité d'émanation utilisée. La lésion dominante consiste en une congestion pulmonaire intense.

Les animaux qui ont succombé à l'action de l'émanation ont des tissus radioactifs. La radioactivité induite atteint son maximum dans les poils ; la peau rasée est peu radioactive.

Ces savants ont par leurs expériences établi la réalité d'une action toxique de l'émanation du radium introduite par la voie respiratoire et agissant sur le revêtement cutané.

Lupus vulgaire. — *Action du rayonnement du radium.* — « Dans les lupus le traitement n'est vraiment pratique que pour les petites lésions. Il donne d'excellents résultats, et ceux-ci me paraissent durables. Si les lupus sont étendus, les résultats obtenus sont également très bons, mais ils demandent une longue patience, en raison de la multiplicité des applications. Pour ces derniers, je considère que l'emploi des rayons X est infiniment supérieur. Néanmoins leur emploi par les ampoules radifères n'est pas sans intérêt. En plaçant celles-ci par exemple, au milieu d'un vaste placard en activité, assez longtemps pour déterminer la dermite ulcéreuse nécessaire à la guérison, on voit, au bout de quelques semaines une cicatrice blanche, lisse et unie, se montrer au milieu du tissu morbide en activité, et la guérison partielle obtenue se maintient longtemps, même dans les lupus à tendance récidivante. On dirait que le radium a donné à la cicatrice une immunité qui pendant plusieurs années la protège contre les récidives » (Danlos).

Le traitement par le radium doit être recommandé le plus souvent comme traitement complémentaire. Il convient principalement pour le traitement des foyers lupiques isolés qui se trouvent habituellement à la limite des grandes plaques de lupus, mais surtout des nodules disséminés dans les cicatrices et qui sont souvent le point de départ des récidives.

Ce corps paraît donner des résultats favorables, dans le lupus érythémateux fixe (Belot).

Le radium donne encore de bons résultats dans le traitement des naevi vasculaires (Danlos, Rehms et Salmon, Wickham et Degrais). Le radium réussit également bien dans les taches de vin, plates, de niveau avec la peau. Le traitement est en général long (*Annales de dermatologie*, décembre 1906, p. 478).

Appliqué au traitement des petits épithéliomes cutanés, le radium amène leur disparition d'une manière analogue aux rayons X, quoique moins rapide (Belot).

Wickham et Degrais ont présenté à la Société française de dermatologie et de syphiligraphie (6 juin 1907), un cas de lichen ruber plan localisé, rapidement guéri par des applications de radium.

Il est important dans cette thérapeutique de définir le produit que l'on utilise et de doser exactement son rayonnement total et celui de ses composantes. Ce n'est qu'en procédant de cette façon, que les observations deviendront comparables et que la méthode pourra progresser.

TABLE DES MATIÈRES

APPENDICE

TABLE ALPHABÉTIQUE DES MATIÈRES

EVREUX, IMPRIMERIE CH. HÉRISSEY ET FILS

FÉLIX ALCAN, Éditeur

ANCIENNE LIBRAIRIE GERMER BAILLIÈRE ET Cⁱᵉ

MÉDECINE — SCIENCES

CATALOGUE

DES

Livres de Fonds

TABLE DES MATIÈRES

*On peut se procurer tous les ouvrages
qui se trouvent dans ce Catalogue par l'intermédiaire des libraires
de France et de l'Étranger.*

*On peut également les recevoir franco par la poste,
sans augmentation des prix désignés, en joignant à la demande
des timbres-poste français ou un mandat sur Paris.*

108, BOULEVARD SAINT-GERMAIN, 108
PARIS, 6ᵉ

JANVIER 1907

EN COURS DE PUBLICATION :

MANUEL
D'HISTOLOGIE
PATHOLOGIQUE

PAR

V. CORNIL
ET
L. RANVIER

Professeur à la Faculté de médecine,
Membre de l'Académie de médecine,
Médecin de l'Hôtel-Dieu,

Professeur au Collège de France,
Membre de l'Institut,
Membre de l'Académie de médecine,

AVEC LA COLLABORATION DE MM.

A. BRAULT
M. LETULLE

Médecin de l'hôpital Lariboisière,
Chef des travaux pratiques d'anatomie
pathologique à la Faculté de médecine.

Professeur agrégé à la Faculté
de médecine,
Médecin de l'hôpital Boucicaut.

Troisième édition entièrement refondue

Publiés :

TOME PREMIER

Par MM. **CORNIL, RANVIER, BRAULT**, Fernand **BEZANÇON**, professeur agrégé
à la Faculté de médecine, médecin des hôpitaux; **Maurice CAZIN**, chef de laboratoire à la Faculté de médecine.

> GÉNÉRALITÉS SUR L'HISTOLOGIE NORMALE. — CELLULES ET TISSUS
> NORMAUX. — GÉNÉRALITÉS SUR L'HISTOLOGIE PATHOLOGIQUE. — ALTÉRATIONS DES CELLULES ET DES TISSUS. — DES INFLAMMATIONS. —
> DES TUMEURS. — NOTIONS ÉLÉMENTAIRES SUR LES BACTÉRIES. —
> LÉSIONS DES OS ET DES TISSUS CARTILAGINEUX. — ANATOMIE PATHOLOGIQUE DES ARTICULATIONS. — DES ALTÉRATIONS DU TISSU CONJONCTIF.
> — LÉSIONS DES MEMBRANES SÉREUSES.

1 fort volume grand in-8, avec 369 gravures en noir et en couleurs........ **25 fr.**

TOME DEUXIÈME

Par MM. **G. DURANTE**, chef de-laboratoire à la Maternité; **J. JOLLY, H. DOMINICI,
GOMBAULT**, médecin des hôpitaux et **Cl. PHILIPPE**, chef de laboratoire à la
Salpêtrière.

> MUSCLES. — SANG ET HÉMATOPOIÈSE. — CERVEAU.
> MOELLE. — NERFS.

1 fort volume grand in-8, avec 202 gravures en noir et en couleurs........ **25 fr.**

TOME TROISIÈME

Par MM. **GOMBAULT**, médecin des hôpitaux; **NAGEOTTE** et A. **RICHE**, médecins de
Bicêtre; **G. DURANTE; R. MARIE**, médecin des hôpitaux; Fernand **BEZANÇON**,
Th. LEGRY, professeurs agrégés à la Faculté de médecine, médecins des hôpitaux.

> SYSTÈME NERVEUX CENTRAL (CERVEAU ET MOELLE ÉPINIÈRE). — NERFS. —
> CŒUR ET VAISSEAUX. — RATE. — GANGLION LYMPHATIQUE. — LARYNX.

1 fort volume grand in-8, avec 382 gravures en noir et en couleurs. 1906... **30 fr.**

Le tome IV, complétant l'ouvrage, par MM. BRAULT, MILIAN, CHATELLIER, LEGRY, CRITZMANN, LETULLE, N. HALLÉ, COURCOUX, DECLOUX,
paraîtra à la fin de l'année 1907.

E. BOUCHUT
Professeur agrégé à la Faculté de médecine,
Médecin des hôpitaux de Paris.

et

A. DESPRÉS
Professeur agrégé à la Faculté de médecine,
Chirurgien des hôpitaux de Paris.

DICTIONNAIRE DE MÉDECINE

ET DE

THÉRAPEUTIQUE MÉDICALE ET CHIRURGICALE

Comprenant le résumé de toute la Médecine et de toute la Chirurgie,
les indications thérapeutiques de chaque Maladie,
la Médecine opératoire, les Accouchements, l'Oculistique, l'Odontotechnie, l'Électrisation,
la Matière médicale, les Eaux minérales
et un formulaire spécial pour chaque maladie.
Avec 1097 gravures d'anatomie pathologique, de bactériologie, de médecine opératoire,
d'appareils chirurgicaux, d'obstétrique, de botanique, etc.

Septième édition très augmentée, revue et mise au courant

PAR LES DOCTEURS

G. MARION, Professeur agrégé à la Faculté de médecine de Paris, Chirurgien des hôpitaux
de Paris, et **F. BOUCHUT**.

Un fort volume in-4, de 1575 pages. Broché............................... **25 fr.**
Relié... **30 fr.**

THÉRAPEUTIQUE

des

MALADIES DE LA PEAU

par le Professeur **UNNA**, de Vienne
Traduit de l'allemand, avec Introduction et Notes
PAR LES DOCTEURS DOYON ET SPILLMANN

1 volume grand in-8.. **10 fr.**

H.-S. FRENKEL
Directeur de l'établissement pour la rééducation motrice à Heiden (Suisse)
Lauréat de l'Académie de médecine.

L'ATAXIE TABÉTIQUE

Ses Origines, son Traitement par la rééducation des mouvements
Trad. de l'allemand par le Dr Van Biervliet (de Bruxelles)
Préface de M. le professeur RAYMOND.

1 vol. grand in-8, avec 132 gravures.............................. **8 fr.**

F. LE DANTEC, chargé du cours d'embryologie générale à la Sorbonne.

TRAITÉ	INTRODUCTION A LA
# DE BIOLOGIE	# PATHOLOGIE GÉNÉRALE
1 fort vol. gr. in-8, 2e éd., avec 101 gr. **15 fr.**	1 fort. vol. grand in-8, avec gravures. **15 fr.**

A. CHASSEVANT, Professeur agrégé à la Faculté de médecine de Paris.

PRÉCIS DE CHIMIE PHYSIOLOGIQUE

1 fort vol. grand in-8, avec figures.............................. **10 fr.**

DERNIÈRES PUBLICATIONS MÉDICALES

Jean CAMUS et **Ph. PAGNEZ**, anciens internes de la Salpêtrière.

ISOLEMENT ET PSYCHOTHÉRAPIE

TRAITEMENT DE L'HYSTÉRIE ET DE LA NEURASTHÉNIE

PRATIQUE DE LA RÉÉDUCATION MORALE ET PHYSIQUE

Préface de M. le professeur **Déjerine**, médecin de la Salpêtrière.

1 fort vol. grand in-8.. **9 fr.**

H. DURET, ex-Chirurgien des hôpitaux de Paris,
Professeur de clinique chirurgicale à la Faculté libre de Lille.

LES TUMEURS DE L'ENCÉPHALE

(MANIFESTATIONS ET CHIRURGIE)

1 fort vol. grand in-8, avec 297 figures dans le texte................................ **20 fr.**

F. TERRIER, Professeur   **M. AUVRAY**, Professeur agrégé
à la Faculté de médecine de Paris, Chirurgiens des hôpitaux.

Chirurgie du Foie et des Voies biliaires

I. *Traumatismes du foie et des voies biliaires. — Foie mobile. — Tumeurs du foie et des voies biliaires.* 1 vol. gr. in-8, avec 50 gravures dans le texte................. **10 fr.**

II. *Echinococcose hydatique commune. — Kystes alvéolaires. — Suppurations hépatiques. — Abcès tuberculeux intra-hépatique. — Abcès de l'actinomycose.*
1 vol. gr. in-8, avec 47 figures... **12 fr.**

TRAITEMENT DES LUXATIONS

PAR LES DOCTEURS

A. HENNEQUIN   et   **Robert LŒWY**

1 fort volume grand in-8, avec gravures.. **15 fr.**

Le Cerveau et la Moelle épinière

Par le Dr **Ch. DEBIERRE**, professeur d'anatomie à la Faculté de médecine de Lille.

1 vol. grand in-8, avec gravures et planches..................................... **15 fr.**

BERGER (E.) et **LŒWY (R.)**. **Les affections oculaires d'origine génitale chez la femme.** 1 vol. in-16.. **3 fr.**

ESTOR (E.), professeur à la Faculté de médecine de Montpellier. **Guide pratique de chirurgie infantile.** 1 vol. in-8, avec 165 gravures............................ **8 fr.**

FÉRÉ (Ch.), médecin de Bicêtre. **Travail et plaisir.** *Études expérimentales de psycho-mécanique.* 1 vol. gr. in-8, avec 200 gravures................................. **12 fr.**

FLEURY (Dr Maurice de). **Manuel pour l'étude des maladies du système nerveux.** 1 fort vol. gr. in-8, avec 133 gravures en noir et en couleurs, cart. (*Couronné par l'Académie de médecine*).. **25 fr.**

GRASSET, professeur à la Faculté de médecine de Montpellier. **Demifous et demiresponsables.** 1 vol. in-8.. **5 fr.**

GUÉPIN (A.). **Le traitement de l'hypertrophie sénile de la prostate.** 1 v. in-16. **2.50**

INGEGNIEROS (J.), professeur à l'Université de Buenos-Ayres. **Le langage musical et ses troubles hystériques.** 1 vol. gr. in-8................................... **6 fr.**

LABADIE-LAGRAVE (F.), méd. des hôp. de Paris, et **LEGUEU (F.)**, prof. agrégé à la Faculté de médecine de Paris, chir. des hôp. **Traité médico-chirurgical de gynécologie.** *3e édition revue et augmentée.* 1 fort vol. gr. in-8, avec 378 grav., cart. à l'anglaise... **25 fr.**

LAGRANGE (Dr F.). **Le traitement des affections du cœur par l'exercice et le mouvement.** 1 vol. in-8, avec figures.. **6 fr.**

NIMIER (Dr H.), professeur au Val-de-Grâce. **Blessures du crâne et de l'encéphale par coup de feu.** *Étude de chirurgie nerveuse.* 1 vol. gr. in-8, avec 158 grav..... **15 fr.**

RÉCENTES PUBLICATIONS
MÉDICALES ET SCIENTIFIQUES

Pathologie et thérapeutique médicales.

ALBERT-WEIL (E.), chargé du service d'électrothérapie de la Clinique chirurgicale infantile de l'hôpital Tenon. **Manuel d'électrothérapie et d'électrodiagnostic.** 1906. In-16, avec 88 fig. 2ᵉ édition. Cartonné à l'anglaise. (*Récompensé par l'Académie de médecine.*)
4 fr.

BERGER (E.) et LŒWY (R.). **Les affections oculaires d'origine génitale chez la femme.** 1905. 1 vol. in-16. 3 fr.

BONAIN (A.), chirurgien de l'hôpital civil de Brest. **Traité de l'intubation du larynx chez l'enfant et chez l'adulte.** 1902. 1 vol. in-16, avec 50 fig. Cartonné à l'anglaise.- 4 fr.

BOUCHUT ᴇᴛ DESPRÈS, professeurs agrégés à la Faculté de médecine de Paris, médecin et chirurgien des hôpitaux. **Dictionnaire de médecine et de thérapeutique médicale et chirurgicale,** comprenant le résumé de la médecine et de la chirurgie, les indications thérapeutiques de chaque maladie, la médecine opératoire, les accouchements, l'oculistique, l'odontotechnie, les maladies d'oreille, l'électrisation, la matière médicale, les eaux minérales, et un formulaire spécial pour chaque maladie. 7ᵉ édit., très augmentée, revue par MM. les Dʳˢ Fernand BOUCHUT et G. MARION, professeur agrégé à la Faculté de médecine de Paris, chirurgien des hôpitaux. 1907. 1 vol. in-4, avec 1097 figures dans le texte : broché, 25 fr. — Relié. 30 fr.

CORNIL (V.), membre de l'Académie de médecine, professeur à la Faculté de médecine de Paris, et BABES, professeur à la Faculté de médecine de Bucarest. **Les bactéries,** leur rôle dans l'histologie pathologique des maladies infectieuses. 2 vol. gr. in-8, contenant la description des méthodes de bactériologie. 3ᵉ édit., 1890, avec 385 fig. en noir et en couleurs dans le texte et 12 planches hors texte. 40 fr.

CORNIL (V.), RANVIER (L.), BRAULT et LETULLE. **Manuel d'histologie pathologique.** Tome I, 1901. 1 vol. grand in-8, avec gravures en noir et en couleurs. 3ᵉ édit., 25 fr. — Tome II, 1902. 1 vol. grand in-8, avec gravures en noir et en couleurs, 25 fr. — Tome III, 1907. 1 fort vol., grand in-8, avec gravures en noir et en couleurs, 30 fr. (Voir détails page 2.)

DAVID, chirurgien-dentiste des hôpitaux de Paris. **Les microbes de la bouche.** 1 vol. in-8, avec 113 gravures en noir et couleurs, lettre-préface de M. PASTEUR. 10 fr.

FÉRÉ (Ch.), médecin de Bicêtre. **L'instinct sexuel.** *Évolution. Dissolution.* 2ᵉ édit. 1902. 1 vol. in-12, cart. 4 fr.

FINGER (Ernest), professeur à l'Université de Vienne. **La syphilis et les maladies vénériennes,** traduit de l'allemand, avec notes, par les docteurs DOYON et SPILLMAN 2ᵉ éd., 1900. 1 v. in-8, avec 6 pl. 12 fr.

GALEZOWSKI (J.) **Le fond de l'œil dans les maladies du système nerveux** 1 vol. in-8, avec 3 pl. en couleurs. 1904. 5 fr.

GLÉNARD, correspondant de l'Académie de médecine. **Les Ptoses viscérales.** 1899. 1 fort vol. in-8. 20 fr.

GUÉPIN (A.). **Le traitement de l'hypertrophie sénile de la prostate.** 1 vol. in-12. 1904. 2 fr. 50

HÉRARD, CORNIL et HANOT. **La phtisie pulmonaire,** étude anatomo-pathologique et clinique. 2ᵉ édit. 1 vol. in-8, avec 65 fig. en noir et en couleurs et 2 planches. 20 fr.

ICARD (S.). **La femme pendant la période menstruelle,** étude de psychologie morbide et de médecine légale. 1 vol. in-8. 6 fr.

KOLISCHER, professeur de gynécologie à Chicago Clinical School. **Les maladies de l'urethre et de la vessie chez la femme,** traduit de l'allemand par le Dr BEUTTNER. 1900. In-12, avec grav. 4 fr.

LABADIE-LAGRAVE, médecin de la Charité, et LEGUEU, professeur agrégé à la Faculté de médecine de Paris, chirurgien des hôpitaux. **Traité médico-chirurgical de gynécologie.** 1 vol. gr. in-8, avec 378 gr. dans le texte, cart. à l'angl. 3ᵉ édit., 1904. (*Couronné par l'Académie des sciences et par l'Académie de médecine*). 25 fr.

LABORDE (J.-V.), de l'Académie de médecine. **Les tractions rythmées de la langue** (traitement physiologique de la mort). 2ᵉ éd., 1897. 1 vol. in-12, avec gravures. 5 fr.

LAGRANGE (Fernand), lauréat de l'Académie des sciences et de l'Académie de médecine. **La médication par l'exercice.** 2ᵉ éd., 1904. 1 fort vol. in-8, avec 69 gravures dans le texte et une carte coloriée hors texte. 12 fr.

— **Les Mouvements méthodiques et la « mécanothérapie ».** 1899. 1 vol. grand in-8, avec 57 gravures. 10 fr.

— **Le traitement des affections du cœur par l'exercice et le mouvement.** 1903. 1 v. in-8, avec fig et une carte coloriée. 6 fr.

LANDOUZY (L.), prof. à la Faculté de medec. de Paris, et HEITZ (Dʳ J.). **La balnéation carbo-gazeuse** (*Spécialisation fonctionnelle des eaux de Royat*). 1906. In-8. 2 fr.

LAUMONIER (J.). **Les nouveaux traitements.** 2ᵉ édit. 1904. 1 vol. in-16, cartonné à l'anglaise. 4 fr.

LAYET (.A), professeur à la Faculté de médecine de Bordeaux **La santé des Européens entre les tropiques.** I. *Le climat. Le sol. Les agents vivants d'agression morbide.* 1906. 1 vol. in-8. 7 fr.

LE DANTEC (F.), chargé de cours à la Sorbonne. **Introduction à la pathologie générale.** 1 fort vol. gr. in-8. av. fig. 1906. 15 fr.

LEGUEU (Voir plus haut : LABADIE-LAGRAVE).

MARVAUD (A.), médecin inspecteur de l'armée, professeur agrégé au Val-de-Grâce. **Les maladies du soldat,** étude étiologique, épidémiologique, clinique et prophylactique. 1 vol. in-8. 1894. (*Ouvrage couronné par l'Académie des sciences*). 20 fr.

MOSSÉ (A.), professeur de clinique médicale à l'Université de Toulouse. **Le diabète et l'alimentation aux pommes de terre.** 1903. 1 vol. grand in-8, avec graphiques. 5 fr.

RILLIET et **BARTHEZ**. **Traité clinique et pratique des maladies des enfants.** 3ᵉ édition, par BARTHEZ et SANNÉ. — TOME Iᵉʳ. *Maladies du système nerveux, de l'appareil respiratoire.* 1 fort vol. gr. in-8. 16 fr.

TOME II. *Maladies de l'appareil circulatoire, de l'appareil digestif et de ses annexes, de l'appareil génito-urinaire, de l'appareil de l'ouïe, maladies de la peau.* 1 fort vol. gr. in-8. 14 fr.

TOME III, terminant l'ouvrage. *Maladies spécifiques, maladies générales constitutionnelles.* 1 fort vol. gr. in-8. 25 fr.

SIMON (P.), professeur à la Faculté de médecine de Nancy. **Manuel de percussion et d'auscultation.** 1895. In-12. 4 fr.

SPRINGER. La croissance. Son rôle en pathologie. Essai de pathologie générale. 1 vol. in-8. 1890. 6 fr.

UNNA, professeur à l'Université de Vienne. **Thérapeutique des maladies de la peau.** Traduit de l'allemand par les Dʳˢ DOYON et SPILLMANN. 1 vol. grand in-8. 10 fr.

Revue de médecine. Directeurs, MM. BOUCHARD, BRISSAUD, CHAUVEAU, LANDOUZY, LÉPINE, PITRES, ROGER et VAILLARD ; Rédacteurs en chef, MM. LANDOUZY et LÉPINE ; Secrétaire de la rédaction, Dʳ JEAN LÉPINE (v. p. 30).

Maladies nerveuses et mentales

BERNARD LEROY. **L'Illusion de fausse reconnaissance.** 1 vol. in-8. 1898. 4 fr.
— **Le Langage.** *Essai sur la fonction normale et pathologique de cette fonction.* 1 vol. in-8. 1906. 5 fr.

BINET. **Les altérations de la personnalité.** 2ᵉ édit. In-8, cart. 6 fr.

CAMUS (J.) et PAGNIEZ (Ph.). **Isolement et psychothérapie.** *Traitement de l'hystérie et de la neurasthénie, pratique de la rééducation morale et physique* Préface de M. le Pʳ DEJERINE. 1904. Gr. in-8. 9 fr.

DAREL. **La Folie.** *Ses causes. Sa thérapeutique.* 1 v. in-8. 1901 4 fr.

DEGA (Mˡˡᵉ G.). **Essai sur la cure préventive de l'hystérie féminine par l'éducation.** 1 vol. in-8. 1898. 3 fr.

DUMAS, chargé du cours de psychologie expérimentale à la Sorbonne. **La tristesse et la joie.** 1 vol. in-8. 1900. 7 fr. 50

FÉRÉ (Ch.), médecin de Bicêtre. **Le traitement des aliénés dans les familles.** 1 vol. in-18. 3ᵉ éd, cart. à l'angl. 4 fr.
— **Les épilepsies et les épileptiques.** 1 vol. gr. in-8, avec 67 gravures et 12 planches hors texte. 20 fr.
— **Pathologie des émotions,** études cliniques et physiologiques. 1 vol. grand in-8, avec fig. 12 fr.
— **La Famille névropathique.** Théorie tératologique de l'hérédité et de la prédisposition morbides et de la dégénérescence. 1 vol. in-12. 2ᵉ éd., 1898, avec 25 grav. dans le texte, cart. à l'angl. 4 fr.
— **Dégénérescence et criminalité.** 1 vol. in-12. 3ᵉ édit. 1895. 2 fr. 50

FLEURY (Maurice de). **Introduction à la médecine de l'esprit.** 1 vol. in-8, avec fig. 7ᵉ éd., 1904. (*Couronné par l'Académie française et par l'Académie des sciences*). 7 fr. 50
— **Les grands symptômes neurasthéniques.** *Pathogénie et traitement.* 2ᵉ éd., 1902. 1 vol. in-8, avec figures. 7 fr. 50
— **Manuel pour l'étude des maladies du système nerveux.** Gr. in-8, avec 133 grav. en noir et en coul., cart. à l'angl. 1904. 25 fr.
(*Ces deux ouvrages ont été couronnés par l'Académie de médecine.*)

FRENKEL. **L'Ataxie tabétique.** *Son traitement par la rééducation des mouvements.* Traduit de l'allemand par le Dʳ Van BIERVLIET Préface du Prof. RAYMOND. 1 fort vol. gr in-8, av. 132 grav 1906. 8 fr.

GRASSET, professeur de la Faculté de médecine de Montpellier. **Les maladies de l'orientation et de l'équilibre.** 1901. 1 vol. in-8, avec grav., cart à l'angl. 6 fr.
— **Demifous et démiresponsables.** 1 vol. in-8. 1907. 5 fr.

HARTENBERG (P.). **Les timides et la timidité.** 2ᵉ éd. 1 vol. in-8. 5 fr.

ICARD (S.). **La femme pendant la période menstruelle,** étude de psychologie morbide et de médecine légale. 1 vol. in-8. 6 fr.

INGEGNIEROS (J.), professeur à l'Université de Buenos-Ayres. **Le Langage musical et ses troubles hystériques.** Gr. in-8. 6 fr.

JANET (Pierre), professeur au Collège de France, et RAYMOND (F.), professeur de la clinique des maladies nerveuses à la Salpêtrière. **Névroses et idées fixes.** — I. *Études expérimentales sur les troubles de la volonté, de l'attention, de la mémoire, sur les émotions, les idées obsédantes et leur traitement,* par P. JANET. 1 vol. gr. in-8, avec 92 fig. 2ᵉ édit. 1904. 12 fr.
II. — *Névroses, maladies produites par les émotions, les idées obsédantes et leur traitement,* par F. RAYMOND et Pierre JANET. 1899. 1 vol. gr. in-8, avec 97 grav. 14 fr.
(*Ouvrage couronné par l'Académie des sciences et par l'Académie de médecine.*)
— **Les obsessions et la psychasthénie.** I — *Études cliniques et expérimentales sur les idées obsédantes, les impulsions, les manies*

mentales, la folie du doute, les tics, les agitations, les phobies, les délires du contact, les angoisses, les sentiments d'incomplétude, la neurasthénie, les modifications des sentiments du réel, leur pathogénie et leur traitement. 1903. 1 vol. grand in-8, avec gravures.   18 fr.

II. — *États neurasthéniques, aboulies, incomplétude, agitations et angoisses diffuses, algies, phobies, délires du contact, tics, manies mentales, folies du doute, idées obsédantes, impulsions.* 1903. 1 vol. grand in-8, avec gravures.   14 fr.

LANGE, professeur à l'Université de Copenhague **Les émotions.** Traduit de l'allem. par G. DUMAS. 2e édit., 1902. 1 vol. in-12. 2 fr. 50

LÉVY (P.-E.). **L'Éducation rationnelle de la volonté,** *son emploi thérapeutique.* Préface de M. le Prof. BERNHEIM. 5e édit., 1905. 1 vol in-12, cart. à l'angl.   4 fr.

MAUDSLEY. **Le crime et la folie.** 1 vol. in-8. 6e édit. Cart. 6 fr.

PHILIPPSON. **L'autonomie et la centralisation des centres nerveux.** 1906. In-8.   5 fr.

RAYMOND (Pr F.). Voyez JANET (Pierre) et RAYMOND, ci-dessus.

RODET (P.) **Morphinisme et morphinomanie.** 1 vol. in-12, cart. à l'angl. (*Couronné par l'Académie de médecine.*)   4 fr.

ROGUES DE FURSAC (J.), ancien chef de clinique à la Faculté de Médecine de Paris. **Manuel de psychiatrie.** 2° édit. 1906. 1 vol. in-16, cartonné à l'anglaise.   4 fr.

SEGUIN (E .) **Traitement et éducation des idiots et autres enfants arriérés.** Préface du Dr BOURNEVILLE. 1906 1 v. in-8. 10 fr.

SOLLIER (P.). **Genèse et nature de l'hystérie.** 2 vol. in-8. 1897. 20 fr.

— **L'hystérie et son traitement.** 1 vol. in-12, cart. 1901. 4 fr.

TISSIÉ (Ph.). **Les rêves,** pathologie, physiologie. 1 v. in-18. 2 fr. 50

VOISIN (Jules), médecin de la Salpêtrière. **L'idiotie,** *psychologie et éducation de l'idiot.* 1893. 1 vol. in-12.   4 fr.

— **L'Epilepsie.** 1 vol. gr. in-8. 1897 (*Cour. par l'Acad. de méd.*). 6 fr.

Psychologie expérimentale.

BINET (Alfred), directeur du laboratoire de psychologie physiologique à la Sorbonne. **La psychologie du raisonnement.** *Recherches expérimentales par l'hypnotisme.* 3e édit, 1903. 1 vol. in-18. 2 fr. 50

— **Les Révélations de l'écriture.** 1 vol. in-8, avec grav. 1906. 5 fr.

CRÉPIEUX-JAMIN (J.). **L'écriture et le caractère.** 4e édit., 1896. 1 vol. in-8.   7 fr. 50

DANVILLE (Gaston). **Psychologie de l'amour.** 4e édit., 1907. 1 vol. in-18.   2 fr. 50

DUMAS (G), chargé du cours de psychologie expérimentale à la Sorbonne. **Le Sourire** *Psychologie et physiologie,* avec figures. 1 vol. in-16.   2 fr. 50

EGGER (V.), professeur à la Sorbonne. **La parole intérieure.** 2e édit. 1904. 1 vol. in-8.   5 fr.

FOUCAULT (M.), maître de conférences à l'Université de Montpellier. **Le Rêve** (*Recherches et observations*). 1 vol. in-8.   5 fr.

GLEY (E.), membre de l'Académie de médecine, professeur agrégé de la Faculté de Médecine de Paris. **Etudes de psychologie physiologique et pathologique.** 1903. 1 vol. in-8.   5 fr.

GODFERNAUX (A.). **Le sentiment et la pensée et leurs principaux aspects physiologiques.** 2e édit. 1 vol. in-16. 1905. 2 fr. 50

GRASSET (J.), professeur à l Faculté de médecine de Montpellier. **Demifous et demiresponsables.** 1907. 1 vol. in-8.   5 fr.

HOFFDING, professeur à l'université de Copenhague. **Esquisse d'une psychologie fondée sur l'expérience,** trad. POITEVIN, préface de PIERRE JANET. 3e édit. 1905. 1 vol. in-8.   7 fr. 50

JAMES (William). **La théorie de l'émotion.** Trad. de l'anglais. Introd. par G. DUMAS, prof. à la Sorbonne. 2e édit. 1906. 1 vol. in-16. 2 fr. 50

JANET (Pierre), professeur au Collège de France. **L'automatisme
psychologique.** 5° édit., 1907. 1 vol. in-8.　　　　7 fr. 50
LAUVRIÈRE (E). **Edgar Poë.** *Sa vie et son œuvre. Étude de psychologie pathologique.* (*Couronné par l'Académie de médecine*). 1 vol.
in-8. 1905.　　　　10 fr.
MALAPERT (P.). **Les éléments du caractère et leurs lois de
combinaison.** 1905. 1 vol. in-8. 2° édition　　　　5 fr.
MASSELON (R.), médecin adjoint de l'asile de Clermont. **La Mélan-
colie.** étude médicale et psychologique. 1906. 1 vol. in-16, cart. 4 fr.
MOSSO, professeur à l'Université de Turin. **La peur.** *Étude psycho-
physiologique.* 2° édit., 1902. 1 vol. in-18, avec grav.　　2 fr. 50
— **La fatigue intellectuelle et physique**, traduit de l'italien par
P. LANGLOIS. 3° édit., 1903. 1 vol. in-18, avec grav. 2 fr. 50
NAYRAC (J.-P.). **Physiologie et psychologie de l'attention**
(*Ouvrage récompensé par l'Institut*). 1 vol. in-8. 1906.　　3 fr. 75
PHILIPPE (J.), chef des travaux au laboratoire de psychologie physio-
logique à la Sorbonne. **L'image mentale.** 1903. 1 vol. in-18,
avec figures.　　　　2 fr. 50
— et BONCOUR (G.-Paul). **Les anomalies mentales chez les
écoliers.** *Étude médico-pédagogique.* 2° édit. (*Couronné par l'Ins-
titut*). 1907. 1 vol. in-16　　　　2 fr. 50
PIDERIT. **La mimique et la physiognomonie.** In-8, av. 100 gr. 5 fr.
RIBOT (Th.), de l'Institut, directeur de la *Revue philosophique*. **La psychologie de l'attention.** 7° édit., 1905. 1 vol. in-18.　2 fr. 50
— **L'hérédité psychologique.** 8° édit., 1906. 1 vol. in-8. 7 fr. 50
— **La psychologie des sentiments.** 5° édit., 1907. In-8. 7 fr. 50
— **Essai sur les passions.** 1907. 1 vol. in-8.　　3 fr. 75
SAINT-PAUL (G.), médecin-major de l'armée. **Le langage intérieur
et les paraphasies** (*la fonction endophasique*). 1904. 1 vol.
in-8.　　　　5 fr.
SOLLIER (P.). **Le problème de la mémoire.** *Essai de psycho-
mécanique.* 1900. 1 vol in-8.　　　　3 fr. 75
— **Les phénomènes d'autoscopie.** 1903. 1 vol. in-18, avec
gravures.　　　　2 fr. 50
TARDIEU (Emile). **L'ennui.** *Étude psychologique.* 1903. 1 vol. in-8. 5 fr.
THOMAS (P.-F.). **La suggestion,** *son rôle dans l'éducation.* 1895.
1 vol. in-18.　　　　2 fr. 50
WUNDT. **Hypnotisme et suggestion,** traduit de l'allemand par
E. KELLER. 2° édit., 1902. 1 vol. in-18.　　　　2 fr. 50
Journal de psychologie normale et pathologique, par les
professeurs PIERRE JANET et G. DUMAS. (Voir page 34.)

Psychologie pathologique.

DUPRAT. **L'instabilité mentale,** essai sur les données de la psycho-
pathologie. 1 vol. in-8. 1899.　　　　5 fr.
— **Les causes sociales de la folie.** 1900. 1 vol. in-12. 2 fr. 50
DURKHEIM (Em.), chargé de cours à la Sorbonne. **Le suicide.** 1 vol.
in-8. 1897.　　　　7 fr. 50
GRASSET (Pr J.). **Demifous et demiresponsables.** 1 vol. in-8.
1907.　　　　5 fr.
GURNEY, MYERS et PODMORE. **Les hallucinations télépathiques,**
adaptation de l'anglais par L. MARILLIER, avec préface de
M Ch. RICHET 4° édit., 1903. 1 vol. in-8.　　　　7 fr. 50
MURISIER. professeur à l'Université de Neufchâtel. **Les maladies du
sentiment religieux.** 1 vol. in-12, 2° édit. 1905.　　2 fr. 50
MYERS. **La personnalité humaine.** *Sa survivance. Ses manifestations supernormales,* traduit par le Dr JANKELEVITCH. 2° édit.
1 vol. in-8. 1906.　　　　7 fr. 50

NORDAU (Max). **Dégénérescence.** 2 vol. in-8, 6ᵉ édit., 1903. 17 fr. 50
RIBOT (Th.), de l'Institut. **Les maladies de la mémoire.** 19ᵉ édit.,
1907. 1 vol. in-18 .... 2 fr. 50
— **Les maladies de la volonté.** 22ᵉ édit., 1906. In-18. 2 fr. 50
— **Les maladies de la personnalité.** 1ʳᵉ édit., 1905. In-18. 2 fr. 50
SOLLIER (P.). **Psychologie de l'idiot et de l'imbécile.** 2ᵉ édit.,
1901, 1 vol. in-8, avec planches. .... 5 fr.

Hygiène. — Thérapeutique. — Pharmacie.

BOSSU. **Petit compendium médical.** Quintessence de pathologie,
thérapeutique et médecine usuelle. 6ᵉ éd., 1901. 1 vol. in-32, cart.
à l'angl. .... 1 fr. 25
BOUCHARDAT (A.) et (G.), membres de l'Académie de médecine.
Nouveau Formulaire magistral, 1904, 33ᵉ édition, revue et
augmentée de formules nouvelles, d'une *Note sur l'alimentation dans
le diabète sucré* et de la *Liste complète des mets permis aux glyco-
suriques.* 1 vol. in-18, cartonné à l'anglaise. .... 4 fr.
BOUCHARDAT (A.) et DESOUBRY. **Nouveau formulaire vétérinaire** 6ᵉ édit. conforme au nouveau Codex, revue et augmentée.
1904 1 vol. in-18, cartonné à l'anglaise. .... 4 fr.
DEMENŸ (G.), professeur du cours d'éducation physique de la Ville de
Paris et de gymnastique appliquée à l'école de gymnastique militaire
de Joinville-le-Pont. **Les bases scientifiques de l'éducation
physique.** 3ᵉ édition, 1906. 1 vol. in-8, avec 198 fig. Cart. 6 fr.
— **Mécanisme et éducation des mouvements.** 2ᵉ édit., 1904.
1 vol. in-8, avec 565 figures, cartonné à l'anglaise. .... 9 fr.
— PH LIPPE (J.) et RACINE. **Cours supérieur d'éducation phy-
sique.** 1904. 1 vol. in-8, avec gravures. .... 4 fr.
DUFOUR (L.), pharmacien de 1ʳᵉ classe. **Manuel de pharmacie
pratique.** 2ᵉ édit., 1903. 1 vol. in-18. .... 3 fr. 50
ICARD (S.). **L'alimentation des nouveau-nés.** Hygiène de l'allaite-
ment artificiel. 1894. 1 vol. in-12, cart. à l'angl., avec 60 grav. 4 fr.
LAGRANGE (F.). **L'hygiène de l'exercice chez les enfants et les
jeunes gens.** 7ᵉ éd., 1901. 1 vol. in-12, cartonné à l'angl. 4 fr.
— **De l'exercice chez les adultes.** 5ᵉ édit., 1904, 1 volume in-12,
cart. à l'angl. .... 4 fr.
LAUMONIER (J.). **Hygiène de l'alimentation dans l'état de
santé et de maladie.** 1 vol. in-12, 3ᵉ édit. 1904, cart. à l'angl.,
avec grav. .... 4 fr.
LEFÉBURE (Cᵗ), directeur de l'école de gymnastique militaire belge.
Méthode de gymnastique éducative. 1 vol. in-8, avec gravures et planches. 1906. .... 5 fr.
LEVILLAIN. **Hygiène des gens nerveux,** 1 vol. in-12. 4ᵉ éd.,
1901, cart. à l'angl. .... 4 fr.
MACÉ, professeur à l'École de pharmacie de Rennes. **Traité pratique
et raisonné de pharmacie galénique.** 1 vol. in-8. .... 6 fr.
— **Manuel d'hygiène athlétique,** à l'usage des lycéens et des jeunes
gens des associations athlétiques. 1 broch. in-32. 1895. .... 50 c.
MOSSO, professeur à l'Université de Turin. **L'éducation physique
de la jeunesse.** 1 vol. in-12, cart. à l'angl. 1895. .... 4 fr.
— **Les exercices physiques et le développement intellectuel.**
1904. 1 vol. in-8°. Cartonné .... 6 fr.
POSKIN (A.), ex-médecin de la Cⁱᵉ des Chemins de fer du Congo.
L'Afrique équatoriale, climatologie, nosologie, hygiène. 1 vol.
in-8, avec fig. 1898. .... 12 fr.
RIBBING, prof. à l'Univ. de Lund (Suède). **L'hygiène sexuelle et
ses conséquences morales.** 3ᵉ éd. In-12, cart. .... 4 fr.
TISSIÉ (Ph.). **La fatigue et l'entraînement physique.** 2ᵉ édit., 1 vol.
in-12, cart. à l'angl. 1904. (*Couronné par l'Acad. de méd.*) 4 fr.

WEBER. **Climatothérapie**, traduit de l'allemand par MM. les docteurs
DOYON et SPILLMANN. 1 vol. in-8.   6 fr.
YVERT (A.), médecin principal de l'armée en retraite. **Causeries
sanitaires.** TOME I. *Théorie des germes.* 1903. 1 vol. in-8. 5 fr.
TOME II. *Désinfection.* 1905. 1 vol. in-8.   6 fr.

Pathologie et thérapeutique chirurgicales

BOECKEL (Jules). **De l'ablation de l'estomac.** 1903. 1 vol in-8,
avec planches.   3 fr. 50
BOURCART, privot-docent à l'Université de Genève, et CAUTRU.
Le ventre. *Étude de la cavité abdominale au point de vue du mas-
sage.* Tome I. *Le rein.* 1 vol. gr. in-8, avec gr. et pl.   10 fr.
CHAUVEL, de l'Académie de médecine. **Études ophtalmolo-
giques.** 1 vol in-8, 1896.   5 fr.
CORNET. **Pratique de la Chirurgie courante.** Préface du
professeur OLLIER. 1 fort vol. in-12, avec 114 grav. 1900. Cart. 4 fr.
DE BOVIS, professeur à l'École de médecine de Reims. **Le cancer du
gros intestin,** *rectum excepté.* 1901. 1 vol. in-8.   5 fr.
DELBET, professeur agrégé de la Fac. de méd. de Paris, chirurgien
des hôpitaux. **Du traitement des anévrysmes.** 1 vol. in-8.   5 fr.
DELORME, médecin inspecteur de l'armée, directeur du Val-de-Grâce.
Traité de chirurgie de guerre. — I. *Histoire de la chirurgie
militaire française, plaies par armes à feu des parties molles.* 1 vol.
gr. in-8, avec 95 fig. dans le texte et 1 planche hors texte. 16 fr.
   II. *Lésions des os par les armes de guerre.* — *Blessures des
régions.* — *Service de santé en campagne.* 1 fort vol. grand in-8,
avec 397 gravures dans le texte.   26 fr.
        (*Ouvrage couronné par l'Académie des sciences.*)
ESTOR (L.), professeur à la Faculté de médecine de Montpellier. **Guide
pratique de chirurgie infantile.** 1904. 1 vol. in-8, avec 165
gravures.   8 fr.
FRAISSE. **Principes du diagnostic gynécologique.** 1901. 1 vol.
in-12, avec gravures.   5 fr.
GAYME (L.). **Essai sur la maladie de Basedow.** Gr. in-8.   6 fr.
KOCHER (Th.). **Les fractures de l'humérus et du fémur.** 1 vol.
gr. in-8, avec 105 figures et 56 planches. 1904.   15 fr.
LABADIE-LAGRAVE, médecin des hôpitaux de Paris, et LEGUEU, prof.
agrégé à la Fac. de méd. de Paris, chirurgien des hôpitaux. **Traité
médico-chirurgical de gynécologie.** 1 vol. gr. in-8, avec 387
gravures dans le texte 3e édit., 1904. Cart. à l'anglaise. (*Couronné
par l'Académie des sciences et par l'Académie de médecine.*) 25 fr.
LEGUEU (Félix), professeur agrégé à la Faculté de médecine de Paris,
chirurgien des hôpitaux. **Leçons de clinique chirurgicale.** 1902.
1 vol. grand in-8, avec gravures.   12 fr.
LEGUEU (voir ci-dessus : LABADIE-LAGRAVE).
MALGAIGNE et LE FORT, professeurs à la Faculté de médecine de
Paris. **Manuel de médecine opératoire.** 9e édit. 2 vol. gr.
in-18, avec 787 fig. dans le texte. 16 fr. Cart. à l'anglaise. 17 fr. 50
NIMIER (H.), médecin principal de l'armée, professeur au Val-de-
Grâce. *Chirurgie nerveuse.* **Blessures du crâne et de l'encéphale par coup de feu.** 1904. 1 vol. gr. in-8, avec 158 grav. 15 fr.
— et DESPAGNET. **Traité élémentaire d'ophtalmologie.** 1894.
1 vol. gr. in-8, avec 432 gravures, cart. à l'angl.   20 fr.
— et LAVAL. **Les projectiles des armes de guerre.** *Leur action
et leurs effets vulnérants.* 1898. 1 vol. in-12, avec gravures. 3 fr.
— **Les explosifs, les poudres, les projectiles d'exercice,**
leur action vulnérante. 1899. 1 vol. in-12, avec gravures.   3 fr.

NIMIER (H.). **Les armes blanches.** *Leur action et leurs effets vulné-rants.* 1899. 1 fort vol. in-12, avec gravures. 6 fr.
(*Ces trois volumes ont été couronnés par l'Académie des sciences.*)
— **De l'infection en chirurgie d'armée.** *Évolution des blessures de guerre.* 1900. 1 fort vol. in-12, avec gravures. 6 fr.
— **Traitement des blessures de guerre.** 1901. 1 fort vol. in-12, avec gravures. 6 fr.
(*Ces cinq volumes ont été récompensés par l'Académie de médecine. — Prix Laborie.*)
POZZI (A.), professeur à l'École de médecine de Reims. **Manuel théorique et pratique d'accouchements.** 4ᵉ édit., 1904. 1 vol. in-12, avec 136 grav., cart. à l'angl. 4 fr.
REBLAUB (Th.). **Des cystites non tuberculeuses chez la femme** (étiologie et pathogénie). 1 vol. in-8. 4 fr.
TERRIER F.), professeur à la Faculté de médecine de Paris, membre de l'Académie de médecine, et PÉRAIRE. **Manuel de petite chirurgie de Jamain.** 8ᵉ éd. refondue. 1901. 1 vol. gr. in-18, avec 572 fig.; cart. à l'angl. 8 fr.
— **Petit Manuel d'antisepsie et d'asepsie chirurgicales.** 1 vol. in-18, avec 70 grav., cart. à l'angl. 1893. 3 fr.
— **Petit manuel d'anesthésie chirurgicale.** 1 vol. in-18, avec grav., cart. à l'angl. 1893. 3 fr.
— **L'opération du trépan.** 1 vol. in-12, avec 222 grav., cart. à l'angl. 1895. 4 fr.
— et E. REYMOND. **Chirurgie de la plèvre et du poumon.** 1 vol. in-12, avec 67 gravures, cart. à l'anglaise. 1899. 4 fr.
— **Chirurgie du cœur et du péricarde.** 1 vol. in-12, avec 79 grav., cart. à l'anglaise. 1898. 3 fr.
— GUILLEMAIN, chir. des hôp., et MALHERBE. **Chirurgie du cou.** 1 vol. in-12, avec 104 grav., cart. à l'angl. 1898. 4 fr.
— **Chirurgie de la face.** 1 vol. in-12, av. 214 grav., 1896. 4 fr.
— et AUVRAY, prof. agrégé à la Faculté de médecine de Paris. **Chirurgie du foie et des voies biliaires.**
TOME I. *Traumatismes du foie et des voies biliaires. — Foie mobile. — Tumeurs du foie et des voies biliaires.* 1901. 1 vol. gr. in-8, avec 50 gravures. 10 fr.
TOME II. *Echinococcose hydatique commune. — Kystes alvéolaires. — Suppurations hépatiques. — Abcès tuberculeux intra-hépatique. — Abcès de l'actinomycose.* 1907. 1 vol. gr. in-8, avec 47 gravures. 12 fr.
VALOIS. **Blessures par grains de plomb de l'organe de la vision,** 1896. 1 vol. in-8. 3 fr.
Congrès français de Chirurgie. *Procès-verbaux, mémoires et discussions.* publiés sous la direction de MM. S. Pozzi et Picqué, secrétaires généraux (Chaque session forme un vol. in-8, avec figures).
1ʳᵉ session, 1885, 14 fr.; 2ᵉ session, 1886, 14 fr.; 3ᵉ à 7ᵉ sessions, 1888 à 1891, chacune, 14 fr.; 6ᵉ à 13ᵉ sessions, 1892 à 1899, chacune, 20 fr ; 14ᵉ à 18ᵉ sessions, 1901 à 1905, chacune. 20 fr.
Revue de Chirurgie. Directeurs : MM F. TERRIER, BERGER, QUENU, PONCET; Rédacteur en chef : M. F. TERRIER. (Voir p. 30.)

Anatomie. — Physiologie.

ALEZAIS, professeur à l'École de médecine de Marseille. **Etudes anatomiques sur le cobaye.** 1903. 1 vol. gr. in-8, avec figures. 8 fr.
ARLOING, professeur à la Faculté de médecine de Lyon. **Les virus.** 1 vol. in-8, avec grav., cart. 6 fr.
BEAUNIS (H.), professeur à la Faculté de médecine de Nancy. **Les sensations internes.** 1 vol. in-8, cart. 6 fr.
BERNSTEIN. **Les sens.** 1 vol. in-8, avec 91 fig., 5ᵉ édit., cart. 6 fr.

BERT (A.) et PELLANDA. La nomenclature anatomique et ses origines. *Explication des termes anciens employés de nos jours.* 1904. 1 vol. in-8. 2 fr.

BONNIER (Dr P.). Physiologie de la voix. 1 vol. in-16, av. grav. 3 fr. 50

BOURDEAU (Louis). Le problème de la mort. 3ᵉ édit. In-8. 5 fr.

— **Le problème de la vie.** 1901. 1 vol. in-8. 7 fr. 50

CHARLTON BASTIAN. Le cerveau et la pensée chez l'homme. 2 vol. in-8, avec grav. cart. 12 fr.

CORNIL, professeur à la Faculté de médecine de Paris, membre de l'Académie de médecine, **RANVIER,** de l'Institut, professeur au Collège de France ; **BRAULT et LETULLE. Manuel d'histologie pathologique.** 3ᵉ édit. entièrement refondue.

    Tome I. *Généralités. — Inflammations. — Tumeurs. — Bactéries. Lésions des os, des tissus, des membranes séreuses,* par MM. Ranvier, Cornil, Brault, F. Bezançon, M. Cazin. 1 vol. gr. in-8, avec 369 grav. en noir et en couleurs. 1900. 25 fr.

    Tome II. *Muscles. — Sang et hématopoïèse. — Cerveau et moelle — Nerfs,* par MM. G. Durante, J Jolly, H. Dominici, A. Gombault, Philippe. 1 vol. gr. in-8, avec grav. en noir et en couleurs. 1902. 25 fr. L'ouvrage complet formera 4 volumes.

    Tome III. *Cerveau. — Centres nerveux inférieurs. — Nerfs. — Cœur, artères et veines. — Vaisseaux et ganglions lymphatiques. Rate. — Larynx.,* par MM. A. Gombault, A. Riche, J. Nageotte, G. Durante, R. Marie, F. Bezançon et Th. Legry. 1 fort vol. gr. in-8, avec 388 gravures en noir et en couleurs. 35 fr.

    Tome IV, terminant l'ouvrage, paraîtra fin 1907.

CORNIL et BABES, professeur à la Faculté de médecine de Bucarest. **Les bactéries et leur rôle dans l'histologie pathologique des maladies infectieuses.** 2 vol. gr. in-8, contenant la description des méthodes de bactériologie. 3ᵉ édit., 1890, avec 385 figures en noir et en coul. dans le texte, et 10 pl. hors texte. 40 fr.

CYON (E. de). Les nerfs du cœur. *Anatomie et physiologie.* 1 vol. gr. in-8, avec 42 gravures. 1905. 6 fr.

DEBIERRE (Ch.), professeur à la Faculté de médecine de Lille. **Traité élémentaire d'anatomie de l'homme** (anatomie descriptive et dissection, avec notions d'organogénie et d'embryologie générale). 2 vol. grand in-8, avec 965 grav. en noir et en couleurs dans le texte. 1890-91. (*Couronné par l'Académie des sciences*). 40 fr.

    On vend séparément :

    Tome I. Manuel de l'amphithéâtre : *Système locomoteur, système vasculaire, nerfs périphériques.* 1 vol. in-8, avec 450 fig. 1890. 20 fr.

    Tome II. *Système nerveux central, organes des sens, splanchnologie, système vasculaire, système nerveux périphérique.* 1 vol. in-8, avec 515 gravures, 1891. 20 fr.

    Les mêmes, en cart. anglais, 1 fr. 50 de plus par volume.

— **Atlas d'ostéologie,** comprenant les articulations des os et les insertions musculaires. 1 vol. in-4, avec 253 grav. en noir et couleurs, cart., 1895. 12 fr.

— **Leçons sur le péritoine.** 1900. 1 vol. in-8, avec 58 figures. 4 fr.

— **L'embryologie en quelques leçons.** 1902. 1 vol. in-8, avec figures. 4 fr.

— **Le cerveau et la moelle épinière.** 1 vol. in-8, avec gravures. 1907. 15 r.

DUVAL (Mathias), de l'Académie de médecine, prof. à la Fac. de méd. de Paris. **Le placenta des rongeurs.** 1 fort vol. in-4. avec 106 fig. dans le texte et un atlas de 22 pl. en taille-douce hors texte. 1893. 40 fr.

— **Le placenta des carnassiers.** 1 fort vol. in-4, avec 46 grav. dans le texte et un atlas de 13 planches en taille-douce. 1895. 25 fr.

DUVAL (M.). **Études sur l'embryologie des cheiroptères.** *L'ovule, la gastrula, le blastoderme et l'origine des annexes chez le murin.* 1 fort vol. in-8, avec 29 fig. dans le texte et 5 pl. en taille-douce, 1899. 15 fr.

FAU. **Anatomie des formes du corps humain,** à l'usage des peintres et des sculpteurs. 1 atlas in-folio de 25 planches, avec texte explicatif. Prix : fig. noires. 15 fr. — Figures coloriées. 30 fr.

FÉRÉ (Ch.), médecin de Bicêtre. **Travail et plaisir.** *Études expérim. de psycho-mécanique.* 1904. Gr. in-8, av. 200 fig. 12 fr.

GALIPPE (V.), de l'Académie de médecine. **Étude sur l'hérédité des anomalies des maxillaires et des dents.** 1902. 1 vol. in-8. 1 fr. 50

GELLÉ (E.-M.), membre de la Société de biologie. **L'audition et ses organes.** 1 vol. in-8, avec grav., cart. à l'angl. 1899. 6 fr.

HERZEN. **Causeries physiologiques.** 1899. 1 vol. in-12. 3 fr. 50

JAVAL (E.), de l'Académie de médecine. **Physiologie de la lecture et de l'écriture.** 2e édit. 1906. 1 vol. in-8, av. 96 grav., cart. 6 fr.

KŒNIG (C.-J.). **Contribution à l'étude expérimentale des canaux semi-circulaires.** 1 vol. in-8. 1897. 3 fr. 50

LAGRANGE (F.), lauréat de l'Institut. **Physiologie des exercices du corps.** 1 vol. in-8 7e édition, cart. à l'angl. 6 fr.

LANGLOIS (P.), professeur agrégé à la Faculté de médecine de Paris. **Les capsules surrénales.** 1 vol. in-8. 1897. 4 fr.

LE DANTEC (F.), chargé du cours d'embryologie générale à la Sorbonne. **Traité de biologie.** 2e édit. 1906. Gr. in-8. 15 fr.
— **Éléments de philosophie biologique.** 1 vol. in-16. 1907. 3 fr. 50

LIEBREICH (R.). **Atlas d'ophtalmoscopie.** 1 atlas in-4, avec 12 pl. en chromolithographie et texte explicatif. 3e édition. 40 fr.

MAYER (A.). **Essai sur la soif.** 1900. 1 vol. in-8. 3 fr.

NOÉ (Joseph). **Recherches sur la vie oscillante.** *Étude de biodynamique.* 1903. 1 vol. in-8, avec figures. 7 fr.

PREYER. professeur à l'Université d'Iéna. **Éléments de physiologie générale,** traduit de l'allemand par M. Jules SOURY. 1 vol. in-8. 5 fr.
— **Physiologie spéciale de l'embryon.** In-8, avec fig. 7 fr. 50

RICHET (Ch.), professeur à la Faculté de médecine de Paris, membre de l'Académie de médecine. **La chaleur animale.** In-8. 6 fr.
— **Physiologie,** travaux du laboratoire du prof. CH. RICHET.

Tome I. *Système nerveux, Chaleur animale.* (Épuisé.)

Tome II. *Chimie physiologique, Toxicologie.* In-8, avec 129 grav. dans le texte. 1893. 12 fr.

Tome III. *Chloralose, Sérothérapie,* etc. In-8, avec grav. 1894. 12 fr.

Tome IV. *Appareils glandulaires, nerfs et muscles, sérothérapie, chloroforme.* In-8, avec gravures. 1898. 12 fr.

Tome V. *Muscles et nerfs, Épilepsie, Zomothérapie, Réflexes psychiques.* In-8, avec gravures. 1902. 12 fr.

— **Dictionnaire de physiologie,** publié avec le concours de savants français et étrangers. Formera 10 à 12 volumes gr. in-8, se composant chacun de 3 fascicules; chaque volume, 25 fr.; chaque fascicule, 8 fr. 50. 6 volumes parus.

Tome I (*A-Bac*). — Tome II (*Bac-Cer*). — Tome III (*Cer-Cob*).— Tome IV (*Coc-Dig*). — Tome V (*Dig-Fac*). — Tome VI (*Fiam-Gal*). —Tome VII (*Gal-Gou*).

SNELLEN. **Échelle typographique** pour mesurer l'acuité de la vision, 17e éd., 1904. 4 fr.

TOURNEUX (F.), prof. à la Faculté de médecine de Toulouse. **Atlas d'embryologie des organes génito-urinaires.** 1 vol. in-4. 40 fr.

Journal de l'anatomie et de la physiologie normales et pathologiques de l'homme et des animaux, dirigé par les Prof. MATHIAS DUVAL, RETTERER, TOURNEUX et le Dr G. LOISEL. (Voir p. 30.)

Physique. — Chimie.

BERTHELOT, de l'Institut. **La synthèse chimique.** In-8. 6 fr.
— **La Révolution chimique, Lavoisier** 1 vol. in-8, 2ᵉ éd., cart. 6 fr.
BLASERNA, prof. à l'Univ. de Rome, et HELMHOLTZ, prof. à l'Univ. de
Berlin. **Le son et la musique.** 5ᵉ édit. In-8. 6 fr.
BOUANT (E.), docteur ès sciences, agrégé des sciences physiques.
Cours de physique. 1 vol. in-12, avec 589 gravures et 1 planche,
Cart. 10 fr.
— **Eléments de physique.** 1 vol. in-12, avec 366 fig. et 1 planche.
Cart. 6 fr.
— **Cours de chimie.** 1 vol. in-12, avec fig. Cart. 7 fr.
— **Eléments de chimie.** 1 vol. in-12, avec fig. Cart. 3 fr.
FUCHS. **Les volcans et les tremblements de terre.** 1 vol. in-8,
avec fig. et 1 carte en couleurs. 6ᵉ édit., cart. 6 fr.
GRIMAUX, de l'Institut. **Chimie organique élémentaire.** 8ᵉ édit.,
1901. 1 vol. in-12, avec figures, cart. 5 fr. 50
— **Chimie inorganique élémentaire.** 8ᵉ édit., 1901. 1 vol. in-12,
avec figures, cart. 5 fr. 50
GUILLEMIN, professeur de physique à l'Ecole de médecine d'Alger.
Génération de la voix et du timbre. Préface de J. VIOLLE, de
l'Institut, 2ᵉ édition, avec 122 gravures. 1 vol. in-8. 10 fr.
— **Les premiers éléments de l'acoustique musicale.** 1904.
1 vol. in-8, avec 53 gravures. 10 fr.
MALMEJAC (F.), pharmacien de l'armée. **L'eau dans l'alimentation.**
1902. 1 vol. in-8, avec figures, cartonné à l'anglaise. 6 fr.
NORMAN LOCKYER. **L'évolution inorganique expliquée par l'a-**
nalyse spectrale. 1 vol. in-8, avec figures. Cart. à l'anglaise. 6 fr.
PISANI. **Traité pratique d'analyse chimique qualitative et**
quantitative, suivi d'un traité d'Analyse au chalumeau. 5ᵉ éd.,
1900. 1 vol. in-12. 3 fr. 50
PISANI et DIRVELL. **La chimie du laboratoire.** 1 v. in-12, avec
fig. dans le texte. 2ᵉ édit. revue. 1893. 4 fr.
ROOD, professeur à Columbian-College, de New-York. **Théorie scien-**
tifique des couleurs. 1 vol. in-8, avec grav. 6 fr.
SCHUTZENBERGER, de l'Institut. **Les fermentations,** avec figures
dans le texte. 1 vol. in-8. 6ᵉ édit., 1895. Cart. 6 fr.
STALLO. **La matière et la physique moderne.** Préface de
Ch. FRIEDEL, de l'Institut. In-8. 3ᵉ éd. Cart. 6 fr.
TYNDALL. **Les glaciers et les transformations de l'eau,** avec
fig. 1 vol. in-8. 7ᵉ édit. Cart. 6 fr.
WURTZ, de l'Institut. **La théorie atomique.** In-8. 9ᵉ édit. Cart. 6 fr.

Botanique. — Géologie

BERTRAND (C.-Eg.), professeur à la Faculté des sciences de Lille.
Remarques sur le Lepidodendron Hartcourtii de Wittham.
1 vol. in-8, avec planches. 10 fr.
CANDOLLE (de), correspondant de l'Institut. **L'origine des plantes**
cultivées. 1 vol. in-8. 3ᵉ édition. Cart. 6 fr.
COOKE et BERKELEY. **Les champignons,** avec 110 figures dans le
texte. 1 vol. in-8. 4ᵉ édit. Cart. 6 fr.
COSTANTIN (J.), professeur au Muséum d'histoire naturelle. **Les**
végétaux et les milieux cosmiques. (Adaptation, évolution).
1 vol. in-8, avec 171 grav., cart. à l'angl. 1898. 6 fr.
— **La nature tropicale.** 1 vol. in-8, avec 166 gravures. 6 fr.
— **Le transformisme appliqué à l'agriculture.** In-8. 6 fr.
DAUBRÉE, de l'Institut. **Les régions invisibles du globe et**
des espaces célestes. In-8, avec 89 fig. 2ᵉ éd. 6 fr.
HALLEZ (Paul), professeur à la Faculté de médecine de Lille. **Morpho-**
logie générale et affinités des tubellariées. 1 vol. in-8. 2 fr.

HOUDAILLE, prof. à l'école d'agriculture de Montpellier. **Minéralogie agricole**. 1 vol. in-12, avec gravures.   3 fr. 50

DE LANESSAN, professeur agrégé à la Faculté de médecine de Paris. **Introduction à la botanique** (*le Sapin*). In-8.   6 fr.

MEUNIER (Stanislas), professeur au Muséum d'histoire naturelle. **La géologie comparée**. 1 vol. in-8, avec grav. 1895. Cart. à l'angl. 6 fr.

— **La géologie expérimentale**. 1 vol. in-8, avec grav. 2e édit. 1904. Cart. à l'angl.   6 fr.

— **La géologie générale**. In-8, avec 36 grav. Cart. à l'angl. 6 fr.

MOUILLEFERT (P.), professeur de sylviculture à l'École nationale d'agriculture de Grignon. **Traité de sylviculture**. I. *Principales essences forestières*. 1903. 1 vol. in-12, avec 630 gravures.   7 fr.

— II. *Exploitation et aménagement des forêts*. 1904. 1 vol. in-12, avec 98 gravures.   6 fr.

TROUESSART, prof. au Muséum d'histoire naturelle. **Les microbes, les ferments et les moisissures**. 1 vol. in-8, avec 107 fig. 2e édit. revue. Cart.   6 fr.

Histoire naturelle de l'homme et des animaux

BELZUNG, professeur agrégé des sciences naturelles au Lycée Charlemagne, docteur ès sciences. **Anatomie et physiologie animales**. 1 vol. in-8, avec 540 figures. 10e édit., 1904.   6 fr.

— **Anatomie et physiologie végétales**. 1900. 1 fort vol. in-8, avec 1700 gravures dans le texte. (Licence ès sciences).   20 fr.

— **Précis d'anatomie et physiologie végétales**. 1 vol. in-8, avec 730 grav. 1904.   6 fr.

GRASSET, professeur à la Faculté de médecine de Montpellier. **Les limites de la biologie**. 1 vol. in-16. Préface de Paul BOURGET, de l'Académie française. 4e édit. 1906.   2 fr. 50

HERBERT SPENCER. **Principes de biologie**. 2 vol. in-8.   20 fr.

HUXLEY (Th.), de la Société royale de Londres. **L'écrevisse**, introduction à l'étude de la zoologie. 1 vol. in-8, avec 89 fig. 2e éd. Cart. 6 fr.

LALOY (L.). **Parasitisme et mutualisme dans la nature**. Préface du prof. A. GIARD, de l'Institut. 1 vol. in-8, avec 80 gravures, cart. à l'anglaise. 1906.   6 fr.

LE DANTEC (F.), chargé du cours d'embryologie générale à la Sorbonne. **Traité de biologie**. 2e éd. 1906 1 vol. gr. in-8, av. 101 grav. 15 fr.

LUBBOCK (Sir John). **Les sens et l'instinct chez les animaux**, principalement chez les insectes. 1 vol. in-8. avec grav. Cart. 6 fr.

PERRIER (Edm.), de l'Institut, directeur du Muséum **La philosophie zoologique avant Darwin**. 1 vol. in-8. 2e édit. Cart.   6 fr.

QUATREFAGES (de), de l'Institut. **L'espèce humaine**. 1 vol. in-8. 10e édit. Cart.   6 fr.

— **Darwin et ses précurseurs français**. In-8, cart.   6 fr.

— **Les Émules de Darwin**, avec préface de MM. PERRIER et HAMY, de l'Institut. 1893 2 vol. in-8. Cart.   12 fr.

ROCHÉ (G.), inspecteur général des Pêches maritimes. **La culture des mers en Europe**. 1898. 1 vol. in-8, avec 84 gr., cart. à l'angl. 6 fr.

ROMANES. **L'intelligence des animaux**. 2 vol. in-8. 3e édit., avec préface de M. Edm. PERRIER, de l'Institut. Cart.   12 fr.

SCHMIDT (O.), professeur à l'Université de Strasbourg. **La descendance de l'homme et le darwinisme** In-8, 5e édit. Cart 6 fr.

— **Les mammifères dans leurs rapports avec leurs ancêtres géologiques**. 1887. 1 vol. in-8, avec 51 g. Cart.   6 fr.

VAN BENEDEN. **Les commensaux et les parasites dans le règne animal**. 1 vol. in-8. avec figures. 4e édit. Cart.   6 fr.

Anthropologie

BRUNACHE. **Le centre de l'Afrique**. *Autour du Tchad*. In-8. 6 fr.

CARTAILHAC. **La France préhistorique**. In-8. 2e édit.   6 fr.

COLAJANNI (N.), **Latins et Anglo-Saxons**. *Races supérieures et races inférieures.* Trad. de l'italien par J. DUBOIS. 1 vol. in-8. Cart. à 'angl. 1906.   9 fr.

GROSSE. **Les débuts de l'art.** 1901. In-8, avec gravures.   6 fr.

MODESTOV (B.) **Introduction à l'histoire romaine.** *L'ethnologie préhistorique. Les influences civilisatrices à l'époque préromaine et les commencements de Rome.* Traduit du russe par Michel DELINES. Préface de M. Salomon REINACH, de l'Institut. 1 vol. in-4°, avec 39 planches hors texte et 30 fig.   15 fr.

MORTILLET (G. de), professeur à l'École d'anthropologie. **La formation de la nation française.** 2ᵉ édit., 1900. 1 vol. in-8, avec 150 grav. et 18 cartes. Cartonné à l'angl.   6 fr.

PIÉTREMENT. **Les chevaux dans les temps historiques et préhistoriques.** 1 vol. gr. in-8.   6 fr.

TOPINARD. **L'homme dans la nature.** In-8.   6 fr.

Revue de l'École d'anthropologie. (Voir p. 31).

Anthropologie criminelle.

AUBRY (Dʳ P.). **La contagion du meurtre.** 3ᵉ édit., 1896. Préface de M. le Docteur CORRE. 1 vol. in-8.   5 fr.

FÉRÉ (Ch.), médecin de Bicêtre. **Dégénérescence et criminalité** 3ᵉ édit., 1900. 1 vol. in-18, avec 21 graphiques. 2 fr. 50

FERRI (Enrico), professeur à l'Université de Rome. **La sociologie criminelle.** 1906. 1 vol. in-8.   10 fr.

— **Les criminels dans l'art et la littérature.** 2ᵉ édit. 1904. 1 vol. in-16.   2 fr. 50

FLEURY (Dʳ Maurice de). **L'Ame du criminel.** In-18. 1898. 2 fr. 50

FOREL (A.), ancien professeur à l'Université, et MAHAIM, professeur à l'Université de Lausanne. **Crime et anomalies mentales constitutionnelles.** 1902. 1 vol. in-8.   5 fr.

GAROFALO, président à la Cour d'appel de Naples. **La criminologie.** 1 vol. in-8, 5ᵉ édit., 1905.   7 fr. 50

LOMBROSO, professeur à l'Université de Turin. **Les applications de l'anthropologie criminelle.** 1 vol. in-18.   2 fr. 50

— **L'anthropologie criminelle et ses récents progrès.** 5ᵉ éd., 1904. 1 vol. in-18.   2 fr. 50

— **L'homme criminel** (criminel-né, fou-moral, épileptique). 2ᵉ édit., 1895. 2 vol. in-8, avec atlas.   36 fr.

— **Le crime.** *Causes et remèdes.* 2ᵉ édit. 1906. 1 vol. in-8. 10 fr.

— et FERRERO. **La femme criminelle et la prostituée.** 1 vol. in-8, avec 13 pl. hors texte.   15 fr.

— et LASCHI. **Le crime politique et les révolutions.** 2 vol. in-8, avec planches hors texte.   15 fr.

PROAL (Louis), conseiller à la Cour de Paris. **La criminalité politique.** 1895. 1 vol. in-8.   5 fr.

— **Le crime et la peine.** 3ᵉ édit., 1899. 1 vol. in-8.   10 fr.

— **Le crime et le suicide passionnels.** 1900. 1 vol. in-8. 10 fr.

SIGHELE. **La foule criminelle.** 2ᵉ édit., 1901. 1 vol. in-8. 5 fr.

TARDE (G.), de l'Institut. **La criminalité comparée.** 6ᵉ édit., 1907. 1 vol. in-18.   2 fr. 50

Hypnotisme et magnétisme. — Sciences occultes.

AZAM, professeur à la Faculté de médecine de Bordeaux. **Hypnotisme et double conscience** 1893. 1 vol. in-8.   9 fr.

BINET. **La psychologie du raisonnement**, étude expérimentale par l'hypnotisme. 3ᵉ édit. 1903. 1 vol. in-18.   2 fr. 50

— et FÉRÉ. **Le magnétisme animal.** 4ᵉ éd. In-8.   6 fr.

DU POTET. **Traité complet de magnétisme.** 5ᵉ éd. 1 v. in-8. 8 fr.

— **Manuel de l'étudiant magnétiseur.** 4ᵉ édit. In-18. 3 fr. 50

DU POTET. **Le magnétisme opposé à la médecine.** In-8. 6 fr.
DURAND DE GROS. **Le Merveilleux scientifique.** Mesmérisme, Brai-
disme, Fario-Grimisme. 1894. 1 vol. grand in-8.   6 fr.
— **Les mystères de la suggestion.** 1 br. in-8. 1896.   1 fr.
ELIPHAS LEVI. **Histoire de la magie,** avec une exposition de ses
procédés, de ses rites et de ses mystères. In-8, avec 90 fig. 2ᵉ éd. 12 fr.
— **La clef des grands mystères,** suivant Hénoch, Abraham,
Hermès Trismégiste et Salomon. 1 vol. in-8.   12 fr.
— **Dogme et rituel de la haute magie.** 2ᵉ édit. 2 vol. in-8,
avec 24 fig.   18 fr.
— **La science des esprits,** révélation du dogme secret des caba-
listes, esprit occulte des Évangiles, appréciations des doctrines et
des phénomènes spirites. 1 vol. in-8.   7 fr.
ENCAUSSE (Papus). **L'occultisme et le spiritualisme.** 2ᵉ édit.
1903. 1 vol. in-16.   2 fr. 50
GELEY (G.). **L'être subconscient.** 1 vol. in-12. 2ᵉ éd. 1906. 2 fr. 50
JANET (Pierre), professeur au Collège de France. **L'automatisme
psychologique.** 1 vol. in-8. 4ᵉ édit. 1904.   7 fr 50
LAFONTAINE. **L'art de magnétiser,** ou le magnétisme vital au point
de vue théorique, pratique et thérapeutique. 7ᵉ édit. in-8.   5 fr.
— **Mémoires d'un magnétiseur.** 2 vol. in-18.   7 fr.
MAXWELL (J.), docteur en médecine, avocat général à la Cour d'appel
de Bordeaux. **Les phénomènes psychiques.** Recherches, obser-
vations, méthodes. Préface du professeur Ch. RICHET. 3ᵉ édit. 1906.
1 vol. in-8.   5 fr.
MESMER. **Mémoires et aphorismes,** suivis des procédés de d'Eslon.
Nouv. édit. avec des notes par J.-J.-A. Ricard. In-18.   2 fr. 50
NIZET (A.). **L'Hypnotisme,** étude critique. 1 vol. in-12, 2ᵉ éd. 2 fr. 50
WUNDT. **Hypnotisme et suggestion.** 2ᵉ éd. 1902. 1 vol. in-18. 2 fr. 50

Histoire des sciences.

BOUCHUT, prof. agrégé à la Fac. de méd. de Paris. **Histoire de la
médecine et des doctrines médicales.** 2 vol. in-8.   16 fr.
FIGARD (L.), docteur ès lettres. **Un médecin philosophe au XVIᵉ
siècle.** *Jean Fernel.* 1903. 1 vol. in-8.   7 fr. 50
GRIMAUX (Ed.), de l'Institut. **Lavoisier (1743-1794),** 3ᵉ édit.,
1899. 1 beau vol. grand in-8, avec gravures.   15 fr.
MAINDRON (E.). **L'Académie des sciences.** *Histoire de l'Académie;
fondation de l'Institut national; Bonaparte, membre de l'Institut.*
1 fort vol. grand in-8, avec 53 gravures dans le texte, portraits,
plans, etc., 8 planches hors texte et 2 autographes.   12 fr.
NICAISE, de l'Académie de médecine. **La grande Chirurgie de
Guy de Chauliac,** chirurgien, maître en médecine de l'Université de
Montpellier, composée en l'an 1363, *revue et collationnée sur les manuscrits et imprimés latins et français,* avec gravures, notes, une introd.
sur le moyen âge, sur la vie et les œuvres de Guy de Chauliac, un
glossaire et une table alphab. 1 fort vol. grand in-8. 1891. 28 fr.
— **Traité de chirurgie de Henri de Mondeville,** d'après les
manuscrits du XIVᵉ siècle. 1 vol. grand in-8, avec introd. et
notes. 1892.   28 fr.
— **Chirurgie de Pierre Franco de Turriers en Provence,**
composée en 1561, avec une introd. historique, une biographie et
l'histoire du collège de chirurgie. 1 vol. gr. in-8, av. grav. 1894. 20 fr.
PILASTRE **Malgaigne.** *Sa vie et ses idées.* 1 vol. in-8.   5 fr.
SCHELLE (G.). **Le docteur Quesnay.** 1907. 1 vol. in-16.   5 fr.
TANNERY (P.). **Pour la science hellène,** de Thalès à Empédocle.
1 vol. in-8.   7 fr. 50

BIBLIOTHÈQUE SCIENTIFIQUE
INTERNATIONALE
Publiée sous la direction de M. Émile ALGLAVE

Les titres marqués d'un astérisque * sont adoptés par le *Ministère de l'Instruction publique de France* pour les bibliothèques des lycées et des collèges.

LISTE PAR ORDRE D'APPARITION

109 VOLUMES IN-8, CARTONNÉS A L'ANGLAISE, OUVRAGES A 6, 9 ET 12 FR.

27. WURTZ. *La Théorie atomique 1 vol. in-8. 9e édition   6 fr.
28-29. SECCHI (le père). *Les Étoiles. 2 vol. in-8, avec 68 figures dans le
    texte et 17 pl. en noir et en couleurs hors texte. 3e édit.   12 fr.
30. JOLY. *L'Homme avant les métaux Épuisé.
31. A BAIN. *La Science de l'éducation 1 vol. in-8. 9e édit.   6 fr.
32-33. THURSTON (R.). *Histoire de la machine à vapeur. 2 vol.
    in-8, avec 140 fig. et 16 planches hors texte. 3e édition   12 fr.
34. HARTMANN (R.). *Les Peuples de l'Afrique Épuisé.
35. HERBERT SPENCER. *Les Bases de la morale évolutionniste.
    1 vol in-8. 6e édition   6 fr.
36. HUXLEY *L'Écrevisse, introduction à l'étude de la zoologie. 1 vol.
    in-8, avec figure. 2e édition.   6 fr.
37. DE ROBERTY *La Sociologie. 1 vol. in-8 3e édition.   6 fr.
38. ROOD *Théorie scientifique des couleurs. 1 vol. in-8 avec
    figures et une planche en couleurs hors texte. 2e édition.   6 fr.
39. DE SAPORTA et MARION *L'Évolution du règne végétal (les Cryp-
    togames). Épuisé.
40-41. CHARLTON BASTIAN *Le Cerveau, organe de la pensée chez
    l'homme et chez les animaux 2 vol. in-8, avec figures. 2e éd. 12 fr.
42. JAMES SULLY *Les Illusions des sens et de l'esprit. 1 vol. in-8,
    avec figures. 3e édit   6 fr.
43. YOUNG. *Le Soleil Épuisé.
44. DE CANDOLLE. *L'Origine des plantes cultivées. 4e éd. 1 v in-8. 6 fr.
45-46. SIR JOHN LUBBOCK. *Fourmis, abeilles et guêpes. Épuisé.
47. PERRIER (Edm.). La Philosophie zoologique avant Darwin.
    1 vol. in-8. 3e édition   6 fr.
48. STALLO. *La Matière et la Physique moderne. 1 vol in-8. 3e éd.,
    précédé d'une Introduction par Ch. Friedel.   6 fr.
49. MANTEGAZZA. La Physionomie et l'Expression des sentiments.
    1 vol. in-8. 3e édit., avec huit planches hors texte.   6 fr.
50. DE MEYER. *Les Organes de la parole et leur emploi pour
    la formation des sons du langage. In-8 avec 51 fig.   6 fr.
51. DE LANESSAN. *Introduction à l'Étude de la botanique (le Sapin),
    1 vol. in-8. 2e édit., avec 143 figures.   6 fr.
52-53. DE SAPORTA et MARION *L'Évolution du règne végétal (les
    Phanérogames). 2 vol. Épuisé.
54. TROUESSART. *Les Microbes, les Ferments et les Moisissures.
    1 vol. in-8. 2e édit., avec 107 figures.   6 fr.
55. HARTMANN (R.). *Les Singes anthropoïdes. Épuisé.
56. SCHMIDT (O.). *Les Mammifères dans leurs rapports avec leurs
    ancêtres géologiques. 1 vol. in-8, avec 51 figures   6 fr.
57. BINET et FÉRÉ. Le Magnétisme animal. 1 vol. in-8. 4e édit.   6 fr.
58-59. ROMANES. *L'Intelligence des animaux. 2 v. in-8 3e édit. 12 fr.
60. LAGRANGE (F.). Physiol. des exerc. du corps. 1 v. in-8 7e éd 6 fr.
61. DREYFUS. *Évolution des mondes et des sociétés. 1 v in-8. 6 fr.
62. DAUBRÉE. *Les Régions invisibles du globe et des espaces
    célestes. 1 vol. in-8, avec 85 fig. dans le texte. 2e édit.   6 fr.
63-64. SIR JOHN LUBBOCK. *L'Homme préhistorique 2 vol. Épuisé.
65. RICHET (Ch.). La Chaleur animale. 1 vol. in-8, avec figures.   5 fr.
66. FALSAN (A.) *La Période glaciaire. Épuisé.
67. BEAUNIS (H.). Les Sensations internes. 1 vol. in-8.   6 fr.
68. CARTAILHAC (E.). La France préhistorique, d'après les sépultures
    et les monuments. 1 vol. in-8, avec 162 figures. 2e édit   6 fr.
69. BERTHELOT. *La Révol. chimique, Lavoisier. 1 vol. in-8 2e éd. 6 fr.
70. SIR JOHN LUBBOCK. *Les Sens et l'instinct chez les animaux,
    principalement chez les insectes. 1 vol. in-8, avec 150 figures.   6 fr.
71. STARCKE. *La Famille primitive. 1 vol. in-8.   6 fr.
72. ARLOING. *Les Virus. 1 vol. in-8, avec figures.   6 fr.

LISTE PAR ORDRE DE MATIÈRES
DES 109 VOLUMES PUBLIÉS
DE LA BIBLIOTHÈQUE SCIENTIFIQUE INTERNATIONALE
Volumes in-8, cartonnés à l'anglaise à 6, 9 et 12 francs.

SCIENCES SOCIALES

* Introd. a la science sociale, par HERBERT SPENCER. 1 vol. in-8 13ᵉ éd. 6 fr.
* Les Bases de la morale évolutionniste, par HERBERT SPENCER. 1 vol. in-8. 6ᵉ édit. 6 fr.
Les Conflits de la science et de la religion, par DRAPER, professeur à l'Université de New-York. 1 vol. in-8. 10ᵉ édit. 6 fr.
* Le Crime et la Folie, par H. MAUDSLEY, professeur de médecine légale à l'Université de Londres. 1 vol. in-8. 7ᵉ édit. 6 fr.
* La Monnaie et le Mécanisme de l'échange, par W. STANLEY JEVONS, professeur à l'Université de Londres. 1 vol. in-8. 5ᵉ édit. *Epuisé.* 6 fr.
* La Sociologie, par DE ROBERTY. 1 vol. in-8. 3ᵉ édit. 6 fr.
* La Science de l'éducation, par Alex. BAIN, professeur à l'Université d'Aberdeen (Écosse). 1 vol. in-8. 9ᵉ édit. 6 fr.
* Lois scientifiques du développement des nations, par W. BAGEHOT. 1 vol. in-8. 6ᵉ édit. 6 fr.
* Histoire de l'habillement et de la parure, par L. BOURDEAU. 1 vol. in-8. 6 fr.
* La Vie du langage, par D. WHITNEY, professeur de philologie comparée à Yale-College de Boston (États-Unis). 1 vol. in-8. 3ᵉ édit. 6 fr.
* La Famille primitive, par J. STARCKE, prof. à l'Univ. de Copenhague. 1 vol in-8. 6 fr.
* Principes de colonisation, par J.-L. de LANESSAN, prof. agrégé à la Faculté de médecine de Paris, ancien gouverneur de l'Indo-Chine. 1 vol. in-8. 6 fr.
Le rôle sociologique de la guerre, par le capitaine CONSTANTIN, suivi de la traduction de *La Guerre, moyen de sélection collective,* par le prof. STEIN-METZ. 1 vol. in-8. 6 fr.

PHYSIOLOGIE

* Les Illusions des sens et de l'esprit, par James SULLY. 1 v. in-8. 2ᵉ édit. 6 fr.
* La Locomotion chez les animaux (marche, natation et vol), par J.-B. PETTIGREW, professeur au Collège royal de chirurgie d'Édimbourg (Écosse). 1 vol. in-8. avec 140 figures dans le texte. 2ᵉ édit. 6 fr.
* La Machine animale, par E.-J. MAREY, membre de l'Institut, prof. au Collège de France. 1 vol. in-8, avec 117 figures. 6ᵉ édit. *Epuisé.* 6 fr.
* Les Sens, par BERNSTEIN, professeur de physiologie à l'Université de Halle (Prusse). 1 vol. in-8, avec 91 figures dans le texte. 4ᵉ édit. 6 fr.
* Les Organes de la parole, par H. DE MEYER, professeur à l'Université de Zurich, traduit de l'allemand et précédé d'une introduction sur l'*Enseignement de la parole aux sourds-muets,* par O. CLAVEAU, inspecteur général des établissements de bienfaisance. 1 vol. in-8, avec 51 grav. 6 fr.
La Physionomie et l'Expression des sentiments, par P. MANTEGAZZA, professeur au Muséum d'histoire naturelle de Florence. 1 vol. in-8, avec figures et 8 planches hors texte. 3ᵉ édit. 6 fr.
* Physiologie des exercices du corps, par le docteur F. LAGRANGE. 1 vol. in-8. 7ᵉ édit. (Ouvrage couronné par l'Institut.) 6 fr.
La Chaleur animale, par CH. RICHET, professeur de physiologie à la Faculté de médecine de Paris. 1 vol. in-8, avec figures dans le texte. 6 fr.
Les Sensations internes, par H. BEAUNIS. 1 vol. in-8. 6 fr.
* Les Virus, par M. ARLOING, professeur à la Faculté de médecine de Lyon, directeur de l'Ecole vétérinaire. 1 vol. in-8, avec fig. 6 fr.
* Théorie nouvelle de la vie, par F. LE DANTEC, chargé du cours d'embryologie générale à la Sorbonne. 3ᵉ édit. 1 vol in-8, avec figures. 6 fr.
L'évolution individuelle et l'hérédité, par *le même.* 1 vol. in-8. 6 fr.
* L'audition et ses organes, par le Dʳ E.-M. GELLÉ, membre de la Société de biologie. 1 vol. in-8, avec grav. 6 fr.
* Les bases scientifiques de l'éducation physique, par G. DEMENY, chargé du cours d'éducation physique de la Ville de Paris, professeur à l'Ecole de gymnastique militaire de Joinville-le-Pont. 1 v. in-8, av. 196 gr. 3ᵉ édit. 6 fr.
Mécanisme et éducation des mouvements, par *le même.* 1 vol. in-8. avec 565 gravures. 2ᵉ édit. 9 fr.
* Les exercices physiques et le développement intellectuel, par A. MOSSO. professeur à l'Université de Turin. 1 vol. in-8. 6 fr.
* Physiologie de la lecture et de l'écriture, par le Dʳ E. JAVAL, membre de l'Académie de médecine. 1 vol. in-8, avec gravures. 2ᵉ édit. 6 fr.

PHILOSOPHIE SCIENTIFIQUE

* **Le Cerveau et la Pensée chez l'homme et les animaux**, par CHARLTON BASTIAN, prof. à l'Univ. de Londres. 2 v. in-8, av. 184 fig. 2ᵉ édit. 2 fr.

Les Maladies de l'orientation et de l'équilibre, par J. GRASSET, professeur à la Faculté de médecine de Montpellier. 1 vol. in-8, avec gravures. 6 fr.

* **Le Crime et la Folie**, par H. MAUDSLEY, prof. à l'Univ. de Londres. In-8, 6ᵉ éd. 6 fr.

* **L'Esprit et le Corps**, considérés au point de vue de leurs relations, suivi d'études sur les *Erreurs généralement répandues au sujet de l'esprit*, par Alex. BAIN, prof. à l'Université d'Aberdeen (Écosse). 1 v. in-8. 6ᵉ éd. 6 fr.

* **Théorie scientifique de la sensibilité** : *le Plaisir et la Douleur*, par Léon DUMONT. 1 vol. in-8. 3ᵉ édit. 6 fr.

* **La Matière et la Physique moderne**, par STALLO, précédé d'une préface par M. Ch. FRIEDEL, de l'Institut. 1 vol. in-8. 2ᵉ édit. 6 fr.

Le Magnétisme animal, par Alf. BINET et Ch. FÉRÉ. 1 vol. in-8. 4ᵉ édit. 6 fr.

* **L'Intelligence des animaux**, par ROMANES. 2 v. in-8. 2ᵉ éd. précédée d'une préface de M. Edm. PERRIER, de l'Institut, directeur du Muséum. 12 fr.

* **L'Évolution des mondes et des sociétés**, par C. DREYFUS. In-8. 6 fr.

* **L'Évolution régressive en biologie et en sociologie**, par DEMOOR, MASSART et VANDERVELDE, prof. des Univ. de Bruxelles. 1 v. in-8, avec grav. 6 fr.

* **Les Altérations de la personnalité**, par Alf. BINET, directeur du laboratoire de psychologie à la Sorbonne. In-8, avec gravures. 6 fr.

Les lois naturelles, *réflexions d'un biologiste sur les sciences*, par F. LE DANTEC, chargé de cours à la Sorbonne. 1 vol. in-8, avec gravures. 6 fr.

La dynamique de l'apparition de la vie, par le Pʳ LŒB. Traduit de l'allemand par MM. DAUDIN et SCHÆFFER. 1 vol. in-8. avec gravures. 9 fr.

ANTHROPOLOGIE

* **L'Espèce humaine**, par A. DE QUATREFAGES, de l'Institut. 1 vol. in-8. 12ᵉ édit. 6 fr.

* **Ch. Darwin et ses précurseurs français**, par *le même*. 1 vol in-8. 2ᵉ édition. 6 fr.

* **Les Émules de Darwin**, par *le même*, avec une préface de M. EDM. PERRIER, de l'Institut, et une notice sur la vie et les travaux de l'auteur par E.-T. HAMY, de l'Institut. 2 vol. in-8. 12 fr.

* **Les Singes anthropoïdes** et leur organisation comparée à celle de l'homme, par R. HARTMANN, prof. à l'Univ. de Berlin. 1 vol. in-8. avec 63 fig. 6 fr.

Latins et Anglo-Saxons. *Races supérieures et races inférieures*, par N. COLAJANNI, prof. à l'Université de Naples. Trad. de l'italien par J. DUBOIS, agrégé de l'Université. 1 vol. in-8. 9 fr.

La France préhistorique, par E. CARTAILHAC. In-8, avec 150 gr. 2ᵉ édit. 6 fr.

* **L'Homme dans la Nature**, par TOPINARD. 1 vol. in-8, avec 101 grav. 6 fr.

* **Les Races et les Langues**, par André LEFÈVRE, professeur à l'École d'anthropologie de Paris. 1 vol. in-8. 6 fr.

* **Le centre de l'Afrique. Autour du Tchad**, par P. BRUNACHE, administrateur à Aïn-Fezza (Algérie). 1 vol. in-8, avec gravures. 6 fr.

* **Formation de la Nation française**, par G. de MORTILLET, professeur à l'École d'anthropologie. In-8, avec 150 grav. et 18 cartes. 2ᵉ édit. 6 fr.

ZOOLOGIE

* **La Descendance de l'homme et le Darwinisme**, par O. SCHMIDT, professeur à l'Université de Strasbourg. 1 vol. in-8, avec figures. 6ᵉ édit. 6 fr.

* **Les Mammifères dans leurs rapports avec leurs ancêtres géologiques**, par *le même*. 1 vol. in-8, avec 51 figures dans le texte. 6 fr.

* **Les Sens et l'instinct chez les animaux**, et principalement chez les insectes, par Sir JOHN LUBBOCK. 1 vol. in-8, avec grav. 6 fr.

* **L'Écrevisse**, introduction à l'étude de la zoologie, par Th.-H. HUXLEY, membre de la Société royale de Londres. 1 vol. in-8, avec 82 grav. 6 fr.

* **Les Commensaux et les Parasites** dans le règne animal, par P.-J. VAN BENEDEN, professeur à l'Université de Louvain (Belgique). 1 vol. in-8, avec 82 figures dans le texte. 3ᵉ édit. 6 fr.

* **La Philosophie zoologique avant Darwin**, par Edm. PERRIER, de l'Institut, directeur du Muséum. 1 vol. in-8. 2ᵉ édit. 6 fr.

* **La Culture des mers en Europe** (Pisciculture, piscifacture, ostréiculture), par G. ROCHÉ, insp. gén. des pêches maritimes. In-8. avec 81 grav. 6 fr.

* **Parasitisme et mutualisme dans la nature**, par le Dʳ LALOY, bibliothécaire de l'Académie de médecine; préface de M. le professeur GIARD, de l'Institut. 1 vol. in-8, avec 82 gravures. 6 fr.

BOTANIQUE

* **Les Champignons**, par COOKE et BERKELEY. 1 v. in-8, avec 110 fig. 4° éd. 6 fr.
* **L'Origine des plantes cultivées**, par A. DE CANDOLLE. 1 vol. in-8. 4° éd. 6 fr.
* **Introduction à l'étude de la botanique** (*le Sapin*), par J.-L. DE LANESSAN, professeur agrégé à la Faculté de médecine de Paris. 1 vol. in-8. 2° édit., avec figures dans le texte. 6 fr.
* **Microbes, Ferments et Moisissures**, par L. TROUESSART, professeur au Muséum. 1 vol. in-8, avec 108 figures dans le texte. 2° édit. 6 fr.
* **Les Végétaux et les milieux cosmiques** (adaptation, évolution), par J. COSTANTIN, professeur au Muséum. 1 vol in-8, avec 171 figures. 6 fr.
* **La Nature tropicale**, par *le même*. 1 vol. in-8, avec fig. 6 fr.
* **Le transformisme appliqué à l'agriculture**, par *le même*. 1 vol. in-8, avec 105 gravures. 6 fr.

GÉOLOGIE

* **Les Régions invisibles du globe et des espaces célestes**, par A. DAUBRÉE, de l'Institut. 1 vol. in-8, 2° édit., avec 89 gravures. 6 fr.
* **Le Pétrole, le Bitume et l'Asphalte**, par M. JACCARD, professeur à l'Académie de Neuchâtel (Suisse). 1 vol. in-8, avec figures. 6 fr.
* **La Géologie comparée**, par STANISLAS MEUNIER, professeur au Muséum. 1 vol. in-8, avec figures. 6 fr.
* **La Géologie expérimentale**, par *le même*. 1 vol. in-8, avec fig. 6 fr.
* **La Géologie générale**, par *le même*. 1 vol. in-8, avec fig. 6 fr.
* **Les Volcans et les Tremblements de terre**, par FUCHS, prof. à l'Univ. de Heidelberg. 1 vol. in-8, avec 36 fig. 5° éd. et une carte en couleurs. 6 fr.

CHIMIE

* **Les Fermentations**, par P. SCHUTZENBERGER, de l'Institut. In-8. 6° éd. 6 fr.
* **La Synthèse chimique**, par M. BERTHELOT, secrétaire perpétuel de l'Académie des sciences. 1 vol. in-8. 8° édit. 6 fr.
* **La Théorie atomique**, par Ad. WURTZ, membre de l'Institut. 1 vol. in-8. 9° édit., précédée d'une introduction sur *la Vie et les Travaux* de l'auteur, par M. Ch. FRIEDEL, de l'Institut. 6 fr.
* **La Révolution chimique** (*Lavoisier*), par M. BERTHELOT. 1 v. in-8 2° éd. 6 fr.
* **La Photographie et la Photochimie**, par H. NIEWENGLOWSKI. 1 vol., avec gravures et une planche hors texte. 6 fr.
* **L'eau dans l'alimentation**, par F. MALMÉJAC, docteur en pharmacie, pharmacien major de l'armée. 1 vol. in-8, avec grav. 6 fr.

ASTRONOMIE — MECANIQUE

* **Histoire de la Machine à vapeur, de la Locomotive et des Bateaux à vapeur**, par R. THURSTON, professeur à l'Institut technique de Hoboken (New-York). 2 vol. in-8, avec 160 fig. et 16 pl. hors texte. 3° édit. 12 fr.
* **Les Etoiles**, par le P. A. SECCHI, directeur de l'Observatoire du Collège romain. 2 vol. in-8, avec 68 figures et 16 planches. 2° édit. 12 fr.
* **Les Aurores polaires**, par A. ANGOT, directeur du Bureau central météorologique de France. 1 vol. in-8, avec figures. 6 fr.

PHYSIQUE

La Conservation de l'énergie, par BALFOUR STEWART, prof. de physique au collège Owens de Manchester (Angleterre). 1 vol. in-8, avec fig. 6° édit. 6 fr.
* **Les Glaciers et les Transformations de l'eau**, par J. TYNDALL. 1 vol. in-8, avec fig. et 8 planches hors texte. 5° édit. 6 fr.
* **La Matière et la Physique moderne**, par STALLO, précédé d'une préface par Ch. FRIEDEL, membre de l'Institut. 1 vol. in-8. 3° édit. 6 fr.
* **L'Evolution inorganique étudiée par l'analyse spectrale**, par NORMAN LOCKYER. 1 vol. in-8, avec gravures. 6 fr.

THÉORIE DES BEAUX-ARTS

* **Les Débuts de l'art**, par E. GROSSE, professeur à l'Université de Fribourg. Préface de MARILLIER. 1 vol. in-8, avec gravures. 6 fr.
* **Le Son et la Musique**, par P. BLASERNA, prof. à l'Univ. de Rome, suivi d'une étude sur le même sujet, par HELMHOLTZ. 1 v. in-8, av. 41 fig. 5° éd. fr.
* **Principes scientifiques des Beaux-Arts**, par E. BRUCKE, professeur à l'Université de Vienne. 1 vol. in-8, avec fig. 4° édit. 6 fr.
* **Théorie scientifique des couleurs** et leurs applications aux arts et à l'industrie, par O. N. ROOD, professeur à Colombia-Collège de New-York. 1 vol. in-8, avec 130 figures et une planche en couleurs. 6 fr.
* **La Céramique ancienne et moderne**, par MM. GUIGNET, directeur des teintures à la Manufacture des Gobelins, et GARNIER, directeur du Musée de la Manufacture de Sèvres. 1 vol. in-8, avec grav. 6 fr.
Histoire de l'habillement et de la parure, par L. BOURDEAU. 1 v. in-8. 6 fr.

LIVRES SCIENTIFIQUES
(par ordre alphabétique de noms d'auteurs)
NON CLASSÉS DANS LES SÉRIES PRÉCÉDENTES
(MÉDECINE — SCIENCES)

Agronomie coloniale. (*Première réunion internationale d'*). *Compte rendu des séances et résumé des travaux.* Paris. 1906. In-8.. 10 fr.

ANTHEAUME (A.). De la toxicité des alcools. In-8. 1897. 3 fr. 50

AXENFELD et HUCHARD. Traité des névroses. 2ᵉ édition, par Henri Huchard, médecin des hôpitaux. 1 fort vol. in-8. 1882. 20 fr.

BARTELS. Les maladies des reins, préface et notes du professeur Lépine. 1 vol. in-8, avec fig. 7 fr. 50

BEAUREGARD (H.). Les insectes vésicants. 1 vol. gr. in-8, avec 34 planches et 44 gravures. 25 fr.

BELZUNG. Recherches sur l'ergot de seigle. In-8. 1 fr. 50

BÉRAUD (B.-J.). Atlas complet d'anatomie chirurgicale topographique, composé de 109 planches sur acier, avec texte. In-4°. 1886 Prix : fig. noires, relié. 60 fr. — Fig. color. relié. 120 fr.

BERNARD (Claude). Les propriétés des tissus vivants. In-8. 2 fr. 50

BOECKEL (Jules). Sur les kystes hydatiques du rein. In-8. 2 fr.

— **Des kystes du pancréas.** In-8. 1891. 3 fr.

— **Considérations sur la résection du genou.** In-8. 1892. 1 fr. 25

BOREL (V.). Nervosisme et neurasthénie. 1894. 1 vol. in-8. 3 fr.

BOUCHARDAT (A.). De la glycosurie ou diabète sucré, son traitement hygiénique. 2ᵉ édition. 1 vol. grand in-8, suivi de notes et documents sur la nature et le traitement de la goutte, la gravelle urique, sur l'oligurie, le diabète insipide avec excès d'urée, l'hippurie, la pimélorrhée, etc. 15 fr.

— **Traité d'hygiène publique et privée basée sur l'étiologie.** 3ᵉ édition, 1 fort vol. gr. in-8. 18 fr.

BOURDEAU (Louis). Théorie des sciences. 2 vol. in-8. 20 fr.

— **La conquête du monde animal.** In-8. 5 fr.

— **La conquête du monde végétal.** In-8. 5 fr.

BOURDET (Eug.). Des maladies du caractère. In-8. 5 fr.

— **Principes d'éducation positive.** In-18. 3 fr. 50

— **Vocabulaire des principaux termes de la philosophie positive.** 1 vol. in-18. 3 fr. 50

BRIERRE DE BOISMONT. Suicide et folie-suicide. In-8. 2 fr. 25

BUNGE (G.-O.). Principes de psychologie individuelle et sociale. 1903. 1 vol. in-16. 3 fr.

BURDON-SANDERSON, FOSTER et LAUDER BRUNTON. Manuel du laboratoire de physiologie. In-8, avec 184 figures. 7 fr.

CORNIL (V.). Découvertes de Pasteur et leurs applications à l'anatomie et à l'histologie pathologique. In-8. 1 fr.

— **Des différentes espèces de néphrites.** In-8. 3 fr. 50

— **Leçons d'anatomie pathologique.** 1884. 1 vol. in-8. 4 fr.

COURMONT (Fr.). Le cervelet et ses fonctions. 1 vol. in-8. 12 fr.
Ouvrage couronné par l'Acad. des sciences et par l'Acad. de médecine.

— **Le cervelet,** organe psychique et sensitif. In-8. 1 fr. 50

DALLEMAGNE (J.). Dégénérés et déséquilibrés. In-8. 12 fr.

DÉJERINE. Sur l'atrophie musculaire des ataxiques (névrite périphérique des ataxiques), étude clinique et anat.-path. In-8. 3 fr.

DÉJERINE-KLUMPKE (Mᵐᵉ). Des polynévrites et des paralysies et atrophies saturnines, étude clinique et anat.-path. In-8, av. gr. 6 fr.

DESCHAMPS (d'Avallon). **Compendium de pharmacie pratique.** Guide du pharmacien établi et de l'élève en cours d'études. 20 fr.

DESPAUX (A.). **Cause des énergies attractives.** *Magnétisme, Électricité, Gravitation.* 1902. 1 vol. in-8. 5 fr.

— **Genèse de la matière et de l'énergie.** *Formation et fin d'un monde.* 1900. 1 vol. in-8. 4 fr.

DESPRÉS. **Traité théorique et prat. de la syphilis.** In-8. 7 fr.

DUCKWORTH. **La goutte,** hygiène et traitement. In-8. 10 fr.

DURAND-FARDEL. **Des maladies chroniques.** 2 vol. gr. in-8. 20 fr.

— **Traité des eaux minérales** de la France et de l'étranger, et les maladies chroniques. 3e édition. In-8. 10 fr.

DURAND DE GROS. **L'idée et le fait en biologie.** In-8. 1 fr. 50

— **Physiologie philosophique.** 1 vol. in-8. 8 fr.

— **Ontologie et psychologie physiologique.** In-18. 3 fr. 50

— **De l'hérédité dans l'épilepsie.** 50 c.

— **Les origines animales de l'homme.** 1 vol. in-8. 5 fr.

— **Genèse naturelle des formes animales.** In-8. 1 fr. 25

FERRIER. **Les fonctions du cerveau.** 1 vol. in-8, avec 68 fig. 3 fr.

— **De la localisation des maladies cérébrales,** suivi d'un mémoire de MM. Charcot et Pitres sur *les Localisations motrices dans les hémisphères de l'écorce du cerveau.* In-8, 67 fig. 2 fr.

FERRIÈRE. **L'âme est la fonction du cerveau.** 2 vol. in-12. 7 fr.

— **La matière et l'énergie.** 1 vol. in-12. 4 fr. 50

— **La vie et l'âme.** 1 vol. in-12. 4 fr. 50

— **Les mythes de la Bible.** 1 vol. in-12. 1893. 3 fr. 50

— **Plantes médicinales de la Bourgogne.** In-18. 1 fr. 75

FIAUX (Louis). **La prostitution cloîtrée.** 1902. 1 vol. in-18. 3 fr.

— **Le délit pénal de la contamination intersexuelle.** 1907. 1 vol. in-12. 2 fr. 50

GALEZOWSKI. **Desmarres,** sa vie et ses œuvres. In-8. 2 fr.

— **Les troubles oculaires dans l'ataxie locomotrice.** In-8. 1 fr. 50

— **Sur l'emploi de l'aimant pour l'extraction des corps étrangers métalliques de l'œil.** In-8. 2 fr.

GILBERT (V.). **Pourquoi et comment on devient phtisique.** 1 vol. in-12. 1896. 5 fr.

GIRARD (H.). **Le chlorure d'éthyle en anesthésie génér.** In-8. 1 50

GLATZ (P.). **Dyspepsie nerveuse et neurasthénie.** In-12. 4 fr.

GOLDSCHMIDT (D.). **De la vaccine animale.** In-8. 1 fr.

HERRERA (A.-L.). **Lois de la biologie générale.** In-8. 2 fr.

HIRIGOYEN. **De l'influence des déviations de la colonne vertébrale sur la conformation du bassin.** In-8. 4 fr.

HIRTH (G.). **Les localisations cérébrales en psychologie.** *Pourquoi sommes-nous distraits?* 1 vol. in-18. 1895. 2 fr.

Hommage à M. Chevreul pour son centenaire (31 août 1886). In-4°, par MM. Berthelot, Demarçay, Dujardin-Beaumetz, A. Gautier, Grimaux, G. Pouchet et Ch. Richet. 1 fr. 50

HOUDAILLE (F.). **Les orages à grêle et le tir des canons.** 1 vol. in-12 avec gravures. 1902. 3 fr. 50

HUCHARD (H.). **Étude critique sur la pathogénie de la mort subite dans la fièvre typhoïde.** 1 br. in-8. 1 fr. 25

HUXLEY. **La physiographie,** introduction à l'étude de la nature, traduit et adapté par M. G. Lamy. 1 vol. in-8, avec figures. 8 fr.

JACQUES. **L'intubation du larynx.** In-8. 2 fr. 50

JAMAIN et F. TERRIER. **Manuel de pathologie et de clinique chirurgicales.** 3e édition.

Tome premier. 1 fort vol. in-18. 8 fr. — *Maladies qui peuvent se montrer dans toutes ou presque toutes les parties du corps* : lésions inflammatoires, traumatiques ; lésions consécutives au traumatisme ou à l'inflammation. Maladies virulentes. Tumeurs. — *Affections des divers tissus et systèmes organiques :* Tissu cellulaire, bourses séreuses, peau, veines, artères, ganglions lymphatiques, nerfs, muscles, tendons, os.

Tome DEUXIÈME. 1 vol. in-18. 8 fr. — Maladies des articulations. — *Affections des régions et appareils organiques :* crâne, cerveau, rachis, appareil olfactif, appareil auditif, appareil de la vision.

Tome TROISIÈME, p. MM. TERRIER, BROCA et HARTMANN. 1 vol. in-18. 8 fr. Malad. de l'appareil de la vision (suite), de la face, des lèvres, des dents.

Tome QUATRIÈME, par MM. TERRIER, BROCA et HARTMANN. 1 vol. in-18. 8 fr. — Maladies des gencives, des maxillaires, de la langue, de la région parotidienne, des amygdales, de l'œsophage, des voies aériennes, du larynx, de la trachée, du corps thyroïde, du cou, de la poitrine, du sein, de la mamelle, etc.

JANOT. **Contribution à l'étude des rapports morbides de l'œil et de l'utérus, œil utérin.** 1892. 1 br. in-8. 2 fr. 50

KOVALEVSKY. **L'ivrognerie,** causes, traitement. In-8. 1 fr. 50

LANCEREAUX. **Traité historique et pratique de la syphilis.** 2ᵉ édition. 1 vol. gr. in-8, avec fig. et planches coloriées. 17 fr.

LEFEBVRE. **Des déformations ostéo-articulaires,** consécutives à des maladies de l'appareil pleuro-pulmonaire. In-8. 1891. 4 fr. 50

LE FORT (Léon), professeur à la Faculté de médecine de Paris. **Œuvres complètes,** publiées par le Dr LEJARS. (1895-1896). Tome I : *Hygiène hospitalière, démographie, hygiène publique.* 1 vol in-8, 20 fr. Tome II : *Chirurgie militaire, enseignement.* 1 vol. in-8, 20 fr. Tome III : *Chirurgie.* 1 vol. in-8. 20 fr.

LE NOIR. **Histoire naturelle élémentaire.** In-12, avec grav. 5 fr.

LÉPINE. **Le ferment glycolitique et la pathogénie du diabète.** In-8. 1891. 1 fr.

MAC CORMAC. **Manuel de chirurgie antiseptique.** In-8. 2 fr.

MANNHEIMER (M.). **Le gâtisme au cours des états psychopathiques.** 1 vol. in-8. 1897. 3 fr. 50

MAREY. **Mouvement dans les fonctions de la vie.** In-8. 3 fr.

MARREL (Dr Paul). **Les phobies.** 1 vol. in-8. 1895. 1 fr. 50

MORIN (Ch.). **Structure anat. et nature des individualités du syst. nerveux, causes réflexes physio-psychiques.** In-8. 4 fr. 50

MOURAO-PITTA. **Madère,** station médicale fixe. In-8, cart. 2 fr.

MURCHISON. **De la fièvre typhoïde.** 1 vol. in-8. 3 fr.

NÉLATON (de l'Institut) **Éléments de pathologie chirurgicale.**

Seconde édition complètement remaniée par MM. les docteurs JAMAIN, PÉAN, DESPRÉS, GILLETTE et HORTELOUP, chirurgiens des hôpitaux. Ouvrage complet en 6 vol. gr. in-8, avec 795 fig. dans le texte. 32 fr.

On vend séparément les volumes :

Tome PREMIER, revu par le docteur Jamain. *Considérations générales sur les opérations.* — *Affections pouvant se montrer dans toutes les parties du corps et dans les divers tissus.* 1 fort v. gr. in-8. 3 fr.

Tome DEUXIÈME, revu par le docteur Péan. *Affections des os et des articulations.* 1 fort vol. gr. in-8, avec 288 fig. dans le texte. 5 fr.

Tome TROISIÈME, revu par le docteur Péan. *Affections des articulations* (suite), *de la tête, des organes de l'olfaction.* 1 vol. gr. in-8, avec 148 figures. 4 fr. 50

Tome QUATRIÈME, revu par le docteur Péan. *Affections des appareils de l'ouïe et de la vision, de la bouche, du cou, du corps thyroïde, du larynx, de la trachée et de l'œsophage.* 1 vol. gr. in-8, avec 208 figures dans le texte. — Ne se vend pas séparément.

Tome CINQUIÈME, revu par les docteurs Péan et Després. *Affections*

*de la poitrine, de l'abdomen, de l'anus, du rectum et de la région
sacro-coccygienne.* 1 vol. gr. in-8, avec 61 fig. dans le texte. 4 fr. 50
   TOME SIXIÈME, revu par les docteurs Després, Gillette et Horteloup. *Affections des organes génito-urinaires de l'homme, des
organes génito-urinaires de la femme, des membres.* 1 vol. gr.
in-8, avec 90 fig. 10 fr.

NICAISE **Des lésions de l'intestin dans les hernies.** In-8. 3 fr.

ONIMUS et LEGROS. **Traité d'électricité médicale.** 1 fort vol.
   in-8, avec 275 fig. dans le texte. 2ᵉ éd. par le Dᵣ ONIMUS. 17 fr.

PAGET (Sir James). **Leçons de clinique chirurgicale.** Gr. in-8. 8 fr.

PANSIER. **Les manifestations oculaires de l'hystérie, œil hystérique.** 1892. 1 vol. in-8, 3 pl. hors texte. 4 fr.

PARISOT (P.). **Études d'hygiène sur Nancy** et le département de
   Meurthe-et-Moselle. 1893. In-8, avec 2 pl. 1 fr. 50

PETIT (L.-H.). **Des tumeurs gazeuses du cou.** 1 vol. in-8. 3 fr.

PETIT (R.). **De la tuberculose des ganglions du cou.** in-8. 4 fr.

PHILIPS. (DURAND DE GROS). **Influence réciproque de la pensée,
   de la sensation et des mouvements végétatifs** In-8. 1 fr.

POUCHET (G). **Charles Robin, sa vie et son œuvre.** In-8. 3 fr. 50
— **La biologie aristotélique.** 1 vol. in-8. 3 fr. 50

RETTERER (Ed.). **Développement du squelette des extrémités
   et des product. cornées chez les mammifères.** In-8 av. 4 pl. 4 f.

RICHARD. **Pratique journalière de la chirurgie.** In-8. 2ᵉ éd. 5 fr.

RICHET (Ch.). **Structure des circonvolutions cérébr.** In-8. 5 fr.

RIETSCH. **Reproduction des cryptogames.** In-8, avec fig. 5 fr.

ROISEL. **Les Atlantes.** Études antéhistoriques. In-8. 7 fr.

SABOURIN (Ch.). **Anatomie normale et pathologique de la
   glande biliaire de l'homme.** In-8, avec 233 figures. 8 fr.

SIMON (P.). **Des fractures spontanées.** 1 vol. in-8. 4 fr.

TARDIEU. **Manuel de pathologie et de clinique médicales.**
   4ᵉ édition, corrigée et augmentée. 1 vol. gr. in-18. 2 fr. 50

TAYLOR. **Traité de médecine légale,** traduit sur la 7ᵉ édition
   anglaise, par M. le docteur HENRI COUTAGNE. 1 vol. gr. in-8. 4 fr. 50

TERRIER (F). **De l'œsophagotomie externe.** In-8. 3 fr. 50
— **Des anévrismes cirsoïdes.** In-8. 3 fr.
— **Éléments de pathologie chirurgicale générale.** 1ᵉʳ fascicule: *Lésions traum. et leurs complications.* 1 v. in-8. 7 fr. 2ᵉ fascicule : *Complications des lésions traum. Lésions inflamm.* In-8. 6 fr.

THÉVENIN et DE VARIGNY. **Dictionnaire abrégé des sciences
   physiques et naturelles.** In-18. 5 fr.

THULIÉ **La manie raisonnante du docteur Campagne.** In-8. 2 fr.

VALENTINO (V.). **Notes sur l'Inde.** *Serpents. Hygiène. Médecine.
   Aperçus économiques sur l'Inde française.* (Couronné par l'Université
   de Bordeaux). 1906. 1 vol. in-16. 4 fr.

VARIGNY (H. de). **L'excitabilité électrique des circonv. cérébr.
   et la période d'excitation latente du cerveau.** In-8. 2 fr.

VASLIN (L.). **Études sur les plaies par armes à feu.** In-8. 6 fr.

VIRCHOW. **Pathologie des tumeurs.** TOME I, grand in-8, avec
   106 fig. 3 fr. 75. — TOME II, avec 74 fig. 3 fr. 75. — TOME III,
   avec 49 fig. 3 fr. 75. — TOME IV (1ᵉʳ fasc.), avec fig. 1 fr. 50

YVERT. **Traité pratique et clinique des blessures du globe
   de l'œil.** Introduction du Dᵣ GALEZOWSKI. 1 vol. gr. in-8. 12 fr.
— **Applications médico-chirurg. de l'adrénaline.** In-12. 4 fr.

PUBLICATIONS PÉRIODIQUES

Les Abonnements partent du 1ᵉʳ Janvier

Revue de médecine

Directeurs : MM. les Professeurs BOUCHARD, de l'Institut ; BRISSAUD ;
CHAUVEAU, de l'Institut   LANDOUZY ; LÉPINE, correspondant de l'Institut;
PITRES ;ROGER et VAILLARD.

Rédacteurs en chef : MM. LANDOUZY et LÉPINE.

Secrétaire de la rédaction : Dʳ JEAN LÉPINE.

Revue de chirurgie

Directeurs : MM. les Professeurs FÉLIX TERRIER, BERGER, PONCET et QUÉNU.

Rédacteur en chef : M. FÉLIX TERRIER.

27ᵉ année, 1907

La *Revue de médecine* e la *Revue de chirurgie*, qui constituent la 2ᵉ série de la *Revue
mensuelle de médecine et de chirurgie*, paraissent tous les mois; chaque livraison de la *Revue
de médecine* contien de   (feuilles grand in-8, avec gravures ; chaque livraison de la *Revue
de chirurgie* contient de 8   feuilles grand in-8, avec gravures.

PRIX D'ABONNEMENT :

Pour la Revue de Médecine	Pour la Revue de Chirurgie
Un an, du 1ᵉʳ Janvier, Paris........ **20** fr.	Un an, Paris...................... **30** fr.
Un an, départements et étranger:.... **23** fr.	Un an, départements et étranger.... **33** fr.
La livraison : **2** francs	La livraison : **3** francs

Les **deux Revues** réunies : un an Paris, **45** francs ; départements et étranger, **50** francs.

Les quatre années de la *Revue mensuelle de médecine et de chirurgie* (1877, 1878, 1879 et
1880) se vendent chacune séparémen **20** francs ; la livraison, **2** francs.

Les années écoulées de la *Revue de médecine* se vendent **20** francs chacune ; les dix-huit
premières années de la *Revue de chirurgie* se vendent le même prix et, à partir de l'année 1899,
30 francs chacune.

Journal de l'Anatomie

et de la Physiologie normales et pathologiques

DE L'HOMME ET DES ANIMAUX

Fondé par Ch. ROBIN continué par Georges POUCHET

Dirigé par MATHIAS DUVAL,

Membre de l'Académie de médecine, Professeur à la Faculté de médecine de Paris.

Avec le concours de MM. les Professeurs RETTERER, TOURNEUX,

Gustave LOISEL

43ᵉ année, 1907

Ce journal paraît tous les deux x((our objet : la *tératologie*, la *chimie organique*,
l'hygiène, la *toxicologie* et la *médecine légale* dans leurs rapports avec l'anatomie et la physiologie, les applications de l'anatomie e de la physiologie à la *pratique de la médecine, de la
chirurgie et de l'obstétrique*.

Il forme à la fin de l'année un beau volume grand in-8, de 700 pages environ, avec de nombreuses gravures dans le texte et des planches lithographiées en noir et en couleur hors texte.

Un an : pour Paris, **30** francs pour les départements et l'étranger, **33** francs. — La
livraison, **6** francs.

La première année, 1864, est épuisée ; les suivantes, 1865 à 1869, 1870-71, 1872 à 1877,
sont en vente au prix de **20** francs l'année, et de **3** fr. **50** la livraison. Les années ultérieures,
depuis 1878, coûtent **30** francs chacune livraison, **6** francs.

Revue de l'École d'Anthropologie de Paris

RECUEIL MENSUEL PUBLIÉ PAR LES PROFESSEURS
(17ᵉ année, 1907)

La **Revue de l'École d'Anthropologie de Paris** paraît le 15 de chaque mois. Chaque livraison forme un cahier de deux feuilles in-8 raisin de 32 pages, avec nombreuses gravures dans le texte.

Abonnement : Un an (à partir du 15 janvier), pour tous pays, **10** francs ; la livraison, **1** franc.

Les années écoulées se vendent séparément **10** francs chacune.

Journal de Psychologie
normale et pathologique

DIRIGÉ PAR LES DOCTEURS

Pierre JANET et **G. DUMAS**

Professeur de psychologie au Collège de France. Chargé de cours à la Sorbonne.

Paraît tous les deux mois, par fascicules de 100 pages environ.

(4ᵉ année, 1907)

ABONNEMENT : Un an, du 1ᵉʳ janvier, **14** fr.

Les travaux concernant les études psychologiques étaient disséminés, en France et à l'étranger, dans un grand nombre de recueils spéciaux ; les uns n'étaient lus que par les philosophes, les autres que par les médecins, les jurisconsultes, les psychologues de l'éducation ou les sociologues. Il a paru important de grouper les analyses de ces divers travaux dans un seul journal qui est devenu une sorte de *Centralblatt* pour tous ceux qui s'intéressent aux études de psychologie normale et pathologique. Les médecins et en particulier les aliénistes y trouvent toutes les études et les recherches faites par les psychologues de laboratoire et ce physiologistes ; ceux-ci, à leur tour, y trouvent toutes les observations pathologiques indispensables pour leurs études. Un chapitre spécial tient le lecteur au courant des recherches curieuses entreprises aujourd'hui de tous côtés sur ces phénomènes dits supranormaux, situés sur es frontières de la science.

Une première partie du *Journal* rappor e des expériences pathologiques et des observations relatives aux psychoses et aux névroses, particulièrement intéressantes pour l'étude des problèmes actuels de la psychologie.

Recueil d'ophtalmologie

Dirigé par MM. les docteurs GALEZOWSKI et CHAUVEL.

Mensuel. — 3ᵉ série. — 27ᵉ année, **1907**. — Abonnement : Un an, du 1ᵉʳ Janvier, France et étranger, **20** francs.

Le *Recueil d'ophtalmologie* publie chaque mois le compte rendu officiel et intégral des séances de la *Société d'Ophtalmologie de Paris*.

Revue de thérapeutique médico-chirurgicale

Publiée sous la direction de MM. les professeurs BOUCHARD, GUYON, LANNELONGUE, LANDOUZY et FOURNIER. — Rédacteur en chef : M. le docteur RAOUL BLONDEL.

74ᵉ année, 1907

Paraît les 1ᵉʳ et 15 de chaque mois. — Abonnement : Un an, du 1ᵉʳ Janvier, France, **12** francs ; étranger, **13** francs.

Revue Médicale de l'Est

PARAISSANT LE 1ᵉʳ ET LE 15 DE CHAQUE MOIS (34ᵉ année, **1907**)

Comité de Rédaction : MM. les professeurs BARABAN, BERNHEIM, DEMANGE, GROSS, HERGOTT, HEYDENREICH, SCHMITT, SPILLMANN, de la Faculté de médecine de Nancy.

Rédacteur en chef : M. P. PARISOT, professeur à la Faculté de médecine de **Nancy**.

Abonnement : Un an, du 1ᵉʳ janvier, **12** francs. — Pour les étudiants, **6** francs.

Archives italiennes de Biologie

Publiées en français par A. MOSSO, professeur à l'Université de Turin.

Tomes I et II, 1882, **30** francs. — Tomes III à XLI (1883 à 1906), chacun **20** francs.

Ces *Archives* paraissent sans périodicité fixe ; chaque tome, publié en 3 fascicules, coûte **20** francs, payables d'avance.

TABLE ALPHABÉTIQUE DES NOMS D'AUTEURS

2890. — Motter et M[illegible], 7, rue Saint-Benoît, Paris.

www.ingramcontent.com/pod-product-compliance
Lightning Source LLC
LaVergne TN
LVHW050246060726
842525LV00002B/217